Hanna Mayer

Pflegeforschung kennenlernen

Hanna Mayer

Pflegeforschung kennenlernen

Elemente und Basiswissen für die Grundausbildung

5., aktualisierte und überarbeitete Auflage

facultas.wuv

Hanna Mayer, Univ.-Prof. Mag. Dr.
DGKS, Studium der Pädagogik, Professorin für Pflegewissenschaft und Vorständin des Instituts für Pflegewissenschaft an der Universität Wien, internationale Lehr- und Forschungstätigkeit.

Illustrationen und Symbole gestaltet von Katja Daum.

Bibliografische Information Der Deutschen Bibliothek

Die Deutsche Nationalbibliothek verzeichnet diese Publikation in der Deutschen Nationalbibliografie; detaillierte bibliografische Daten sind im Internet über http://dnb.d-nb.de abrufbar.

5. Auflage 2011

Facultas Universitätsverlag, Berggasse 5, A-1090 Wien

Umschlagfoto: © Andrew Johnson; istockphoto.com
Satz: Katja Geis-Burgert, Potsdam
Abbildungen: Florian Spielauer, Wien
Lektorat: Sabine Schlüter, Wien
Druck: Ferdinand Berger & Söhne, Horn
Printed in Austria
ISBN: 978-3-7089-0669-0

Inhalt

Vorwort

Durch das neue Gesundheits- und Krankenpflegegesetz vom September 1997 sind die Grundlagen der Pflegewissenschaft und -forschung Bestandteil der Ausbildung in der Allgemeinen Gesundheits- und Krankenpflege geworden. Dieser Schritt wirkt etwas ungewöhnlich, und man könnte sich fragen, ob man damit etwas, was in jeder anderen Disziplin universitäre Aufgabe ist – nämlich Wissenschaft und Forschung – in einen Bereich hineinverlagert, in den es nicht gehört. Diese Frage ist berechtigt.

Prinzipiell ist aus meiner Sicht eine Einführung in die Pflegewissenschaft und -forschung eine sinnvolle und notwendige Bereicherung der Grundausbildung. Im Kontext der Professionalisierung der Pflege ist es unabdingbar, dass sich alle Pflegepersonen mit diesem Thema auseinandersetzen. Wichtig dabei ist es, genau zu definieren, was Ziel dieses Unterrichts sein kann und soll und welche Möglichkeiten man damit im Rahmen der Grundausbildung hat.

Die Hauptaufgabe des Unterrichtsgegenstands „Grundlagen der Pflegewissenschaft und Pflegeforschung“ in der Grundausbildung ist, Auszubildende mit dem Thema vertraut zu machen – nicht damit alle Pflegenden in Zukunft wissenschaftlich arbeiten können oder sollen (wie mancherorts fälschlich angenommen wird), sondern primär, um Verständnis für Pflege als Wissenschaft zu wecken, um das Lesen (und Verstehen) von Forschungsberichten und die Umsetzung und Verbreitung von Forschungsergebnissen in der Praxis zu fördern. Weiters soll durch die Auseinandersetzung mit Forschungsarbeiten das kritische Hinterfragen und Reflektieren der gängigen (oder eigenen) Berufspraxis gefördert werden, um auf diesem Umweg dazu beizutragen, diplomiertes Pflegepersonal aus der Schule zu entlassen, das fähig und willens ist, Pflege als eigene Wissenschaft zu akzeptieren und die eigene Praxis anhand ständiger Reflexion und angeregt von neuen wissenschaftlichen Erkenntnissen zu verbessern.

Das vorliegende Buch ist mit dem Gegenstand „Grundlagen der Pflegewissenschaft und Pflegeforschung“ des österreichischen Curriculums für die Pflegegrundausbildung kompatibel, und es erfüllt auch die Ziele und Anforderungen, die in der Ausbildungsverordnung für Deutschland (2004) bezüglich der Kenntnisse in Pflegewissenschaft und -forschung beschrieben sind. Es ist für die Auszubildenden der Grundausbildung als Lernmaterial, unterstützend zum Unterricht, gedacht. Auch Praktikerinnen, die sich ein Basiswissen über Pflegeforschung, z. B. im Rahmen einer Weiterbildung, aneignen wollen, gehören zur Zielgruppe dieses Buches. Der Band ist aber kein Nachschlagewerk oder Lehrbuch zur eigenständigen Durchführung einer Forschungsarbeit, da, bedingt durch eine andere Zielsetzung, manche dazu notwendigen Kapitel nur oberflächlich behandelt werden.

Für die fünfte Auflage wurde das Buch aktualisiert; die bewährte, durchgehende Didaktisierung wurde beibehalten.

Am Anfang jedes Kapitels sind Lernziele formuliert, die den Auszubildenden Orientierung geben sollen. Am Ende jedes Kapitels sind die wichtigsten Begrifflichkeiten zum Wiederholen des Lernstoffs angeführt. Weiters gibt es Aufgaben zum Üben und sorgfältig ausgewählte und gut beschriebene Literaturtipps für besonders Interessierte zum Nachlesen. Am Ende des Buches findet sich ein Verzeichnis der wichtigsten Fachbegriffe aus der Pflegeforschung, die in diesem Buch erwähnt werden. Kurze Definitionen dieser Begriffe, in übersichtlicher Form geordnet, bieten einen raschen Überblick.

So weit es möglich ist, wurde im Text eine beide Geschlechter umfassende Form gewählt. War dies nicht möglich, so wurde – traditionelle Schreibgewohnheiten durchbrechend – die weibliche Form stellvertretend für beide gewählt. Ausnahmen bilden Originalzitate, in denen die konventionelle Schreibweise enthalten ist.

Wien, Januar 2011 *Hanna Mayer*

Hinweise zum Gebrauch des Buches

Lernziel

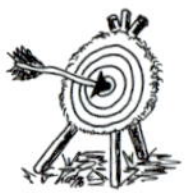

Am Beginn jedes Kapitels sind **Lernziele** formuliert.

Wichtige Worte und **Textpassagen** sind **fett** gedruckt.

unbekannte Begriffe werden in der Randspalte erklärt.

Im Text verwendete und den Leserinnen vielleicht *unbekannte Begriffe* sind grün gesetzt und in der Randspalte erklärt.

In der Randspalte sind weiters Erläuterungen angeführt, die wichtig sind oder das Verstehen des Textes erleichtern, jedoch den fortlaufenden Haupttext zu sehr belasten würden.

Kernaussage

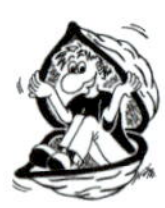

Kernaussagen
sowie Beispiele sind grün unterlegt.

Zum Wiederholen

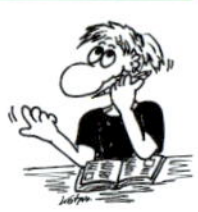

Am Ende jedes Abschnitts finden sich **wichtige Begriffe** „Zum Wiederholen“,
die im vorangegangenen Abschnitt erklärt wurden,

Zum Üben

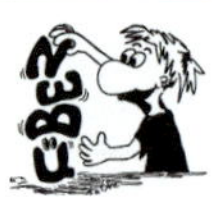

sowie Aufgaben
„Zum Üben“

Zum Nachlesen

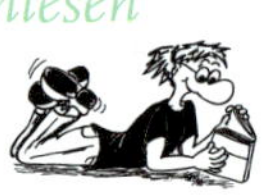

und Literaturtipps
„Zum Nachlesen“.

1 Wissen, Wissenschaft und Forschung

Woher kommt menschliches Wissen? Was ist der Unterschied zwischen Alltagswissen und wissenschaftlichem Wissen? Sind sich überhaupt alle darüber einig, was Wissenschaft ist? Und welcher Weg führt zu Erkenntnis? All das sind Fragen, die ganz zu Beginn einer Auseinandersetzung mit dem Thema „Wissenschaft und Forschung" stehen. Aus diesem Grund sind die verschiedenen Wissensquellen und die Begriffe Wissenschaft und Forschung Gegenstand dieses Kapitels.

1.1 Wissensquellen

Lernziel

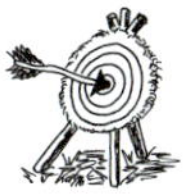

Warum ist es wichtig, dass Sie sich mit diesem Abschnitt auseinandersetzen?

Damit Sie ...

... die wichtigsten Wissensquellen und ihre unterschiedliche Nutzung zur Entwicklung von beruflichem Wissen kennenlernen.

Der Wunsch, Dinge zu hinterfragen, ist eine zentrale Eigenschaft des Menschen. Neugier und Forschergeist sind seit alters her die Motoren von Entwicklung und Fortschritt. Die vielfältigen Fragen und Probleme, mit denen die Menschen im Lauf der Geschichte konfrontiert waren, wurden in verschiedenen Zeitaltern jedoch auf unterschiedliche Weisen zu lösen versucht. Magie und die Orientierung am Wissen von Autoritäten (z. B. von bedeutenden Ärzten) sind solche Lösungsansätze, aber auch das logische Denken und das wissenschaftliche Erforschen gehören dazu (vgl. Notter/Hott 1994).

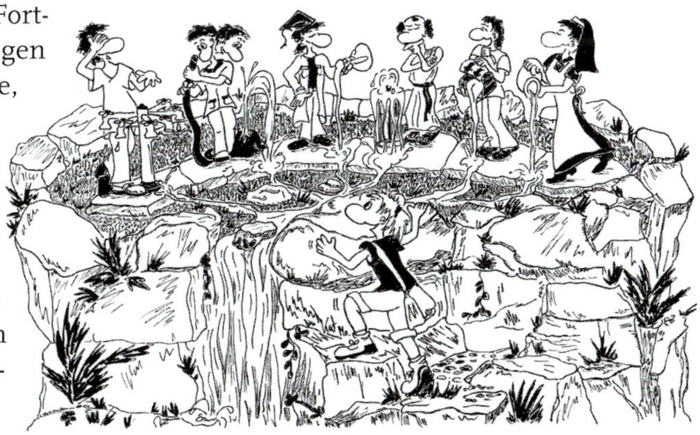

Durch diese verschiedenen Lösungsansätze entstehen unterschiedliche **Wissensquellen**. Aus ihnen schöpfen wir unser Wissen. Wissensquellen können hoch strukturiert und an festgelegte Regeln zur Schaffung von Wissen gebunden sein. Es gibt aber auch weniger strukturierte Wissensquellen und solche, die keinen fixen Regeln folgen.

Zu den **unstrukturierten Wissensquellen** zählen

- Intuition
- Erfahrung
- Versuch und Irrtum
- Tradition und Autorität

Strukturierte Wissensquellen sind

- logisches Denken
- wissenschaftliches Erforschen (vgl. Kap. 1.1.2)

Die Unterteilung in strukturierte und unstrukturierte Wissensquellen stellt grundsätzlich keine Wertung dar, sondern bildet nur unterschiedliche Wege des Wissenserwerbs ab. Wissen aus unstrukturierten Wissensquellen ist nicht notwendigerweise falsch oder gar unwichtig, und Wissen aus strukturierten Quellen ist nicht immer richtig oder bedeutungsvoll. Alle Wissensquellen sind Bestandteile des menschlichen Wissens und für das Handeln wesentlich. Sie bedürfen aber einer gründlichen Reflexion vor allem im Hinblick auf ihre Reichweite und ihre Grenzen, da diese Quellen hinsichtlich ihrer Glaubwürdigkeit und Zuverlässigkeit stark variieren können (vgl. Polit et al. 2004).

Kernaussage

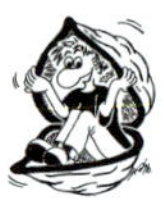

Es gibt unstrukturierte und strukturierte Wissensquellen. Unstrukturierte Wissensquellen sind Intuition, Erfahrung, Versuch und Irrtum sowie Tradition und Autorität. Zu den strukturierten Wissensquellen gehören logisches Denken und wissenschaftliche Forschung.

1.1.1 Unstrukturierte Wissensquellen

Intuition

Intuition
(lat.) = spontane Erkenntnis, die ohne bewusstes Nachdenken entsteht

Intuition gründet auf einer Art tief verinnerlichten Wissens, das auf mehr oder weniger unbewusstem Weg zustande gekommen ist. Wer intuitiv handelt, stellt keine theoretischen Überlegungen an und analysiert auch keine Situation, sondern handelt „aus dem Bauch heraus". Intuition ist ein im beruflichen Alltag weit verbreitetes Mittel zur Lösung von Problemen; sie ist jedoch, soweit sie professionelles Handeln betrifft, abhängig von einer gewissen Vertrautheit mit der Materie. Menschen, die häufig intuitiv handeln, kennen sich auf dem betreffenden Gebiet meist gut aus, sind Expertinnen und verfügen über fundiertes Wissen und einen reichen Erfahrungsschatz. Sogar das Pflegehandeln auf der höchsten Stufe, der Expertenstufe, zeichnet sich oft durch Intuition aus.

... Mit ihrem großen Erfahrungsschatz sind Pflegeexpertinnen und -experten in der Lage, jede Situation intuitiv zu erfassen und direkt auf den Kern des Problems vorzustoßen, ohne viel Zeit mit der Betrachtung unfruchtbarer Alternativdiagnosen und -lösungen zu verlieren.

Benner 1997, S. 50

Intuition ist jedoch etwas Individuelles; man kann sie weder steuern noch beliebig abrufen. Daher hat sie zwar einen wichtigen Anteil am beruflichen Handeln, ist aber keine Wissensquelle, aus der man nach Wunsch schöpfen und geplante Handlungen ableiten kann. Mit anderen Worten: Intuition ermöglicht berufliches Handeln, trägt jedoch nicht zur systematischen Vermehrung von beruflichem Wissen bei.

Kernaussage

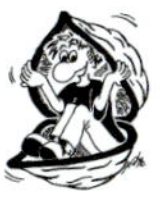

Intuition ist eine wichtige und rasch abrufbare Wissensquelle. Sie steht jedoch nicht nach Belieben zur Verfügung, kann nicht gelehrt werden und ermöglicht keine systematische Vermehrung des Pflegewissens.

Erfahrung, Versuch und Irrtum

Erfahrungen sind eine uns wohlbekannte Wissensquelle. Ein großer Teil des Wissens, über das jeder Mensch verfügt, besteht aus Erfahrung. Je vertrauter man mit einer Situation ist, je mehr Erfahrung man auf einem bestimmten Gebiet erworben hat, desto eher versteht man, was dort geschieht und kann seine Erkenntnisse verallgemeinern. Erfahrungsreichtum erlaubt es, Ähnlichkeiten zwischen verschiedenen Situationen zu erkennen, von einem Problem auf ein anderes zu schließen und es auf diese Weise zu lösen. Jedoch ist Erfahrungswissen immer subjektiv, wird unsystematisch gewonnen und oft nicht überprüft. Der eigene Erfahrungsschatz ist daher nicht geeignet, allgemeingültige Schlüsse aus ihm zu ziehen; dazu ist er zu individuell und zu begrenzt. Aus diesem Grund kann Erfahrung nur eingeschränkt als Basis für pflegerisches Wissen und Verständnis gelten.

Dass Pflegehandeln, das alleine auf Erfahrung beruht, nicht immer zum Wohle der Patientin beiträgt, zeigt das bekannte Beispiel des „Eisens und Föhnens“ als Dekubitusprophylaxe. Diese Maßnahme, die sich auf Erfahrungswissen stützt, wurde in der Pflegepraxis häufig angewendet. Wissenschaftliche Untersuchungen konnten aber nachweisen, dass diese Technik nicht nur unwirksam, sondern sogar schädlich ist.

Eine weitere, der Erfahrung nahe verwandte Wissensquelle ist die Methode von Versuch und Irrtum. Dabei werden verschiedene Möglichkeiten zur Lösung eines Problems so lange ausprobiert, bis eine davon erfolgreich ist. Dass diese Art von Problemlösung sich für die Praxis als untauglich erweist, ist leicht einzusehen. Sie verlangt einen hohen Zeit- und Energieaufwand und verzichtet auf die Frage, ob die gesuchte Lösung möglicherweise bereits von jemand anderem gefunden wurde. Darüber hinaus kann dieses Vorgehen den Patientinnen Unannehmlichkeiten bereiten oder Schaden zufügen.

Kernaussage

Erfahrung ermöglicht es, von einem Problem auf ein anderes zu schließen und es auf diese Weise zu lösen. Erfahrung wird jedoch oft nicht auf ihre Richtigkeit überprüft und ist zu individuell und zu begrenzt, um allgemeingültige Schlüsse daraus ziehen zu können.
Versuch und Irrtum ist ebenfalls keine für die Praxis geeignete Methode, da sie zeitaufwändig ist und den Patientinnen Schaden zufügen kann.

Tradition und Autorität

Ritual
(lat.) = Vorgehen nach einer festgelegten Ordnung

Unter tradiertem Wissen versteht man Erkenntnisse, die von Generation zu Generation weitergegeben werden. Man hält sie für richtig, weil sie schon lange existieren („Das wurde immer schon so gemacht ...“). Tradiertes Wissen wird in der Praxis oft in Form von *Ritualen* in den pflegerischen Alltag eingebaut und auf diese Weise weitergegeben. Ein Beispiel dafür ist das routinemäßige Messen der Temperatur aller Patientinnen am Morgen. Wird dieses Wissen von Personen vertreten, die aufgrund ihrer Verdienste, ihrer Position oder ihrer Erfahrung als Autoritäten (Expertinnen) gelten, bekommt es zusätzlich verbindlichen Charakter.

Lange Zeit galt es als Tabu, Kinder als Besucherinnen auf Intensivstationen zuzulassen. Dies ist tradiert weitergegeben. Neue Forschungen können diese Traditionen bereits als nicht sinnvoll entlarven.

Bewährtes Wissen ist etwas sehr Wertvolles. Autoritäten (Spezialistinnen) zu befragen, kann ebenfalls ein guter Weg zur Problemlösung sein. Auch Rituale sind sinnvoll, denn sie bieten Struktur im beruflichen Alltag. Tradiertes Wissen und Rituale müssen jedoch auf ihren Sinn und Zweck, auf ihre Tauglichkeit und auch auf ihre Richtigkeit überprüft werden. Nicht immer ist tradiertes Wissen zutreffend, und auch Expertinnen haben nicht immer recht. Daher sollte mit diesen Wissensquellen konstruktiv, aber nicht unkritisch umgegangen werden. Traditionen und/oder Expertenwissen können nur bedingt als verlässliche Wissensquellen gelten – vor allem, wenn ihre Behauptungen nicht kritisch hinterfragt werden.

Kernaussage

Tradiertes Wissen und Expertenwissen sind wertvolle und im Alltag oft hilfreiche Wissensquellen. Da jedoch auch sie nicht immer verlässlich sind, ist ein kritischer Umgang mit ihnen angebracht.

1.1.2 Strukturierte Wissensquellen

Logik
(griech.) = nach bestimmten Regeln verfahrendes Denken, Argumentieren und Handeln

Logisches Denken

Die *Logik* ist ein Teilgebiet der Philosophie und beschäftigt sich damit, wie man zu korrekten Schlussfolgerungen gelangt. Sie umfasst z. B. die

Grundsätze des menschlichen Denkens. Diese werden in Form von Regeln ausgedrückt und müssen unbedingt beachtet werden, wenn man zu logisch richtigen Urteilen kommen will. Eine bekannte logische Regel lautet etwa: „Eine Aussage und ihr Gegenteil können nicht gleichzeitig wahr sein." (Satz vom Widerspruch)

Beispiel

Als Beispiel diene hier die Aussage: „Die Schülerin Christine ist ein Mensch." Das Gegenteil dieser Aussage lautet: „Die Schülerin Christine ist kein Mensch." Der Satz vom Widerspruch besagt, dass nur eine der beiden Aussagen richtig sein kann, aber nicht beide. Entweder ist Christine ein Mensch – oder nicht.

Viele Probleme können durch logisches Schlussfolgern gelöst werden. Es ermöglicht, die verschiedensten Phänomene korrekt zu durchdenken, zu beurteilen und dieses Verständnis zur Grundlage für gezieltes Handeln zu machen.

Logisches Schlussfolgern ist jedoch auch die Grundlage für Wissenschaft und Forschung. Es kann über zwei Wege erfolgen: über Deduktion und Induktion.

Deduktion bedeutet Schlussfolgern **vom Allgemeinen auf das Besondere** (siehe Abb. 1, nächste Seite). Bei der Deduktion geht man von einer – wie auch immer entwickelten – Theorie aus und leitet davon Einzelerkenntnisse (Prognosen, Hypothesen) ab. Die *Hypothesen* werden dann in der Realität überprüft. Das Ergebnis dieser Prüfung kann die Theorie unterstützen, verändern oder widerlegen. Anhand eines Beispiels soll gezeigt werden, wie eine Pflegeperson sich deduktives Schlussfolgern zunutze machen kann:

Hypothese
(griech.) = eine Aussage, von der man vermutet (aber nicht weiß), dass sie richtig ist

Beispiel

Es ist bekannt, dass bettlägerige Patientinnen nach einiger Zeit wund liegen können. Die Ursache dafür ist ständiger oder ungleichmäßiger Druck auf Körperstellen, an denen die Knochen direkt unter der Haut liegen (Theorie). Die Pflegende weiß dies und zieht daraus den Schluss, dass man die Entstehung von Druckgeschwüren verhindern kann, wenn man den Druck auf die besagten Stellen vermindert (Einzelerkenntnis). Sie arbeitet wissenschaftlich fundiert, wenn sie diese Zusammenhänge kennt und ihr Wissen anwendet, indem sie die gefährdeten Körperstellen entlastet.

Induktives Denken ist umgekehrt die Entstehung von verallgemeinbarem Wissen aus einzelnen Beobachtungen – das Schlussfolgern **vom Be-**

sonderen auf das Allgemeine (siehe Abb. 1). Auf diesem Weg des logischen Denkens geht man von Einzelbeobachtungen aus und leitet aus ihnen allgemeingültige Theorien ab. Anders als bei der Deduktion erfolgt die Datensammlung hier gleich zu Beginn: Der erste Schritt besteht in der Ermittlung von Tatsachen, und erst am Ende des Prozesses werden bestimmte Aspekte dieser Tatsachen verallgemeinert und zu einer Theorie zusammengefügt. Induktives Arbeiten wird daher vor allem dort eingesetzt, wo erst wenig theoretisches Wissen vorhanden ist. Das folgende Beispiel zeigt, was induktives Denken für eine Pflegeperson heißen kann.

Beispiel

Die Genesung eines älteren Patienten macht kaum Fortschritte (Einzelbeobachtung), obwohl die medizinischen Daten zeigen, dass der Patient körperlich fast völlig wiederhergestellt ist und keine bleibenden Schäden davongetragen hat. Die Pflegende beobachtet an dem Patienten jedoch auch Appetitlosigkeit, Passivität und einen traurigen Blick (weitere Einzelbeobachtungen). Sie schließt daraus, dass der Patient ein seelisches Problem hat und dass die verzögerte Genesung mit seiner depressiven Stimmung zusammenhängt (Theorie).

Abbildung 1
Deduktion und Induktion

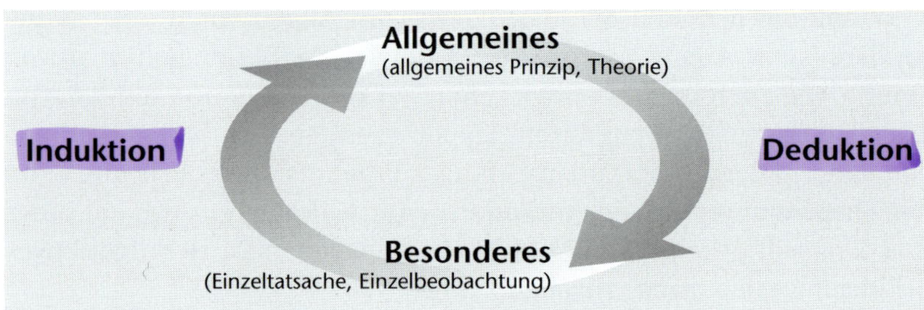

Kernaussage

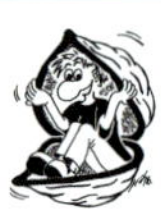

Deduktion bedeutet Schließen vom Allgemeinen auf das Besondere (Schließen von der Theorie auf die Einzeltatsache).
Induktion bedeutet Schließen vom Besonderen auf das Allgemeine (Schließen von der Einzeltatsache auf die Theorie).
Deduktion und Induktion sind die beiden Wege des logischen Schlussfolgerns.

Forschung
= die planmäßige und zielgerichtete Suche nach neuen Erkenntnissen in einem Wissensgebiet

Wissenschaftliches Erforschen

Wissenschaftliches *Erforschen* basiert auf logischem Denken – genau genommen ist es die systematische Weiterentwicklung des logischen Denkens. Wissenschaftliches Erforschen bietet die Möglichkeit, Ahnungen, Vermutungen, Gewohnheiten, Aussagen von Autoritäten und sogar logische Schlussfolgerungen systematisch zu überprüfen, zu beweisen oder zu widerlegen.

Diese Methode der Wissensaneignung ist die am besten entwickelte von allen. Sie ist zwar auch fehlbar, im Allgemeinen aber verlässlicher als alle anderen Strategien. Der wissenschaftliche Prozess enthält nämlich Hürden, die unsystematisches und damit willkürliches Vorgehen verhindern sollen. Wissenschaft ist an Regeln gebunden ist, die zum einen dazu dienen, unsachliche Einflüsse wie z. B. Vorlieben, Abneigungen, Befangenheit, aber auch Denkfehler nach Möglichkeit auszuschalten. Zum anderen hat die Wissenschaft durch diese Regeln die Möglichkeit, **sich selbst zu überprüfen** und jeden einzelnen Forschungsakt detailliert nachzuvollziehen. Auf diese Weise kann das Zustandekommen aller wissenschaftlichen Ergebnisse einer genauen und jederzeit wiederholbaren Prüfung unterzogen werden (vgl. Groß 1997, S. 13).

Kernaussage

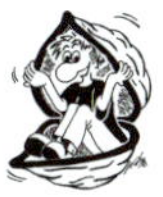

Wissenschaftliches Erforschen bietet die Möglichkeit, verschiedenste Annahmen systematisch zu überprüfen. Der wissenschaftliche Prozess ist an Regeln gebunden, die unsachliche Einflüsse ausschalten und die Selbstüberprüfung ermöglichen sollen.

1.2 Wissenschaft und Forschung

Lernziel

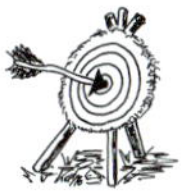

Warum ist es wichtig, dass Sie sich mit diesem Abschnitt auseinandersetzen?

Damit Sie ...

... die wichtigsten Unterschiede zwischen wissenschaftlichem Wissen und Alltagswissen erklären können;
... wissen, dass es verschiedene Wege der wissenschaftlichen Erkenntnis gibt, und warum das so ist;
... Einblick in zwei unterschiedliche wissenschaftstheoretische Positionen gewinnen;
... das Ziel von Forschung erklären können.

1.2.1 Wissenschaft

„Wissenschaft" ist keine eindeutige Bezeichnung. Sie ist am ehesten eine Art Dachbegriff, unter dem man je nach Betrachtungsweise Verschiedenes verstehen kann. Was Wissenschaft ist, kann man daher nur schwer in einer kurzen Definition zusammenfassen – man muss sich ihrer Bedeutung auf mehreren Wegen nähern. Ein Vergleich zwischen wissenschaftlichem Wissen und Alltagswissen soll zunächst dazu dienen, zum Einstieg einige wichtige Kennzeichen von Wissenschaft herauszuarbeiten (siehe Tabelle 1).

Nicht zufällig gefundenes, sondern mit System und Methode gewonnenes Wissen, Zweifel am Bestehenden, die Suche nach Neuem und die Annahme, dass ein Phänomen stets eine Vielzahl von Interpretationen zulässt – all das sind wichtige Kennzeichen von Wissenschaft. Durch sie hebt sich wissenschaftliches Vorgehen von alltäglichen Verfahrensweisen ab. Darüber hinaus wird wissenschaftliches Wissen meist in schriftlicher Form aufbewahrt („verschriftlicht") und in einer abstrakten Sprache festgehalten, die von persönlichen Erfahrungen weitgehend gelöst ist. Diese beiden letzten Merkmale gehen zwar nicht notwendigerweise mit Wissenschaftlichkeit einher, sind jedoch ihre wohl häufigste „Begleiterscheinung".

Tabelle 1

Vergleich zwischen Alltagswissen und wissenschaftlichem Wissen

(vgl. Hierdeis/Hug 1997)

Alltag	**Wissenschaft**
nichtsystematisiertes Wissen	systematisiertes Wissen
nichtorganisierte Erkenntnis	organisierte Erkenntnis
routiniertes Handeln	reflektiert-methodisches Handeln
Vermeidung von Zweifel	Systematisierung des Zweifels
Sicherung des Erkannten	Zweifel am Erkannten
Vermeidung von Alternativen	Aufdecken von und Suche nach Alternativen
Konzentration auf eine Deutung	selbstverständliche Annahme von Mehrdeutigkeiten
im einzelnen (subjektiven) und/oder kollektiven Bewusstsein aufgehobene und vor allem mündlich weitergegebene Erkenntnis	vor allem in schriftlicher Form weitergegebene Erkenntnis
erfahrungsnahe Sprache	erfahrungsferne, abstrakte Sprache

Einige wesentliche Charakteristika von Wissenschaft sind hiermit gesammelt, aber es stellt sich immer noch die Frage, was Wissenschaft nun eigentlich ist. Ist sie all das Wissen, das man auf wissenschaftlichem Wege gewonnen hat? Oder bezeichnet man mit Wissenschaft lediglich die wissenschaftliche Methode, die man braucht, um dieses Wissen herzustellen?

Die Antwort lautet: Beides ist richtig. Wissenschaft bedeutet zweierlei:

Kernaussage

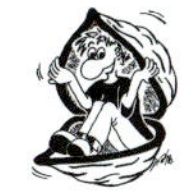

Unter Wissenschaft versteht man
1. alle Aktivitäten, die auf wissenschaftliche Erkenntnis abzielen, wie das Forschen und das Entwickeln von Theorien, und
2. die Gesamtheit der Erkenntnisse, die auf diesem Weg gewonnen werden.

Wissenschaft ist also einerseits das, was man weiß, und andererseits das, was man tut, um zu wissen. Das Charakteristische dabei ist, dass man beim Sammeln, Beschreiben und Ordnen des Materials, aus dem die Erkenntnisse gewonnen werden, methodisch und systematisch vorgeht.

Das Sammeln, Beschreiben und Ordnen des Materials sind Schritte, die zu einer Forschungsarbeit gehören. Eine Forschungsarbeit folgt einem strukturierten Ablauf, den man „Forschungsprozess“ nennt (siehe Kap. 4).

Das Ziel aller Wissenschaften ist es, mithilfe der wissenschaftlichen Methode Wissen zu sammeln (einen „body of knowledge“, einen Wissenskorpus, zu produzieren), das es ermöglicht, Phänomene zu verstehen, vorauszusagen, zu verhindern, aufrechtzuerhalten oder zu verändern (vgl. Parahoo 1997). Die Wissenschaft möchte also begründete Aussagen machen.

Doch ob eine Aussage begründet ist, wie sie begründet werden kann und was überhaupt als wissenschaftlich gelten darf und was nicht, das sind Fragen, über die nicht immer Einigkeit besteht. Sie werden auf wissenschaftstheoretischer Ebene diskutiert.

Wissenschaftstheorie

Wissenschaftstheorie ist ein Zweig der Philosophie und beschäftigt sich mit der Frage, wie wissenschaftliche Erkenntnis zustande kommt. Sie untersucht alle Probleme, die mit Wissenschaft allgemein zusammenhängen, z. B. Fragen nach den Methoden, den Voraussetzungen, Zielen, Auswirkungen und der Struktur von Wissenschaft. Die Bedeutung der Wissenschaftstheorie ist deshalb so groß, weil es nicht nur einen Weg gibt, auf dem man zu wissenschaftlicher Erkenntnis gelangen kann. Naturwissenschaften und Geisteswissenschaften unterscheiden sich z. B. durch wesentliche Eigenheiten voneinander. Während die *Naturwissenschaften* zu den analytischen Wissenschaften zählen (sie zerlegen ihren Gegenstand in einzelne Bestandteile), gehören die *Geisteswissenschaften* zu den nichtanalytischen Wissenschaften (sie erfassen ihren Gegenstand als ganzen und interpretieren ihn, statt ihn zu messen). Bei den Naturwissenschaften erfolgt der Zugang zur Erkenntnis über das Zählen und Messen. Sie beschäftigen sich mit der materiellen Realität. Die Geisteswissenschaften hingegen gewinnen durch das Verstehen Zugang zur Erkenntnis. Sie beschäftigen sich mit Bedeutungen und Werten.

Naturwissenschaften
= Oberbegriff für die einzelnen Wissenschaften, die sich mit der systematischen Erforschung der Natur (bzw. eines ihrer Teile) und dem Erkennen der für sie geltenden Naturgesetze befassen

Geisteswissenschaften
= Oberbegriff für die Wissenschaften, die die Ordnungen des Lebens in Staat, Gesellschaft, Recht, Sitte, Erziehung, Wirtschaft und Technik sowie die Deutungen der Welt in Sprache, Mythos, Kunst, Literatur, Philosophie, Religion usw. zum Gegenstand haben

Die *Sozialwissenschaften* oder auch die Gesundheitswissenschaften (zu denen die Pflegewissenschaft gehört) lassen sich nicht eindeutig in dieses Gegensatzpaar einordnen. Hier kennt man innerhalb der Wissenschaft zwei grundlegend verschiedene Wege des Erkenntnisge-

Sozialwissenschaften
(Gesellschaftswissenschaften) = diejenigen Wissenschaften, deren Untersuchungsgegenstand das Verhältnis von Mensch und Gesellschaft ist

winns, von denen der eine dem Vorgehen der Naturwissenschaften, der andere dem Vorgehen der Geisteswissenschaften ähnelt. Die beiden Wege beruhen auf den Prinzipien der Deduktion und der Induktion (siehe Kap. 1.1.2) und sind für zwei unterschiedliche Forschungsrichtungen typisch: für die quantitative und die qualitative Forschung (siehe Kap. 3.1).

Wissenschaftstheorie beschäftigt sich damit, auf welchen Wegen wissenschaftliche Erkenntnis zustande kommt. Die Naturwissenschaften erforschen die materielle Realität und gelangen zu Erkenntnis, indem sie ihren Gegenstand analysieren. Die Geisteswissenschaften beschäftigen sich mit Bedeutungen und gewinnen Erkenntnis, indem sie ihren Gegenstand interpretieren. Die Gesundheitswissenschaften verfolgen wie die Sozialwissenschaften zwei verschiedene Wege des Erkenntnisgewinns, für die zwei Forschungsrichtungen typisch sind: die quantitative und die qualitative Forschung.

Sir Karl Raimund Popper (1902–1994), geboren in Wien, Philosoph und Wissenschaftstheoretiker, Professor für Logik und wissenschaftliche Methodenlehre an der University of London. Er gilt als Begründer des kritischen Rationalismus; sein Hauptwerk heißt „Logik der Forschung".

Klassische Beispiele für die Anschauung, die naturwissenschaftlichem Denken zu Grunde liegt, sind der Positivismus und der kritische Rationalismus.

Der **Positivismus** geht davon aus, dass es eine „positive" Realität gibt, die man durch Forschung entdecken kann. Das Wort positiv hat hier jedoch nicht die Bedeutung „gut", so wie im alltäglichen Sprachgebrauch, sondern heißt „gegeben", „gesetzt", „wirklich vorhanden". Es ist also die gegebene, mit den Sinnen wahrnehmbare Realität, der sich der Positivismus zuwendet. Alles, was man hören, sehen, tasten, zählen oder messen kann – und sei es auch mit Hilfsmitteln wie dem Mikroskop –, ist Gegenstand der positiven Realität und soll Gegenstand der Wissenschaft sein. Hier geht es also um eine materielle Realität, die durch Zählen und Messen **objektivierbar** ist. Dies ist eine der wichtigsten Annahmen des Positivismus: Es existiert eine Realität, die für alle Menschen und unter allen Bedingungen gleich ist, die mit den Sinnen erfasst, erforscht und gemessen werden kann und die durch Beobachten bzw. Experimentieren gefunden und bewiesen wird. Oberstes Anliegen ist es daher, die Wirklichkeit möglichst genau und unverfälscht wiederzugeben. Im Vordergrund steht also das **Streben nach Objektivität**.

Popper zieht zur Veranschaulichung hier immer das Beispiel von den Schwänen heran: Auch wenn viele weiße Schwäne beobachtet werden, so kann man einzig durch diese Beobachtungen nicht zu dem Schluss kommen, dass alle Schwäne weiß sind. Das Auftreten eines einzigen schwarzen Schwanes würde diese Theorie stürzen (vgl. Popper 1994).

Das Ziel positivistisch orientierter Wissenschaft ist es, zu erforschen, wie diese Wirklichkeit funktioniert, also Gesetzmäßigkeiten zu entdecken: etwa in der Natur, im menschlichen Organismus oder im Verhalten.

In den 30er-Jahren des 20. Jahrhunderts erfuhr der Positivismus eine Weiterentwicklung durch Sir Karl Popper. Er ist der Begründer des sogenannten **kritischen Rationalismus**. Auch hier besteht das Ziel darin, Gesetzmäßigkeiten zu finden, um damit zu objektiver Wahrheit zu gelangen. Theorien und Hypothesen werden ebenfalls mit der Realität konfrontiert und an ihr überprüft, jedoch beruft Popper sich – anders als die Positivisten – nicht auf die *Verifikation*, sondern auf das Prinzip der *Falsifikation*. Dieses beruht auf dem Gedanken, dass es eigentlich **keine allgemeingültigen Sätze** geben kann. Denn auch wenn eine Aussage sich 100 oder 1000 Mal bewahrheitet hat, so kann man doch nie sicher sein, ob dies auch beim 1001. Mal der Fall sein wird. Eine einzige Ausnahme würde ja hinreichen, um die Theorie zu stürzen. Es kann, so Popper, in der Wissenschaft daher nicht um die Verifikation von Hypothesen gehen, sondern lediglich um ihre Falsifikation, um ihre Widerlegung. Die treibende Kraft im wissenschaftlichen Erkenntnisprozess ist demnach die Kritik des Bestehenden, also der Versuch, bestehendes Wissen kritisch zu hinterfragen und zu prüfen, ob bzw. unter welchen Bedingungen es zutrifft. Nicht nur die Naturwissenschaften, sondern auch die Sozialwissenschaften, ebenso wie die Gesundheitswissenschaften, sind stark von der Denkschule des kritischen Rationalismus beeinflusst.

verifizieren
(lat.) = für wahr erklären, als wahr bestätigen, beweisen

falsifizieren
(lat.) = für falsch erklären, widerlegen

Kernaussage

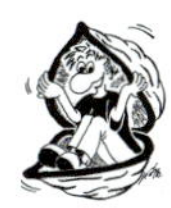

Klassische Beispiele für naturwissenschaftliches Denken sind der Positivismus und der kritische Rationalismus. Für den Positivismus bestehen Wahrheit und Wirklichkeit in der materiellen, sinnlich wahrnehmbaren Realität. Diese kann gemessen und auf diese Weise erforscht und bewiesen werden. Das Streben nach Objektivität steht dabei im Vordergrund. Ziel der Wissenschaft ist das Auffinden von Gesetzmäßigkeiten, die als Hypothesen formuliert und verifiziert werden sollen.
Der kritische Rationalismus beruht auf dem Gedanken, dass es keine allgemeingültigen Aussagen geben kann, denn Hypothesen können niemals verifiziert, sondern immer nur falsifiziert werden (Falsifikationsprinzip).

Die Wurzeln des sogenannten **interpretativen** *Paradigmas* hingegen liegen in erster Linie in der Philosophie. Im Mittelpunkt steht der Gedanke, dass der Mensch nicht losgelöst von seiner Umwelt betrachtet werden kann, sondern immer in seinem Lebenszusammenhang gesehen werden muss. Forschung bedeutet also *nicht* neutrale Sammlung und Auswertung objektiv erfassbarer Daten. Für die interpretativen Ansätze gibt es nämlich weder eine objektive Realität noch eine neutrale Erforschung derselben, weil nur die Bedeutung eines Ereignisses für den Menschen real ist. Über das Ereignis oder das Ding selbst, so meinen diese Denkschulen, wissen wir Menschen nichts; wir haben nur Zugang zu der Bedeutung, die ein Ding für uns besitzt. Die *Bedeutung* ei-

Paradigma
(griech.) = Muster; Denkmuster, das das wissenschaftliche Weltbild, die Weltsicht einer Zeit prägt

nes Phänomens ist jedoch von Mensch zu Mensch verschieden. Darum gibt es auch keine objektive Wahrheit, die für alle Menschen gleich ist. Es geht in der Wissenschaft also, so die Vertreterinnen des Interpretativismus, um die **Interpretation** von Geschehnissen und um das Erleben der Menschen. Die Forscherin muss fragen, was ein bestimmtes Phänomen für den Menschen bedeutet und welchen Sinn es für ihn hat. Es ist das **Verstehen menschlicher Erfahrungen**, das hier im Mittelpunkt des Erkenntnisinteresses steht, weniger das Erklären oder Beweisen (denn individuelle Bedeutung kann man nicht beweisen). Wahrheit ist also etwas **Subjektives**: Wahrheit ist das, was vom Einzelnen wahrgenommen und der Forscherin mitgeteilt wird – und Wahrheit ist nicht immer gleich, sondern vom Zusammenhang (vom Kontext) abhängig, in dem sie entsteht.

Kernaussage

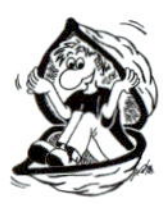

Für die interpretativen Positionen gibt es keine objektive Realität und keine endgültige Wahrheit, weil nur Bedeutungen für den Menschen real sind. Wahrheit ist etwas Subjektives. Im Mittelpunkt der Forschung stehen daher die Interpretation von Ereignissen und das Verstehen menschlicher Erfahrungen. Der Mensch darf nicht isoliert, sondern muss immer in seinem gesamten Lebenszusammenhang betrachtet werden.

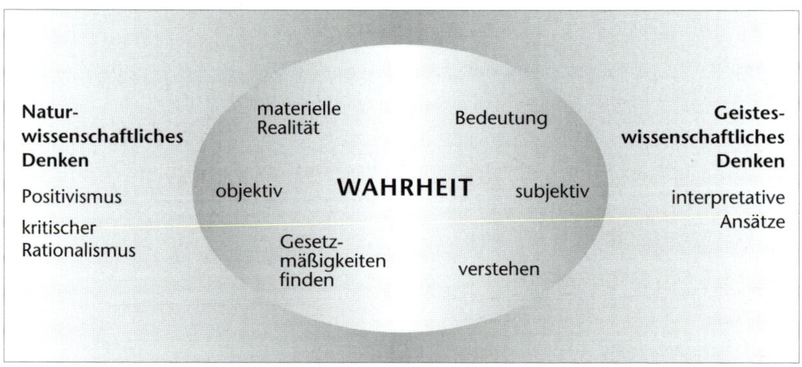

Abbildung 2
Die wissenschaftstheoretischen Positionen in ihrem Verhältnis zur Wahrheit

Positivismus und Interpretativismus als Beispiele unterschiedlicher wissenschaftstheoretischer Positionen zeigen in ihrer Gegensätzlichkeit eindrucksvoll, dass es keine einzig richtige, allgemeingültige Definition von Wissenschaft geben kann.

Diese unterschiedlichen wissenschaftstheoretischen Positionen führen in Wissenschaftskreisen immer wieder zu Diskussionen darüber, was nun wirklich „wissenschaftliches" Vorgehen sei. Die Pflegewissenschaft ist davon nicht ausgenommen (siehe Kap. 3.1). Diese Auseinandersetzung ist aber nicht unwichtig, denn es handelt sich ja nicht nur um abstrakte Philosophien. Die unterschiedlichen Denkschulen beeinflussen die Art der Phänomene, die untersucht werden sollen, die Methoden, mit denen man sie studiert, und die Techniken, mit deren Hilfe die Wissenschaftlerin ihre Daten sammelt (vgl. Parahoo 1997).

Man sollte jedoch beachten – und zwar ganz gleich, von welcher Position man ausgeht –, dass auch wissenschaftliche Erkenntnisse niemals absolut oder endgültig sind. Wissen hat immer nur vorläufigen Charakter. Es ist nicht statisch, sondern einem dynamischen Prozess der ständigen Weiterentwicklung unterworfen.

1.2.2 Forschung

Nachdem Sie nun wissen, was Wissenschaft ist und ihre Voraussetzungen kennengelernt haben, sollen Sie noch etwas über die Forschung und ihr Verhältnis zur Wissenschaft erfahren.

Das Gebäude der Wissenschaft wird von drei Säulen getragen. Sie heißen

- Forschung
- Theoriebildung
- Lehre

Diese Säulen sind aber auch untereinander verbunden (so kann es z. B. durch Forschung zur Theoriebildung kommen bzw. wird die Lehre aus Forschungserkenntnissen und Theorien gespeist).

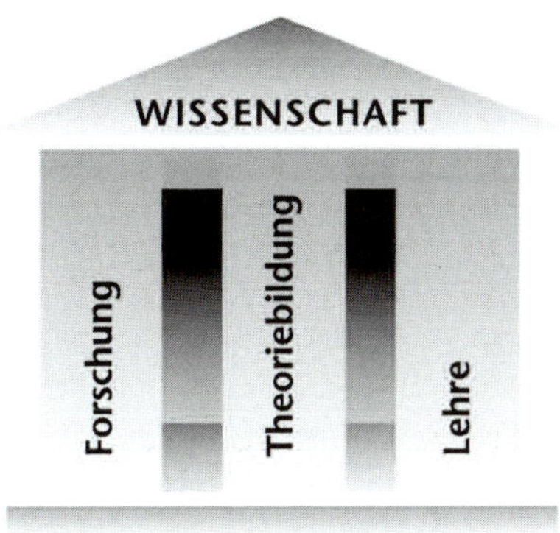

Abbildung 3
Das Gebäude der Wissenschaft

Forschung ist also ein zentraler Bestandteil von Wissenschaft. Sie ist es, die das Wachstum der Wissenschaft gewährleistet, indem sie planmäßig und zielgerichtet nach neuem wissenschaftlichen Wissen sucht.

Die Pflegewissenschaftlerin Lisbeth Hockey definierte Forschung folgendermaßen:

Kernaussage

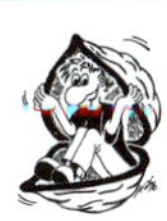

> „Forschung ist der Versuch, das Wissen in einem bestimmten Gebiet durch systematische wissenschaftliche Methoden zu vermehren."
>
> *Hockey 1983, S. 753*

Das Ziel von Forschung ist also die **Vermehrung von Wissen**. Wissensvermehrung bedeutet in diesem Zusammenhang zweierlei:

- Das Auffinden neuer, noch unbekannter Fakten und
- das Auffinden bisher unbekannter Beziehungen zwischen bereits bekannten Fakten.

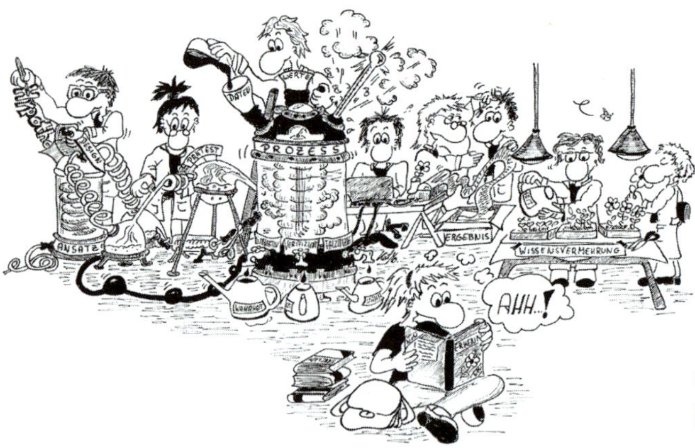

Das Charakteristische an Forschung ist, dass diese Wissensvermehrung ausschließlich mithilfe von **systematischen, geplanten Methoden** erfolgt, d. h. mithilfe des wissenschaftlichen Regelwerkes. Grundlage dieser Methoden ist, wie Sie bereits wissen, die Logik mit ihren beiden Erkenntnisprinzipien der Deduktion und Induktion. Weil Forschung aber auf Logik basiert, wird sie in jedem einer Schritte (in der Formulierung der Fragen, in der Sammlung und Auswertung sogar in der Ergebnisdarstellung) nachvollziehbar, und das von ihr produzierte Wissen ist damit einer **Überprüfung** zugänglich. Diese besondere Art der Gewinnung von Wissen unterscheidet Wissenschaft und Forschung von jedem anderen Verfahren der Wissensproduktion.

1.3 Vertiefung des Lernstoffs

Zum Wiederholen

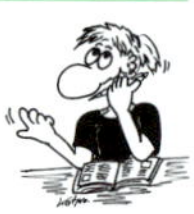

- **Wissenschaft**
- **Wissenschaftstheorie**
- **Positivismus**
- **kritischer Rationalismus**
- **interpretatives Paradigma**
- **Forschung**
- **Deduktion**
- **Induktion**

Zum Üben

1. Gehen Sie (nach Absprache mit Ihrer Lehrerin) in die Pflegepraxis und suchen Sie zuerst nach Pflegehandlungen, die immer wieder gesetzt werden (Routinehandlungen). Versuchen Sie dann herauszufinden, auf welcher Art von Wissen diese Handlungen aufbauen und welche Quellen dieses Wissen hat.
2. Versuchen Sie danach, herauszufinden, welche Pflegehandlungen (-techniken etc.) auf wissenschaftlicher Erkenntnis beruhen, also welche Pflegehandlungen der Wissensquelle „wissenschaftliche Forschung“ entspringen.
3. Sammeln Sie diese Ergebnisse und diskutieren Sie sie mit Ihren Kolleginnen im Unterricht.

Zum Nachlesen

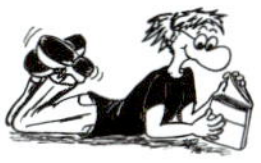

Neugierig geworden auf Wissenschafttheorie? Dann kann ich nur folgendes Buch empfehlen:

Schülein Johann, Reitze Simon: Wissenschaftstheorie für Einsteiger. 2. Auflage, Stuttgart: UTB 2005 (278 Seiten)

Dies ist eine kompakte, verständliche und sehr angenehm zu lesende Zusammenfassung der wichtigsten wissenschaftstheoretischen Strömungen und eine gute Einführung in das wissenschaftstheoretische Denken.

2 Pflegewissenschaft und Pflegeforschung

Wurden im ersten Kapitel Wissen, Wissenschaft und Forschung aus allgemeiner Sicht beschrieben, so dient das zweite Kapitel dazu, dies nun aus der Sicht der Pflege zu tun. Zu diesem Zweck werden die Pflegewissenschaft und ihr wichtigstes Hilfsmittel, die Pflegeforschung, ausführlicher dargestellt. Ein Einblick in die Struktur und die historische Entwicklung, in den Gegenstandsbereich und in die Ziele von Pflegewissenschaft und Pflegeforschung soll helfen, sich in der „Wissenschaftsabteilung" der Pflege zu orientieren. Da in der Forschung ebenso wie in der Pflegepraxis die Ethik eine wichtige Rolle spielt, bekommen Sie am Ende des Kapitels auch Einblick in das Thema Forschungsethik.

2.1 Pflegewissenschaft

Lernziel

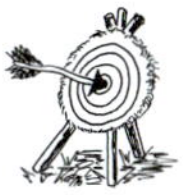

Warum ist es wichtig, dass Sie sich mit diesem Abschnitt auseinandersetzen?

Damit Sie ...

... den Gegenstand der Pflegewissenschaft kennenlernen;

... Pflegewissenschaft in das bestehende Wissenschaftssystem einordnen können;

... die Bedeutung der Pflegewissenschaft für die Pflegepraxis diskutieren können;

... die Zusammenhänge zwischen Pflegewissenschaft und Pflegepraxis im Groben nachvollziehen können.

2.1.1 Definition und Gegenstandsbereich

Dass der Gegenstand einer Wissenschaft bereits vorhanden ist, ist nicht selbstverständlich. Denken Sie nur an die Mathematik oder die Philosophie – beides sind Wissenschaften, die ihren Gegenstand nicht in der Realität *auf*finden, sondern ihn gewissermaßen *er*finden und fortwährend weiterentwickeln.

Das, was jede (Einzel-)Wissenschaft inhaltlich ausmacht und wodurch sie sich von anderen Einzelwissenschaften abgrenzt, das ist ihr **Gegen-**

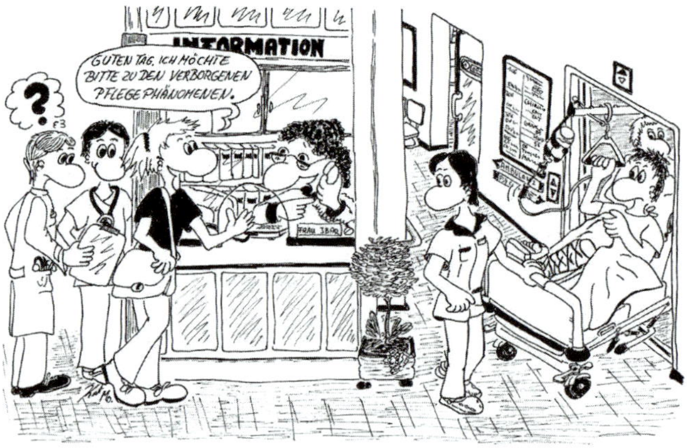
INFORMATION
GUTEN TAG, ICH MÖCHTE BITTE ZU DEN VERBORGENEN PFLEGE PHÄNOMENEN.

stand oder ihr Interessenbereich. Zum Beispiel ist die menschliche Psyche der Gegenstand der Psychologie, all die Krankheiten und Beeinträchtigungen, die am menschlichen Körper auftreten, sind der Gegenstand der Medizin, und der Gegenstand der Pflegewissenschaft ist die Pflege. Der Gegenstand (oder Gegenstandsbereich, wie er auch oft genannt wird) der Pflegewissenschaft wird also nicht von der Wissenschaft erfunden oder neu entwickelt, sondern er ist – in Gestalt der Pflegepraxis – bereits vorhanden. Pflegewissenschaft ist daher die Wissenschaft, deren *definierter* Interessenbereich das Handlungsfeld Pflege ist (vgl. Rennen-Allhoff/Schaeffer 2000, S. 9).

definieren

(lat.) = festlegen, (einen Begriff) erklären oder bestimmen

Eine allgemeingültige Definition von Pflege bzw. dem Handlungsfeld Pflege ist schwer zu finden, sie ist u. a. davon abhängig, was zum Aufgabenbereich professioneller Pflege gehört. Grundsätzlich und auf den deutschsprachigen Raum bezogen kann man sagen, dass Pflege Folgendes umfasst:

- die **Unterstützung und Begleitung** von Menschen aller Altersgruppen, die sich **nicht selbst pflegen können**, d. h. die ihre Lebensaktivitäten nicht mehr oder nur in eingeschränktem Maß, entweder dauernd oder zeitlich befristet, selbst durchführen; Eigenverantwortlich
- die **selbstständige Durchführung** und die Mitwirkung an präventiven, diagnostischen, therapeutischen und rehabilitativen **Maßnahmen**; Mitverantwortlich
- die **Beratung, Begleitung und Ausbildung** von Bürgerinnen, die ihre eigene Gesundheit und Selbstpflegefähigkeit **verbessern** oder Pflegebedürftige begleiten bzw. sich darauf vorbereiten wollen.

Interdisziplinäre

vgl. Brandenburg/Dorschner 2007, S. 50

Kernaussage

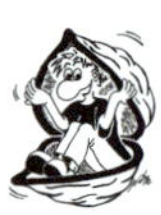

Pflegewissenschaft ist die Wissenschaft, deren Interessenbereich das Handlungsfeld Pflege ist. Professionelle Pflege beinhaltet 1. die Unterstützung von Menschen, die sich nicht selbst pflegen können, 2. die Durchführung von und Mitwirkung an präventiven, diagnostischen und therapeutischen und Maßnahmen und 3. die Ausbildung, Beratung und Begleitung von Menschen, die sich oder andere besser pflegen wollen.

Ausgehend von dem, womit professionelle Pflege sich beschäftigt, kommt man der Klärung des Gegenstandes schon einen Schritt näher:

intervenieren
(lat.) = sich einschalten, eine Handlung setzen

Kontext
(lat.) = Zusammenhang, Umfeld

Gegenstand der Pflegewissenschaft sind

- einerseits die **Auswirkungen von Krankheit**, Behinderung und Gebrechen auf die **Alltagsgestaltung** (also das „Leben mit Krankheit"),
- andererseits die **Wirkungsweise pflegerischer** *Interventionen* sowie die **Einflussfaktoren** und *Kontext*bedingungen „guter" Pflege.

Von pflegetheoretischer Seite wird der Gegenstandsbereich der Pflege und somit der Pflegewissenschaft anhand sogenannter Schlüsselkonzepte beschrieben. Schlüsselkonzepte sind zentrale, inhaltlich grundlegende Begriffe der Pflege. Diese lauten:

1. **Person**
2. **Umwelt**
3. **Wohlbefinden**
4. **pflegerisches Handeln**

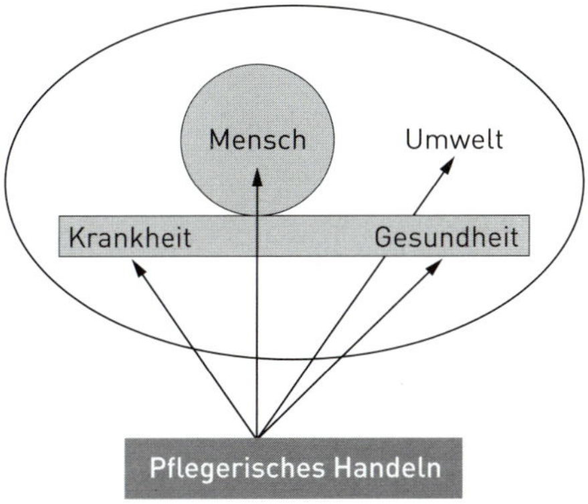

Abbildung 4
Schlüsselbegriffe des Gegenstandsbereichs der Pflegewissenschaft: Person – Wohlbefinden – Umwelt – pflegerisches Handeln

Ad 1: Person

Das zentrale Interesse der Pflege gilt der Person und ihrer Biografie. In der Regel ist diese Person der pflegebedürftige Mensch. Hat man aber die Wechselbeziehung, den Austausch zwischen den Menschen (die Interaktion) im Auge, ist auch die pflegende Person mit eingeschlossen.

Ad 2: Umwelt

Unter Umwelt versteht man hier das physische, psychische, soziale und ökologische Milieu. Die Umwelt hat in der Pflege eine so große Bedeutung, weil sie der wichtigste äußere Bestandteil für Leben, Gesundheit und Wohlbefinden ist. Sie steht in engem Zusammenhang mit dem ersten, dem Begriff Person. Beide können nicht getrennt voneinander betrachtet werden. Sie sind offene Systeme, die miteinander in Beziehung stehen („interagierende Systeme").

Ad 3: Wohlbefinden

Wohlbefinden (als erweiterter Begriff für Gesundheit) und Krankheit werden als dynamische Prozesse definiert und nicht als Zustand angesehen. Die wichtigste Aufgabe der Pflegenden ist es, Wohlbefinden zu erhalten oder ein verändertes Wohlbefinden in die Lebensgestaltung der Patientin zu integrieren.

Dies ist nicht die einzige Möglichkeit, Schlüsselbegriffe der Pflege zu bestimmen. Elisabeth Seidl (1993b) z. B. erweitert Görres' Entwurf um den Bereich „Pflegende als Expertinnen", weil Pflegende sich nicht nur mit der Pflegepraxis befassen sollen, sondern auch mit Fragen des Pflegeberufs.

Ad 4: pflegerisches Handeln

Das pflegerische Handeln verbindet alle drei Begriffe miteinander: Es geht von den Bedürfnissen bzw. der veränderten Lebenssituation und von den Kompetenzen (Fähigkeiten) des pflegebedürftigen Menschen aus. Die Pflegesituation wird als Interaktionsprozess zwischen Pflegebedürftiger und Pflegeperson in bestimmten Situationen verstanden. Die zentralen Anliegen dabei sind es, die Fähigkeit der Patientin zu selbstständigem Handeln (Handlungskompetenz) wiederherzustellen, sie bei der Erhaltung dieser Fähigkeit zu unterstützen und die Selbstpflege und alltäglichen Fertigkeiten (Alltagskompetenzen) zu fördern.

vgl. Görres 1996b

Kernaussage

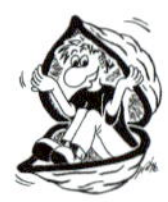

Der Gegenstandsbereich der Pflegewissenschaft beschäftigt sich mit dem Menschen (Person), der sich in einem veränderten Gesundheitszustand (Wohlbefinden) in einer bestimmten Umwelt/einem bestimmten Kontext (Umwelt) befindet, sowie mit den Möglichkeiten, professionelle Handlungen zu setzen (pflegerisches Handeln), um die Lebensqualität dieses Menschen und die seiner Bezugspersonen zu verbessern oder zu erhalten.

Paradigmenwechsel

Paradigma (griech.) = beispielhafte Struktur, Muster; hier: das jeweils herrschende Grundverständnis innerhalb einer (Einzel-)Wissenschaft. Ein Paradigma ist ein übergeordnetes (Rahmen-)Konzept, über das weitgehend Einigkeit besteht. Ändert es sich und tritt ein anderes an seine Stelle, bezeichnet man dies als Paradigmenwechsel.

Betrachtet man die Schlüsselkonzepte genauer, so wird deutlich, dass ihnen ein Verständnis von Pflege zugrunde liegt, das weit über den ausschließlichen Blick auf Funktionsstörungen und Krankheiten hinausgeht, wie er lange Zeit üblich war. Diese Pflege jedoch, die anhand der Schlüsselkonzepte beschrieben wird, setzt einen *Paradigmenwechsel* voraus. Das Grundverständnis der Pflege macht eine Veränderung durch: Es bewegt sich von der reinen Krankheitsorientierung weg und ist zunehmend auf die Gesundherhaltung des Menschen ausgerichtet. Zu diesem Paradigmenwechsel gehört zweierlei:

- Zum einen ist es nicht mehr ausschließlich die Krankheit, die im Mittelpunkt des Interesses steht, sondern die **Gesundheit** und ihre Erhaltung, auf die verstärkt Augenmerk gelegt wird.
- Zum anderen muss die reine Konzentration auf die Patientinnen einer erweiterten Perspektive weichen: Nicht mehr die Patientin allein steht im Zentrum, sondern auch die komplizierte Beziehung zwischen Patientin und Umwelt (**Patient-Umwelt-Relation**). Das heißt, die Patientin wird nicht mehr nur als isoliertes Individuum betrachtet, sondern im Zusammenhang mit ihrer Umwelt gesehen.

Dieser Paradigmenwechsel, den die Pflegewissenschaft voraussetzt, bedeutet einen wichtigen Umdenkprozess in der Pflege.

Kernaussage

Pflegewissenschaft setzt einen Paradigmenwechsel in der Pflege voraus: Das Grundverständnis der Pflege ist nicht mehr rein auf die Krankheit, sondern zunehmend auf die Gesundheit und ihre Erhaltung ausgerichtet. Auch der Blick auf die Patientinnen muss erweitert werden: Nicht mehr das Individuum allein, sondern die Beziehung zwischen Patientin und Umwelt – die Patient-Umwelt-Relation – steht im Zentrum der Aufmerksamkeit.

Im Gegensatz zu anderen Wissenschaften, die kein spezifisches Handlungsfeld haben , in dem ihr Wissen angewendet wird (wie z. B. Mathematik, Physik oder Geschichte), schließt die Pflegewissenschaft mit der Pflege ein besonderes Handlungsfeld ein (wie z. B. auch Jus oder Medizin). Daher wird sie auch als **Handlungs- oder Praxiswissenschaft** bezeichnet. Praxiswissenschaften unterscheiden sich von anderen Wissenschaften insofern, als sie nicht nur auf Erkenntnisgewinn ausgerichtet sind. Sie fragen nicht nur „Was ist wahr?", sondern auch „Was ist zu tun?" Der Ausgangspunkt und das Ziel der Pflegewissenschaft ist daher die Pflegepraxis, das pflegerische Handeln.

Kernaussage

Da die Pflegewissenschaft ein spezifisches Handlungsfeld besitzt, nämlich die Pflegepraxis, wird sie als Handlungs- oder Praxiswissenschaft bezeichnet.

2.1.2 Pflegewissenschaft im bestehenden Wissenschaftssystem

Nachdem nun einiges über das „Was", also über den Gegenstand der Pflegewissenschaft gesagt wurde, soll auch das „Wo" thematisiert werden, nämlich wo innerhalb der bestehenden Wissenschaftstypen sich die Pflegewissenschaft einordnen lässt.

Über ihre Positionierung gibt es immer wieder Diskussionen. Kann man sie nun zu den Naturwissenschaften zählen? Zur medizinischen Wissenschaft? Oder zu den Sozialwissenschaften oder vielleicht zu den Gesundheitswissenschaften? Viele Forscherinnen sind der Ansicht, dass sich die Pflegewissenschaft überhaupt nicht eindeutig zuordnen lässt. Die Pflegewissenschaft, so sagt z. B. die Wissenschaftlerin Helga Krüger, steht mit verschiedenen Wissenschaftszweigen in Beziehung, ohne jedoch in einem von ihnen völlig aufzugehen. Die Pflege teilt mit der Medizin die Anlässe ihres Handelns (wenn auch keineswegs immer), mit den Gesundheitswissenschaften die Ziele und mit den Sozialwissenschaften die Konzentration auf die *Interaktion*sprozesse, d. h.

Interaktion

(lat.) = Wechselbeziehung zwischen Personen. Die Interaktion ist eine Handlung, die auf einen anderen Menschen bezogen ist und das Verhältnis zwischen diesen beiden Menschen mitgestaltet auf das zwischenmenschliche Handeln (vgl. Krüger 1996a). Sie ist daher, so Krüger, eine multidisziplinäre Wissenschaft. Auch Berta Schrems (2002) sieht die Einordnung der Pflegewissenschaft in einen der traditionellen Wissenschaftszweige problematisch. Pflegewissenschaft sei, so meint sie, wie viele der „neuen" wissenschaftlichen Disziplinen (z. B. die Umwelt-, die Frauen- oder die Gesundheitsforschung), ein **problemorientierter Forschungszweig**, der sich nur schwer in eines der bestehenden Wissenschaftsgebiete einordnen lässt.

Es ist nämlich nicht nur der Forschungsgegenstand an sich, durch den sich die Pflegewissenschaft von den anderen Wissenschaften unterscheidet. So könnten z. B. die Schlüsselbegriffe der Pflege, wie sie auf S. 27 genannt wurden, auch auf den Gegenstand anderer Wissenschaften zutreffen (zumindest drei der vier Begriffe). Entscheidend ist jedoch, unter welchem Blickwinkel man das zu untersuchende Phänomen betrachtet. Beispielsweise beschäftigt sich die Medizin mit ähnlichen Phänomenen wie die Pflege: Das zentrale Interesse gilt dem kranken Menschen. Die Medizin ist jedoch auf „**cure**" (auf Heilung, d. h. Diagnose und Therapie von Krankheit) gerichtet, während die Pflege auf „**care**" (auf die Förderung und Erhaltung von Gesundheit) abstellt. Von den Zielen, die die Pflege verfolgt, stehen Lebensqualität und Alltagsbewältigung im Vordergrund. Pflegewissenschaft hat also ein **anderes Verständnis von ihrem Gegenstand** als die Medizin, sie betrachtet ihn aus einer anderen Perspektive. Sie rückt nicht so sehr die *Krankheit* eines Menschen in den Mittelpunkt; ihr zentrales Interesse gilt vielmehr dem *Kranksein*.

Das Thema Dekubitus eignet sich besonders, um die unterschiedlichen Sichtweisen zu veranschaulichen. Das zentrale Interesse der Pflege gilt der Verhinderung – der Prophylaxe – eines Dekubitus. Die Medizin hingegen richtet ihr Augenmerk auf die Heilung eines entstandenen Dekubitus.

Will man Pflege doch in das traditionelle Ordnungssystem der Wissenschaften einordnen, so kann man sie am ehesten als Human- oder Sozialwissenschaft (siehe S. 19) bezeichnen.

Kernaussage

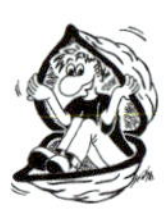

Die Pflegewissenschaft lässt sich nicht ohne Weiteres in einen der bestehenden Wissenschaftszweige einordnen, weil sie eine problemorientierte Wissenschaft ist. Sie steht mit vielen Wissenschaftszweigen in Beziehung. Sie unterscheidet sich auch nicht aufgrund ihres Gegenstandes von anderen Wissenschaften, sondern aufgrund der (pflegewissenschaftlichen) Perspektive, mit der sie an diesen Gegenstand herangeht.

2.1.3 Zur Bedeutung der Pflegewissenschaft

Demografie
(griech.) = Untersuchung und Beschreibung von Zustand und zahlenmäßiger Veränderung einer Bevölkerung

In weiten Teilen der westlichen Welt befinden sich die **Gesundheitssysteme im Wandel**; so auch im deutschsprachigen Raum. Die Gründe dafür liegen in mehreren Bereichen: Zum einen in der *Demografie*, weil die Lebenserwartung und als Folge davon die Anzahl der älteren Menschen stetig ansteigt. Zum anderen nehmen dadurch auch chronische Erkrankungen und die Pflegebedürftigkeit zu, ein Faktor, der zur *Epidemiologie* zu rechnen ist. Drittens brechen in den industrialisierten Ländern Europas im pflegerischen Bereich die überkommenen Versorgungsstrukturen auf. Pflege, die früher durch die Familien (besser gesagt: durch die Frauen) geleistet wurde, muss mehr und mehr von anderen Systemen übernommen werden. Zusätzlich wird die Betreuung kranker Menschen aus dem Krankenhausbereich verstärkt in den ambulanten und häuslichen Bereich verlegt.

Epidemiologie

(griech.) = Lehre von der Verteilung und den Risikofaktoren gesundheitsbezogener Zustände oder Ereignisse in bestimmten Bevölkerungsgruppen

Den Pflegenden, die die zahlenmäßig größte Berufsgruppe im Gesundheitswesen darstellen, kommt im Rahmen dieses Wandels eine bedeutende Rolle zu, die sie mit anspruchsvollen Aufgaben und veränderten Bedingungen konfrontiert. In dieser neuen Situation mit ihren noch unbekannten Folgen und Begleiterscheinungen ist Forschung auf dem Gebiet der Pflege besonders wichtig, um Maßnahmen zu entwickeln, die eine wirkungsvolle Gesundheitsversorgung gewährleisten. Nur so ist es möglich, Fakten anstelle von Vermutungen zur Grundlage für das Pflegehandeln und zum Ausgangspunkt für gesundheitspolitische Entscheidungen zu machen (vgl. Görres 1996b).

Kernaussage

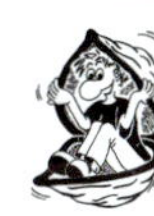

> Durch den Wandel im Gesundheitssystem kommt eine neue Situation mit neuen Aufgaben auf die Pflege zu. Will die Pflege diese Verantwortung wahrnehmen und Fakten statt Vermutungen zur Grundlage ihres Handelns und zum Ausgangspunkt für gesundheitspolitische Entscheidungen machen, braucht sie dafür die Pflegewissenschaft.

Die Pflegewissenschaft hat die Möglichkeit, auf die Pflegepraxis Einfluss zu nehmen. **Hilde Steppe** skizziert drei zentrale *Innovation*spotenziale der Pflegewissenschaft:

Innovation

(lat.) = Neuerung, neue, fortschrittliche Erfindung

1. **Innovation durch theoretische Fundierung der Pflegepraxis**
   Die Pflege an sich wird in Zukunft zunehmend ein eigenständiger Teil der gesamten Gesundheitsversorgung werden. Sie wird selbstständig erbracht und nachgewiesen werden müssen. Dafür ist es besonders wichtig, dass sie nicht beliebig und unkontrollierbar angeboten wird. Neben den ehernen Pfeilern „Pflegepraxis“ und „Erfahrung“ bzw. „Wissen aus anderen Disziplinen“ muss eine Basis an spezifischem Pflegewissen geschaffen werden. Dadurch wird es möglich, pflegerisches Handeln zu begründen und zu systematisieren. Eine professionelle und selbstständige Pflegepraxis muss theoretisch fundiert sein. Dieses theoriegeleitete Handeln aber muss auf einem eigenen wissenschaftlichen Gegenstandsbereich beruhen.

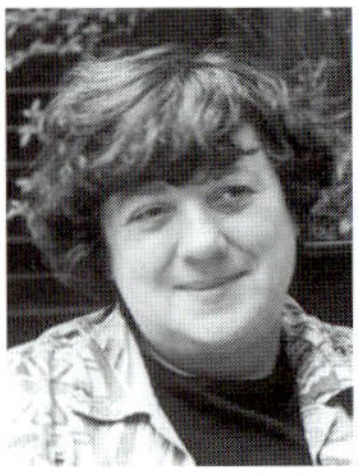

Hilde Steppe (geb. 1947 in Rethem, gest. 1999 in Frankfurt a. M.) war eine deutsche Krankenschwester, Berufspolitikerin, Diplompädagogin, Pflegewissenschaftlerin und Professorin. Sie hat sich intensiv mit der Rolle der deutschen Krankenpflege während der Zeit des Nationalsozialismus beschäftigt und hatte als Gewerkschafterin entscheidenden Anteil an der Professionalisierung und Akademisierung der Pflegeberufe in Deutschland.

Wenn die Pflege in Zukunft ein eigenständiger Teil der Gesundheitsversorgung wird, muss sie kontrollierbar sein, systematisch vorgehen und ihr Handeln begründen können. Das ist ohne einen theoretisch fundierten Grundstock an spezifischem Pflegewissen nicht möglich. Diese Art von Wissen kann jedoch nur von der Pflegewissenschaft bereitgestellt werden.

2. **Innovation durch verändertes Verständnis von pflegerischer Dienstleistung**
   In der Pflege geht es nicht mehr nur um die richtige Durchführung einzelner Pflegehandlungen, sondern um den ganzen Menschen und sein Körper- bzw. Krankheitserleben. Die Pflegewissenschaft bewirkt durch den Paradigmenwechsel (von der Krankheitsorientierung zur Gesunderhaltung), den sie mit sich bringt, ein verändertes Verständnis pflegerischer Dienstleistung und beeinflusst so die professionelle Pflege maßgeblich.
3. **Innovation durch veränderte Karrieremuster in den Pflegeberufen**
   Während die Pflege zur Wissenschaft wird, verliert sie ihr traditionelles Gepräge von Gehorsam und angeblich angeborener weiblicher Eignung für die Pflege (mehr zu diesem Punkt in Kap. 2.2.2). Sie wird zu einer begründbaren und nachweisbaren Dienstleistung, die grundsätzlich lehr- und lernbar ist.

vgl. Steppe 1996

Diese Veränderungen der Pflege durch die Pflegewissenschaft sind im Moment allerdings noch nicht Wirklichkeit, sondern stellen Möglichkeiten und vorsichtige Perspektiven dar.

Kernaussage

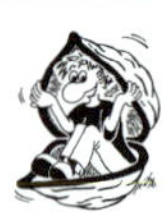

In dem Einfluss, den die Pflegewissenschaft auf die Praxis ausübt, liegen (mindestens) drei Innovationspotenziale. Sie betreffen die theoretische Fundierung der Pflegepraxis, ein verändertes Verständnis von pflegerischer Dienstleistung und veränderte Karrieremuster in den Pflegeberufen.

Wenn wir nun von Pflegewissenschaft und ihrer Bedeutung für die Pflegepraxis gesprochen haben, so dürfen Sie nicht vergessen, dass – erinnern Sie sich an die Wissensquellen aus Kapitel 1! – der wissenschaftliche Anteil der Pflege eben nur einer der Bausteine ist, aus denen eine gute Pflegepraxis zusammengesetzt ist. Pflege wird in Zukunft nicht, wie manchmal missverständlich angenommen wird, durch Pflegewissenschaft ersetzt! Am besten können Sie sich das Verhältnis von Pflegepraxis und Pflege vorstellen, wenn Sie die Pflege als „Wissenschaft und Kunst" ansehen. Denn wie schon Doris Schaeffer sagt:

Als Wissenschaft verkörpert sie [die Pflege, H. M.] einen zusammenhängenden Korpus an systematischem Theorie- und Problemlösungswissen. Die Kunst besteht in der kreativen Nutzung dieses Wissens, im Dienst der Genesung der Menschen.

Schaeffer 1999, S. 144

2.2 Pflegeforschung

Lernziel

Warum ist es wichtig, dass Sie sich mit diesem Abschnitt auseinandersetzen?

Damit Sie ...

... einen Einblick in die geschichtliche Entwicklung der Pflegewissenschaft und -forschung gewinnen;

... den Gegenstandsbereich der Pflegeforschung darstellen können;

... die Rolle der Pflegenden, die sie in der Praxis hinsichtlich Forschung haben, diskutieren können, die gesetzlichen Grundlagen dazu kennen und mithilfe von Modellen aus anderen Ländern argumentieren können;

... über die drei grundlegenden ethischen Prinzipien, die Funktion von Ethikkommissionen und die Bedeutung der Verantwortung der Einzelnen in der Forschung Bescheid wissen.

2.2.1 Die Definition von Pflegeforschung

Wie bereits in Kapitel 1 beschrieben (siehe S. 23), hatte Lisbeth Hockey Forschung als den Versuch bezeichnet, das Wissen auf einem bestimmten Gebiet durch systematische, wissenschaftliche Methoden zu vermehren (Hockey 1983). Daraus leitete sie auch eine **Definition von Pflegeforschung** ab, indem sie präzisierte, auf welchem Gebiet geforscht werden sollte:

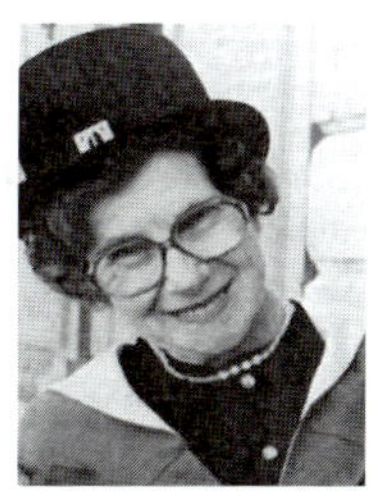

Lisbeth Hockey, geb. 1918 in Graz, gest. 2004 in Edinburgh, Begründerin des ersten universitären Instituts für Pflegeforschung in Edinburgh/Schottland (1971–1982), Schlüsselfigur in der Entwicklung und Verbreitung der Pflegeforschung in Europa.

Krankenpflegeforschung ist Forschung auf dem Gebiet des Gesundheitswesens, in dem die Krankenschwester den größten Teil der Verantwortung trägt. Krankenpflegeforschung bemüht sich, das Wissen zu vermehren, das die Schwester braucht, um effektiv zu wirken.

Hockey 1983, S. 753

Kernaussage

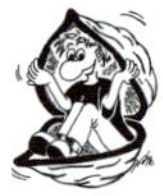

Pflegeforschung ...

ist Forschung auf dem Gebiet des Gesundheitswesens, auf dem die Pflegende den größten Teil der Verantwortung selbst trägt.

bedeutet die Entwicklung und Vermehrung von pflegerischem Fachwissen.

will das Wissen vermehren, das man braucht, um effektiv zu sein.

Pflegeforschung betrifft also ein bestimmtes Gebiet des Gesundheitswesens. Das bedeutet, dass die Pflegewissenschaft zwar ihren Forschungsgegenstand mit all jenen Wissenschaften teilt, die ebenfalls auf dem Gebiet des Gesundheitswesens tätig sind. (Davon war bereits in Kap. 2.1.2 kurz die Rede.) Die Fragen aber, die die Pflegeforschung an diesen Gegenstand richtet, sind einzig und allein für die Pflege relevant und unterscheiden sich daher grundlegend von den Fragen der anderen Wissenschaften.

Beispiel

Entzündungen im Bereich der Mundschleimhaut als Nebenwirkung von Chemotherapie sind ein Problem, mit dem sich sowohl die Pflegewissenschaft als auch die Medizin beschäftigen könnte. Während die Medizin (bzw. die Pharmakologie) jedoch beispielsweise danach fragen würde, wie ein Chemotherapeutikum zusammengesetzt sein muss, um weniger Nebenwirkungen hervorzurufen, oder welche anderen Chemotherapeutika man ebenfalls anwenden könnte, fragt die Pflegewissenschaft danach, welche prophylaktischen Pflegemaßnahmen der beste Schutz vor möglichen Nebenwirkungen sind.

Es ist also nicht der Gegenstand, sondern es sind die **Forschungsfragen**, die die Pflegeforschung charakterisieren. Pflegewissenschaftlich ausgerichtete Forschungsfragen richten sich nach der Verantwortlichkeit, den Aufgaben und den Handlungsmöglichkeiten der Pflegenden.

Ein weiteres zentrales Element von Pflegeforschung ist die **Wissensvermehrung**, und auch sie ist auf Pflegerelevanz ausgerichtet: Vermehrt wird jenes Wissen, mit dem man die Pflege der Patientinnen besser und effektiver gestalten kann. Pflegeforschung hat also das Ziel, das Pflegewissen zu vermehren oder, anders ausgedrückt, pflegerisches Fachwissen zu entwickeln (Käppeli 1994, S. 14).

Pflegeforschung ist das Instrument der Pflegewissenschaft, um

- **Theorien** zu überprüfen,
- Grundlagen für die Entwicklung **neuer Theorien** zu liefern und
- Fragestellungen aus der **Praxis** aufzugreifen und zu beantworten.

Kernaussage

> Pflegeforschung ist dadurch charakterisiert, dass sie pflegerelevante Forschungsfragen an ihren Gegenstand richtet. Ein weiteres Charakteristikum der Pflegeforschung ist die Vermehrung von (pflegerelevantem) Wissen.
> Pflegeforschung dient dazu, Theorien zu überprüfen, Grundlagen für die Entwicklung neuer Theorien zu schaffen und Fragestellungen aus der Praxis aufzugreifen.

2.2.2 Geschichte, Gegenwart und Zukunftsperspektiven

Obwohl es schon seit längerer Zeit Forschung gibt, die sich mit Pflegethemen beschäftigt, stützt sich das traditionelle Pflegewissen zum Großteil auf unstrukturierte Wissensquellen wie Tradition, Intuition, Autorität und Erfahrung, aber auch auf wissenschaftliche Erkenntnisse anderer Disziplinen (z. B. der Medizin). Viele Pflegepersonen sind nicht oder nur zögernd bereit, eingefahrene Wege zu verlassen und haben nie gelernt, ihr eigenes Tun kritisch zu reflektieren. Andererseits gab bzw. gibt es heute immer mehr Pflegende, die den Status quo infrage stellen und wissenschaftliche Forschung begrüßen – auch deshalb, weil sie das Bedürfnis haben, wissenschaftliche Antworten auf die Fragen zu bekommen, die bei der täglichen Arbeit auftauchen und zu Problemen führen.

Doch auch wenn die Pflegenden wissenschaftlichem Arbeiten heute offener gegenüberstehen als noch vor wenigen Jahrzehnten, geht die Entwicklung der Forschung doch mit Problemen einher, die in der Geschichte des Pflegeberufs wurzeln.

Historischer Exkurs

Während in anderen Berufen Forschung und berufliche Praxis Hand in Hand arbeiten, wie z. B. in der Medizin, wuchs (und wächst) in der Krankenpflege die Partnerschaft zwischen Forschung und Praxis nur langsam heran. Eine Ursache dafür liegt in der Geschichte des Pflegeberufs.

Pflegen und heilen, heute als zwei unterschiedliche Tätigkeiten aufgefasst, gehörten ursprünglich beide zur sogenannten **Heilkunde**, deren Tradition bis ins Altertum zurückreicht. Die Aufgaben jener umfassenden Heilkunde wurden alle durch ein und dieselbe Person wahrgenommen. Zur **Aufspaltung** der beiden Bereiche Medizin und Pflege kam es erst im 19. Jahrhundert (Müller 1997, S. 2–3). Ein Grund dafür war der wissenschaftliche Fortschritt der Medizin, in dessen Verlauf sich der Arzt immer mehr vom Krankenbett zurückzog und den diffusen körperlichen Teil der Heilkunde an Hilfspersonal delegierte. Auf diese Weise begann die Heilkunde in einen wissenschaftlich-rationalen und einen handwerklich arbeitenden Teil zu zerfallen. Die damit einhergehende Auffassung von Medizin als männlicher und Pflege als weiblicher Tätigkeit zog auch eine aus den Geschlechterrollen abgeleitete **Hierarchisierung** nach sich: Der männlich definierten, herrschenden Medizin hatte sich eine weiblich definierte, dienende Pflege unterzuordnen.

Kernaussage

Medizin und Pflege waren ursprünglich beide Teil der umfassenden Heilkunde der Antike. Zur Aufspaltung der beiden Bereiche kam es erst im 19. Jahrhundert, als die Medizin mit dem wissenschaftlichen Fortschritt zu einer männlichen Domäne und die hausarbeitsnahe körperliche Versorgung der Kranken zu einer weiblichen Tätigkeit erklärt wurde.

Bei der geschichtlichen Entwicklung der beruflichen Krankenpflege kann man nur bedingt vom deutschsprachigen Raum sprechen. Zwischen Österreich und Deutschland z. B. bestehen etliche Unterschiede, die politischer bzw. gesellschaftlicher oder religiöser Natur sind.

Diese Veränderung traf mit einer anderen Entwicklung zusammen, mit der **bürgerlichen Frauenbewegung des 19. Jahrhunderts**. Diese ging mit einer Suche nach neuen weiblichen Aufgabenbereichen einher. Die Pflege bot sich hier als geeignete Tätigkeit an, und die gesellschaftlich geforderte Bereitschaft der bürgerlichen Frau zu Opfertum, Selbstlosigkeit und Gehorsam bot die beste Gewähr, dass sie sich als Krankenschwester der Verfügungsgewalt der Ärzte unterordnen und den öffentlichen Versorgungsauftrag sicherstellen würde. In Österreich wurde im Gegensatz dazu die Pflege nicht zu einem bürgerlichen Frauenberuf, auch wenn viele Frauen in der Pflege tätig waren. Die meisten von ihnen stammten nämlich aus dem Arbeiterstand. Dass man Frauen für besonders geeignet hielt, die Pflege auszuüben – und nicht, wie früher, Männer (Wärter) dafür einsetzte –, ist jedoch trotz aller Unterschiede eine Gemeinsamkeit (vgl. Walter 2004, S. 332 ff.).

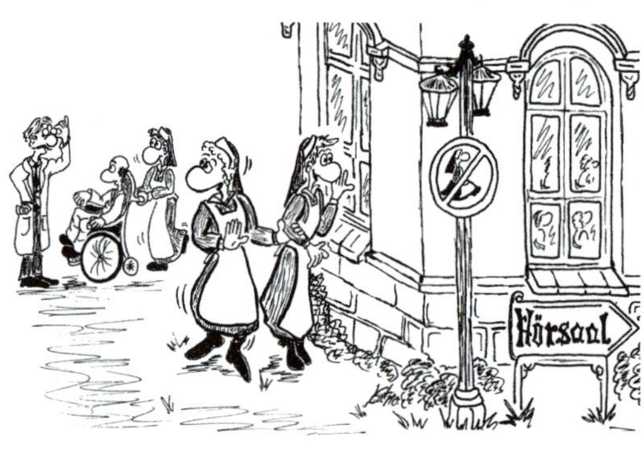

Hält man sich diese Konstellation und die allgemeinen Bildungschancen der Frauen vor Augen, dann wird klar, warum das damalige Verständnis von Pflege immer mehr von der wissenschaftlichen Auffassung der Medizin abgewichen ist. Diese Sichtweise wurde auch von den Pflegenden selbst getragen, wie die viel zitierte Aussage der Rote-Kreuz-Oberin Clementine von Wallmenich verdeutlicht:

In allen ärztlichen Angelegenheiten müssen sie [die Pflegerinnen, H.M.] sich den Anordnungen der Ärzte ohne Kritik fügen und ihnen gehorchen … Ge-

rade vermöge ihrer Berufsausbildung müssen besonders die Schwestern die Hoheit der Wissenschaft begreifen und einsehen, dass sie selbst zu wissenschaftlichem Urteil nicht fähig sind.

Wallmenich 1902, zit. nach Bischoff/Wanner 1993, S. 20

In diesem Zitat wird deutlich, dass den Pflegenden jeglicher Anspruch auf wissenschaftliche Betätigung, ja sogar die Fähigkeit zu wissenschaftlichem Denken abgesprochen wurde. Sie hatten sich der herrschenden Wissenschaft der Medizin kritiklos unterzuordnen. Pflege, als Hilfsberuf der Medizin definiert, musste mit den Kenntnissen dieser Wissenschaft auskommen.

Es gibt jedoch noch einen weiteren Grund, warum sich innerhalb der Pflege lange Zeit keine wissenschaftliche Haltung entwickelte: Krankenpflege wurde in erster Linie als **weibliche Liebestätigkeit** verstanden. Das führte dazu, dass nicht so sehr fachliches Wissen und berufliche Fähigkeiten, sondern vielmehr persönliche Tugenden, also Charaktereigenschaften und die sittliche Einstellung, für die erfolgreiche Ausübung des Berufs als entscheidend angesehen wurden. „Entweder kann man pflegen oder nicht, und dieses Können ist angeboren" – so in etwa lautete die damalige Meinung. Und für etwas, das ohnedies angeboren ist, erübrigen sich Dinge wie Theorie, Wissenschaft oder Forschung. Auch diese Sicht der Pflege als „weibliche Liebestätigkeit" ist eine Folge der traditionellen Rollenzuschreibungen, die keinen Raum für logisches Denken, wissenschaftliches Vorgehen und systematisches Forschen freigaben.

Mit ähnlichen Problemen sind manche Länder heute noch konfrontiert. Wo die Pflege sich noch nicht völlig aus dem Status des Hilfsberufs der Medizin emanzipiert hat, ist es schwierig, einen eigenen Wissenschaftsanspruch oder den Anspruch auf Forschung zu erheben.

Kernaussage

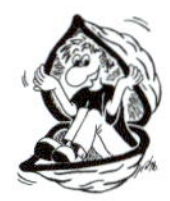

Als Folge der zu jener Zeit üblichen geschlechtsspezifischen Rollenverteilung kam es zu einer Hierarchisierung: Die „weibliche" Pflege hatte sich der „männlichen" Medizin unterzuordnen.
Pflege wurde als weibliche Liebestätigkeit aufgefasst, was zur Folge hatte, dass berufliche Fähigkeiten zugunsten persönlicher Eigenschaften, die man für angeboren hielt, in den Hintergrund gedrängt wurden.

Trotz der Entwicklung der Pflege als nicht wissenschaftliche Tätigkeit wurden Fragen der Krankenpflege um 1900 in Europa sehr wohl auf wissenschaftlicher Ebene thematisiert – allerdings vonseiten der Ärzte. Sie betrachteten die Pflegeforschung als Teil der medizinischen Wissenschaften, ganz gemäß dem damaligen Verständnis, dass Wissenschaft ausschließlich Aufgabe des Mannes sei. Unter Begriffen wie „Hypurgie" wurden verschiedene Bereiche der Krankenpflege wissenschaftlich abgehandelt. Der Berliner Arzt Martin Mendelsohn habilitierte sich 1895 in Berlin mit dem Thema „Krankenpflege und spezifische Therapie“. Er meinte auch, dass die Krankenpflege nun in die Reihe der wissenschaftlichen Disziplinen eingetreten sei und verglich sie mit der Pharmakologie, der Hydrotherapie und anderen Heilmethoden. Wissenschaftliche Krankenpflege, so Mendelsohn, habe die Aufgabe,

> *... die täglichen Lebensgewohnheiten und Lebensverrichtungen des kranken Menschen unter dem Gesichtspunkt des Krankseins zu betrachten und zu regeln: Wachen und Schlafen, Ruhe und Bewegung, Essen und Trinken, Alleinsein und Geselligkeit, Nichtstun und Zerstreuung, Gemütsruhe und Erregung.*
> *Jacobson 1902, zit. nach Bartholomeyczik 1999, S. 159*

Der Begriff „Hypurgie“ an sich geht bereits auf Hippokrates zurück (vgl. Walter 1991). Hippokrates war ein griechischer Arzt aus dem 4. Jh. v. Chr. Er gilt als Begründer der Medizin als Erfahrungswissenschaft sowie als Begründer der kritischen, spekulationslosen Diagnostik.

Der **Hypurgie** als „Wissenschaft und Kunst von der Verwendung der unterstützenden Hilfsmittel“ wurde große Bedeutung zugeschrieben. Sie beschäftigte sich u. a. mit der Lagerung der Kranken, der Umgebung im Krankenzimmer, Maßnahmen zur Schlafförderung, mit der Ernährung, den Gesprächen, die mit den Kranken geführt werden sollten, und mit der Rücksichtnahme auf ihre Gewohnheiten: Themen, die heute Gegenstand pflegewissenschaftlicher Auseinandersetzung sind (vgl. Walter 1991). Es war dies das erste Mal, dass im deutschsprachigen Raum der **Gegenstand der Pflegeforschung** umschrieben und die Pflege (zumindest in Teilbereichen) als wissenschaftliche Disziplin dargestellt wurde. Bei der Frage jedoch, wem die Forschungskompetenz zugewiesen werden sollte, wurden die Pflegenden übergangen. Krankenpflege als wissenschaftliche Disziplin oblag den Medizinern. Da in der Pflege ausschließlich Frauen tätig waren und diese zu jener Zeit im deutschsprachigen Raum noch nicht zum Universitätsstudium zugelassen waren, war der gesamte Berufsstand von der wissenschaftlichen Ausbildung – und erst recht von der Verankerung in Wissenschaft und Forschung – ausgeschlossen. Doch mit den rasanten Fortschritten der naturwissenschaftlich orientierten Medizin verloren die Ärzte das Interesse an der wissenschaftlichen Weiterentwicklung der Krankenpflege und begannen alle Bereiche, die nicht im klassischen Sinn naturwissenschaftlich fassbar waren, als unwissenschaftlich und bedeutungslos abzuurteilen.

In Österreich wurden Frauen ab 1897 zur philosophischen Fakultät und ab 1900 zum Medizinstudium zugelassen. In Deutschland konnten Frauen ebenfalls erst gegen Ende des 19. Jahrhunderts studieren, an der Universität Zürich wurden sie schon 1863 aufgenommen.

Kernaussage

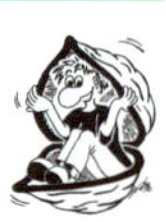

Um 1900 wurden Fragen der Krankenpflege im Rahmen der Medizin wissenschaftlich abgehandelt, z. B. vom Berliner Arzt Martin Mendelsohn. Unter dem Begriff Hypurgie wurde erstmals der Gegenstand der Pflegeforschung umschrieben und die Krankenpflege als wissenschaftliche (allerdings medizinische) Disziplin dargestellt.

Der Ausgangspunkt für die Entwicklung der Pflegewissenschaft als eigene wissenschaftliche Richtung kann bei **Florence Nightingale** angesetzt werden. Ihre Mitte des 19. Jahrhunderts verfassten Schriften waren grundlegend für die Entwicklung der Pflege als eigene Profession und als Wissenschaft. Nightingale suchte als Erste nach wissenschaftlichen Beweisen für Phänomene, die sie bei der Pflege britischer Soldaten beobachtet hatte. Sie erkannte auch, dass genaue Aufzeichnungen über die Ergebnisse pflegerischer und medizinischer Betreuung ungeheuer wichtig für die Entwicklung einer wirksamen Betreuung und Behandlung kranker Menschen waren (vgl. Nightingale 2005; Evers 2004).

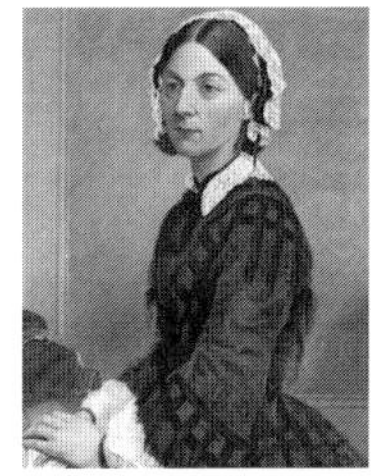

Florence Nightingale (1820–1910) gilt als Wegbereiterin der modernen Krankenpflege. Ihr Wirken im Krimkrieg (1854–1856) und die Erkenntnisse über die Pflege, die sie daraus zog, ihre Schriften („Notes on Nursing"), ihre politische Arbeit sowie ihre Bemühungen um die Verbesserung der Pflege und um höhere Ausbildungsstandards sind der Grundstein der professionellen Krankenpflege.

Die Entwicklung der Pflegewissenschaft und -forschung als anerkannte wissenschaftliche Disziplin ist eng mit der Etablierung der Pflege an der Universität (Akademisierung) verknüpft. Sie begann Anfang des 20. Jahrhunderts in den USA. Den ersten Lehrstuhl für Krankenpflege hatte die Krankenschwester **Adelaide Nutting** inne. 1907 wurde sie als Professorin für Krankenhauswirtschaft an das Teachers College der Columbia University in New York berufen. Drei Jahre später wurde dort eine eigene Abteilung „Krankenpflege und Gesundheitsfürsorge" eingerichtet; Nuttings Lehrstuhl hieß schließlich „Kranken- und Gesundheitspflege" (vgl. Steppe 1993, S. 19). Ihre Studie über die Ausbildung von Pflegenden aus dem Jahre 1907 ist wahrscheinlich die erste wichtige Studie über die Pflegeausbildung, die von einer Krankenschwester durchgeführt wurde.

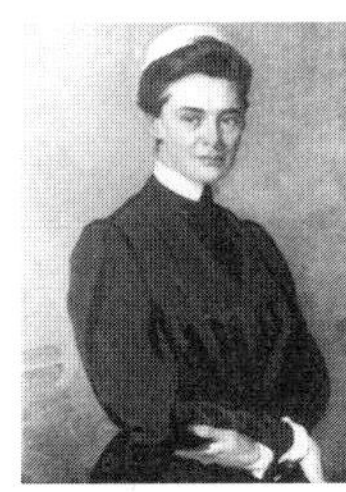

Adelaide Nutting

Die ersten Arbeiten, die in den 1920er- und 30er-Jahren in den USA publiziert wurden, betrafen meist bestimmte Pflegetechniken wie z. B. Handreinigung, Geburtshilfe oder Brustpflege. Von großer Bedeutung für die Entwicklung der Pflegeforschung waren zu jener Zeit die Krankenschwestern Isabella Stewart und Mary Marvin. 1952 wurde erstmals die nationale wissenschaftliche Zeitschrift „**Nursing Research**" publiziert, um Forschungsdaten zu verbreiten und zugänglich zu machen (vgl. van Maanen 1996; Majoros et al. 1995; Matherny 1994; Notter/Hott 1994).

In Europa erfolgte diese Entwicklung erst einige Jahrzehnte später. Hier war **Großbritannien** das erste Land, in dem die Pflege wissenschaftlichen Status erhielt. 1956 wurde an der Universität von Edinburgh der erste Studienlehrgang zur Grundausbildung in der Krankenpflege eingerichtet. Die gebürtige Österreicherin **Lisbeth Hockey**, die dort das erste universitäre Institut für Pflegeforschung begründete, war Großbritanniens Pionierin auf dem Gebiet der Pflegeforschung.

Es gab im europäischen Raum allerdings große zeitliche Unterschiede, was die Entwicklung von Pflegewissenschaft und -forschung betraf. Waren die Staaten des nördlichen Europa in diesem Bereich führend, so konnte sich die Krankenpflege an den Universitäten der süd- und mitteleuropäischen Länder nur schleppend etablieren. Die Ursachen für die langsamere Entwicklung der Krankenpflegeausbildung waren laut Poletti folgende:

- Beim Eintritt in die Krankenpflegeschule wurde eine geringere Vorbildung verlangt als in den nördlichen Ländern Europas.
- Die Aufsicht und Verantwortung für die Schulen lag vorwiegend bei den Ärzten und administrativen Leitern.
- Krankenschwestern und generell berufstätige Frauen wurde in Süd- und Mitteleuropa weniger akzeptiert als in den nördlichen Ländern.
- Die Berufsverbände entstanden später und nicht mit derselben Wirksamkeit.
- Mangelnde Kenntnisse der englischen Sprache verhinderten das Studium englischer (wissenschaftlicher) Fachzeitschriften und die Teilnahme an internationalen Kongressen. *vgl. Poletti 1984*

Heute gibt es in fast allen europäischen Ländern Studiengänge für Pflege, die für unterschiedliche Tätigkeiten im Pflege- und Gesundheitswesen qualifizieren und zu vollen akademischen Abschlüssen führen.

Am Ende dieses kurzen Abrisses über die Geschichte wird sichtbar, dass die Entwicklung der Pflegeforschung in erster Linie mit der **universitären Ausbildung** von Krankenpflegekräften einhergeht.

Kernaussage

> Den ersten Lehrstuhl für Krankenpflege bekam Adelaide Nutting 1907 bzw. 1910 in New York. 1952 wurde in den USA die erste wissenschaftliche Zeitschrift für Pflegeforschung, „Nursing Research", herausgegeben. In Europa gelangte die Pflege zuerst in Großbritannien (1956) an die Universität. Bei der Entwicklung von Pflegewissenschaft und -forschung gab es in Europa jedoch große zeitliche Unterschiede; in den mittel- und südeuropäischen Ländern erfolgte die Akademisierung der Pflege nur schleppend. Sie ist jedoch die wichtigste Voraussetzung für die Entwicklung der Pflegeforschung.

Pflegeforschung im deutschsprachigen Raum

Kurzbiografien der Wegbereiterinnen der Pflegewissenschaft im deutschsprachigen Raum und der Pflegewissenschaftlerinnen der nachfolgenden Generation, die die Entwicklung ebenfalls maßgeblich präg(t)en, können Sie im „Who is Who der Pflegewissenschaft", erschienen im Verlag Huber, Bern 1999, nachlesen.

Die deutschsprachigen Länder Europas – Deutschland, Österreich und die Schweiz – haben einige Gemeinsamkeiten, was die Entwicklung der Pflegeforschung betrifft. In allen drei Ländern entwickelte sich die Pflegeforschung nicht innerhalb der traditionellen wissenschaftlichen Einrichtungen, sondern wurde durch Einzel- oder Gruppeninitiativen vorangetrieben. Wichtige Persönlichkeiten sind in diesem Zusammenhang **Elisabeth Seidl** und **Ilsemarie Walter** aus Österreich, **Silvia Käppeli** und **Annemarie Kesselring** aus der Schweiz sowie **Ruth Schröck**, **Monika Krohwinkel**, **Christel Bienstein**, **Sabine Bartholomeyczik** und **Hilde Steppe** aus Deutschland – um nur einige zu nennen. Der Erwerb der notwendigen Fähigkeiten und Kenntnisse für die Forschung fand (bzw.

findet teilweise immer noch) über Weiterbildungsprogramme statt. Die ersten Forschungsinstitute wurden gegründet, noch bevor die Pflege als Wissenschaft an der Universität etabliert war. Eine wichtige verbindende Initiative war die 1988 erfolgte Herausgabe der ersten wissenschaftlichen Zeitschrift für Pflege im deutschsprachigen Raum: In der Zeitschrift „Pflege“ werden pflegewissenschaftliche Arbeiten aus dem In- und Ausland publiziert.

In **Deutschland** lauteten die Meilensteine bei der Institutionalisierung der Pflegeforschung:

- 1984 – Errichtung der Agnes-Karll-Stiftung (gegründet von Renate Reimann)
- 1988 – Einrichtung der Zentralen Arbeitsgruppe Pflegeforschung des deutschen Berufsverbandes für Pflegeberufe
- 1989 – Gründung des Deutschen Vereins zur Förderung von Pflegewissenschaft und -forschung
- 1991 – Gründung des Agnes-Karll-Instituts für Pflegeforschung in Eschborn (und in der Folge die Gründung weiterer Forschungsinstitute an den Universitäten Bielefeld und Witten-Herdecke)
- 1991 – Start des ersten Diplomstudiengangs für Pflegemanagement an der Fachhochschule Osnabrück
- 1992 – Gründung der Robert-Bosch-Stiftung GmbH mit dem Förderschwerpunkt „Pflege“. Sie vergibt u. a. Promotionsstipendien

Die Stiftung unterstützt Einzelpersonen und Gruppen bei der Durchführung von Forschungsprojekten, bei der Erlangung pflegewissenschaftlicher Qualifikationen sowie bei Veröffentlichungen (Schröck 1998).

Mittlerweile bieten sieben Universitäten und viele Fachhochschulen pflegeorientierte Studiengänge an, die in drei Bereiche aufgeteilt werden können: Pflegewissenschaft, Pflegemanagement und Pflegepädagogik.

In der deutschsprachigen **Schweiz** begann die Institutionalisierung der Pflegeforschung mit der Einrichtung des Instituts für Pflegeforschung des Schweizerischen Berufsverbandes für Krankenpflege (SBK) 1988/89 unter der Leitung von Annemarie Kesselring. 1993 wurde unter der Leitung von Silvia Käppeli das Zentrum für Entwicklung, Forschung und Fortbildung in der Pflege (ZEFFP) am Universitätsspital Zürich eingerichtet. Das traditionelle Bildungsinstitut des Schweizerischen Roten Kreuzes, das WE'G (Weiterbildungszentrum für Gesundheitsberufe, vormals Kaderschule in Aarau), förderte vor allem durch die Ausbildung von Pflegeexpertinnen die Forschungskompetenz der Pflegenden. Seit 1996 ist es möglich, über das WE'G Pflegewissenschaft an der Universität Maastricht zu studieren und mit dem „Master of Nursing Sciences“ abzuschließen. Die Pflegewissenschaft ist seit dem Wintersemester 2000/01 an der Universität Basel als erster Schweizer Hochschule vertreten. Mittlerweise gibt es auch Fachhochschulstudiengänge für Pflege (z. B. den Studiengang Bachelor of Science in Pflege in St. Gallen).

Die Erforschung der pflegerischen Praxis und die Verknüpfung von Pflegeexpertise und Pflegforschung bilden die Schwerpunkte des ZEFFP (vgl. Müller 1997).

Auch in **Österreich** fand die erste Auseinandersetzung mit Pflegeforschung in einem kleinen Kreis bereits in den 70er- und 80er-Jahren des 20. Jh. statt. Damals wurden die ersten internationalen Kontakte geknüpft und internationale Forschungskongresse besucht. In den Weiterbildungslehrgängen für Lehrerinnen und Managerinnen in der Pflege (früher Sonderausbildungslehrgänge, heute Universitätslehrgänge) war Pflegeforschung seit damals Thema der Ausbildung (zuerst nur mit geringer, im Laufe der Zeit dann mit wachsender Stundenanzahl). In Wien fand das erste Seminar zum Thema Pflegeforschung 1983 mit Lisbeth Hockey statt. Ein Meilenstein der Institutionalisierung von Pflegeforschung war die Einrichtung der ersten Institutsabteilung für Pflegeforschung in Wien 1992 unter der Leitung von Elisabeth Seidl. Die Abteilung ist Teil des Universitätsinstituts für Pflege und Gesundheitssystemforschung der Johannes-Kepler-Universität in Linz. Ein deutliches Signal, Pflegeforschung als Bestandteil des Berufs zu sehen, wurde mit dem neuen Gesundheits- und Krankenpflegegesetz (1997) gegeben. In der dazugehörigen Ausbildungsverordnung werden 80 Unterrichtsstunden „Grundlagen der Pflegewissenschaft und Pflegeforschung" als Bestandteil der Grundausbildung vorgeschrieben. Die Angehörigen des gehobenen Dienstes für Gesundheits- und Krankenpflege werden verpflichtet, sich bezüglich der neuesten Entwicklungen und Erkenntnisse, im Besonderen der Pflegewissenschaft, regelmäßig fortzubilden bzw. zu informieren und ihren Beruf nach Maßgabe der fachlichen und wissenschaftlichen Erkenntnisse auszuüben (§4 [1]), §4 [2]). Die Mitwirkung an der Pflegeforschung ist im eigenständigen Tätigkeitsbereich der Pflege festgeschrieben (§14 [2], §4 [2], §63 [1]).

Bestrebungen, die Pflegewissenschaft an den Universitäten zu verankern (d.h. die Akademisierung zu fördern), gibt es in Österreich seit den 70er-Jahren des 20. Jh. Seit den 80er-Jahren ist es möglich, an der Universität Graz im Rahmen des Pädagogikstudiums ein Fächerbündel „Pflegewissenschaft" zu belegen.

Dem Bologna-Prozess entsprechend wurden an der Universität Wien alle neuen Studiengänge vom zweiteiligen Studium (Magisterium, Doktorat) auf das dreiteilige (Bachelor, Master, Doktorat oder PhD) umgestellt.

Seit 1998 werden an der Universität Wien Vorlesungen und Seminare in der Reihe „Pflegewissenschaft" angeboten. Ein individuelles Diplomstudium Pflegewissenschaft an der Universität Wien ist seit dem Wintersemester 1999/00 eingerichtet. Seit 2004 gibt es eine Professur für Pflegewissenschaft an der Universität Wien (zuerst eine dreijährige Stiftungsprofessur, dann eine universitäre Vertragsprofessur und nun, mit dem Wintersemester 2010, eine ordentliche Universitätsprofessur).

Mit dem Wintersemester 2011 startet auch das reguläre Pflegewissenschaftsstudium auf Master- und Doktoratsniveau. Dieses baut auf den grundständigen Bachelorstudiengängen (z. B. am FH-Campus in Wien, an der FH Salzburg oder am Rudolfinerhaus Wien) oder sogenannten Kombistudiengängen auf, die ebenfalls mit dem Bachelor in Gesundheits- und Krankenpflege abschließen.

An der Karl-Franzens-Universität in Graz wird seit 2004 ein Studium für Pflegewissenschaften angeboten, und 2005 wurde ein Lehrstuhl dafür eingerichtet. Weiters gibt es an zwei privaten Universitäten – der UMIT in Hall in Tirol und der PMU in Salzburg – je einen Lehrstuhl und ein pflegewissenschaftliches Studium.

Kernaussage

Gemeinsam ist allen drei deutschsprachigen Ländern, dass sich die Pflegeforschung nicht innerhalb der traditionellen wissenschaftlichen Einrichtungen entwickelte. Sie wurde durch Einzel- oder Gruppeninitiativen vorangetrieben. Mittlerweile hat sich die Pflegewissenschaft als eigene Disziplin auch in den deutschsprachigen Ländern an den Universitäten etabliert; somit sind auch die notwendigen Rahmenbedingungen für die Entwicklung der Pflegeforschung geschaffen.

Zukunftsperspektiven

Um Pflegeforschung wirksam und zukunftsträchtig zu machen, muss sie auf mehreren Ebenen **institutionalisiert** sein. Damit ist in erster Linie gemeint, dass die Pflegewissenschaft sich an der Universität etablieren muss. Institutionalisierung von Forschung heißt in diesem Zusammenhang aber noch mehr (siehe Abb. 4). Sie bedeutet:

- die Verankerung der Pflege als Wissenschaft an der **Universität**;
- die Errichtung von universitären und außeruniversitären **Forschungsinstituten**;
- Zugang zu **Forschungsförderungsfonds**, um größere Projekte zu ermöglichen;
- die Herausgabe von **wissenschaftlichen Zeitschriften** und die Veranstaltung wissenschaftlicher **Tagungen** und **Kongresse**, damit Forschungsergebnisse veröffentlicht und einem breiten Publikum zugänglich gemacht werden können. Dies ist die Voraussetzung dafür, dass die Forschungsergebnisse in die Praxis Einzug finden.

Aber auch der nichtuniversitäre Bereich spielt eine wichtige Rolle: Solange die Pflegepersonen, die in der Praxis „am Bett" arbeiten, nicht im tertiären Bildungssektor (an Fachhochschulen und/oder Universitäten) ausgebildet werden, muss Pflegeforschung auch in der nichtuniversitären Grundausbildung gelehrt werden, denn hier bildet man die zukünftigen Forschungsanwenderinnen aus (siehe Kap. 2.2.5). Daher bedeutet Institutionalisierung von Forschung weiter,

- dass die Ausbildung aller Pflegepersonen eine Ausbildung in Pflegeforschung einschließt (auch im nichtuniversitären Bereich) und Pflegende in Schlüsselpositionen (z. B. Managerinnen und Lehrerinnen) eine vertiefte Qualifikation für Forschung erhalten;

- dass Stabsstellen für den **Wissenstransfer** in die Praxis (für Forschungsanwendung oder EBN; siehe Kap. 5.3.2) geschaffen werden, damit Forschungsergebnisse vermehrt und vor allem systematisch in die pflegerische Praxis einfließen;
- dass eine Verankerung der Forschung im **klinischen Bereich** erfolgt (z. B. indem Forschungsstellen für Pflege direkt an Krankenhäusern eingerichtet werden, um wichtige Fragestellungen aus der Praxis direkt bearbeiten zu können).

Institutionalisierung ist ein sehr komplexes System und sicher nicht von einem Tag auf den anderen zu verwirklichen. Wichtig ist jedoch, dass man es im Auge behält, denn nur aufgrund einer einzelnen Maßnahme (z. B. der Einrichtung eines Studiums) kann Pflegeforschung nicht nachhaltig wirken. Mit dem beschriebenen Maßnahmenbündel aber kann sie auf lange Zeit gesehen Zukunft haben.

Abbildung 5
Institutionalisierung von Forschung in Wissenschaft und Praxis

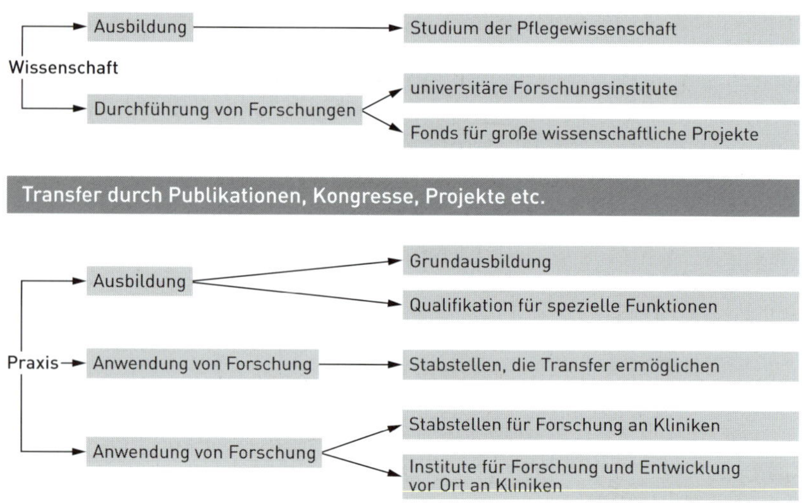
Wissenschaft
Ausbildung
Studium der Pflegewissenschaft
Durchführung von Forschungen
universitäre Forschungsinstitute
Fonds für große wissenschaftliche Projekte
Transfer durch Publikationen, Kongresse, Projekte etc.
Praxis
Ausbildung
Grundausbildung
Qualifikation für spezielle Funktionen
Anwendung von Forschung
Stabstellen, die Transfer ermöglichen
Anwendung von Forschung
Stabstellen für Forschung an Kliniken
Institute für Forschung und Entwicklung vor Ort an Kliniken

Kernaussage

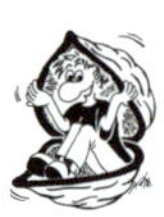

Eine wichtige Voraussetzung für die Entwicklung der Pflegewissenschaft und -forschung ist ihre Institutionalisierung auf allen Ebenen. Institutionalisierung bedeutet in erster Linie Verankerung der Pflegewissenschaft an der Universität, aber auch Schaffung außeruniversitärer Institute, Zugang zur Forschungsförderung und Förderung der wissenschaftlichen Kommunikation. Im nichtuniversitären Bereich sind Forschungsausbildung der Pflegenden, Stabsstellen für den Wissenstransfer in die Praxis sowie die Verankerung der Forschung im klinischen Bereich zentrale Punkte.

2.2.3 Ziele der Pflegeforschung

Das Hauptanliegen der Pflegeforschung ist, wie bereits in Kap. 2.2.1 erwähnt, die Wissensvermehrung. Darin erschöpft sie sich jedoch nicht – die Ziele der Pflegeforschung sind vielfältiger. Man kann in ihnen vier Schwerpunkte erkennen:

1. Schaffung von Wissensgrundlagen zur Verbesserung der Pflege und damit der Situation der Patientinnen;
2. Schaffung von Grundlagen für die Theorieentwicklung;
3. Anpassung und Weiterentwicklung der Forschungsmethoden, speziell für pflegewissenschaftliche Fragestellungen;
4. Entwicklung von Instrumenten zur Erfassung pflegerelevanter Phänomene;
5. Professionalisierung und berufliche Emanzipation der Pflege.

Verbesserung der Pflege heißt z. B., dass die Versorgungsstruktur, die Heilungschancen und die Lebensqualität des einzelnen Menschen verbessert werden sollen.

Geht man davon aus, dass Forschung eine Möglichkeit zur systematischen Vermehrung von Wissen darstellt (siehe S. 23), so kann man durch Pflegeforschung eine spezifische und **wissenschaftlich fundierte Wissensgrundlage** für diesen Beruf entwickeln. Das ist der Beitrag der Pflegeforschung zur Sicherung und Verbesserung der Pflegequalität. Für eine so junge Disziplin wie die Pflegewissenschaft ist es aber nicht damit getan, Wissen für die Praxis zu erzeugen. Ziel der Forschung ist es auch, einen theoretischen Rahmen und theoretisch gut fundierte Konzepte für die Praxis zu entwickeln. Pflegetheorien, die auf empirischen Daten basieren, sind genauso wichtig wie empirisch fundierte Konzepte, die die Grundlage für standardisierte Pflegediagnosen bilden. Aber auch die Entwicklung von pflegespezifischen (Mess-)Instrumenten ist dringend notwendig, um Auftreten, Häufigkeit, Intensität etc. von pflegerelevanten Phänomenen feststellen zu können.

Darüber hinaus hat Pflegeforschung auch ein berufspolitisches Ziel: die wissenschaftliche Fundierung der Pflege liefert einen wichtigen Beitrag zur Professionalisierung des Berufs und zur Emanzipation der Pflege.

Kernaussage

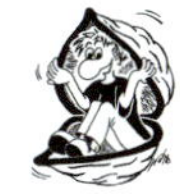

Die Hauptaufgabe der Pflegeforschung ist die Wissensvermehrung mit dem Ziel, eine wissenschaftlich fundierte Wissensgrundlage für die Pflege zu schaffen. Sie soll zur Verbesserung der Pflege und damit der Situation der Patientinnen beitragen, Grundlagen für die Theorieentwicklung schaffen und die Entwicklung eigener Messinstrumente und eines eigenen Methodenrepertoires in der Forschung ermöglichen. Darüber hinaus gibt es die berufspolitischen Anliegen der Professionalisierung des Berufs.

2.2.4 Der Gegenstand der Pflegeforschung

Da Forschung immer nur Instrument ihrer Wissenschaft ist und nicht unabhängig von deren Gegenstand existiert, beschäftigt sich Pflegeforschung mit den Themen, die den Gegenstandsbereich der Pflegewissenschaft ausmachen (siehe Kap. 2.1.1). Wenn man sich diesen vor Augen führt, so wird deutlich, dass es sich um ein sehr großes, vielfältiges Forschungsgebiet handelt. Man versucht, es etwas überschaubarer zu machen, indem man es in verschiedene Bereiche aufteilt.

Die Systematisierung von Pflegeforschung hat den Zweck, aufzuzeigen, auf welchen Forschungsgebieten die Pflege tätig ist, und gleichzeitig aufzudecken, wo es Forschungsbereiche gibt, die unter Umständen noch sehr wenig erschlossen und lückenhaft sind. Es gibt mehrere Möglichkeiten, Pflegeforschung zu unterteilen. Sabine Bartholomeyczik geht bei ihrer Systematisierung von drei Ebenen aus (Bartholomeyczik 2000):

Mikroebene

Dies ist die Ebene der Pflegepraxis und gleichzeitig derjenige Bereich, dem in der aktuellen Forschung über die Pflege die größte Bedeutung zukommt. Dieser Bereich wird auch als **klinische Pflegeforschung** bezeichnet – klinisch nicht im Sinne von Klinik oder Krankenhaus, sondern im Sinne von direktem Handeln an der Patientin oder auch ihren Bezugspersonen. Die Mikroebene – also die Ebene, wo direktes Handeln von Personen beobachtet werden kann – kann in drei *Domänen* (Bereiche) unterteilt werden:

Domäne

(von lat. *dominium*) = Herrschaftsbereich, u. a. die Bezeichnung für ein Fach- oder Wissensgebiet (im Sinne der Gesamtheit des Wissens in einem Bereich)

- **Praxisdomäne**: Wenn man sich das praktische Handeln der Pflege vor Augen hält, so sind dies Fragen, die sich rund um den Pflegeprozess gruppieren lassen: die Überprüfung von pflegerischen Assessmentinstrumenten, aber auch Untersuchungen über Effektivität und Indikationen von unmittelbaren Pflegehandlungen oder pflegerischen Methoden – also auch jener Teil der Forschung, der sich mit „Evidence Based Nursing“ beschäftigt. Und es ist auch jener Forschungsbereich, der die Grenzen pflegerischen Handelns durch ethische Prinzipien beforscht.
- **Domäne Patientinnen (Klientinnen) – Pflegende**: Forschung in diesem Bereich beschäftigt sich mit Beziehungsarbeit im Rahmen der Pflege oder mit Kommunikation und Interaktion zwischen Patientinnen und Pflegenden, auch unter starker Bezugnahme auf familiäre Bezugspersonen von pflegebedürftigen Menschen.
- **Domäne Patientinnen (Klientinnen) – Angehörige**: Dieser Forschungsbereich beschäftigt sich mit der Perspektive der gepflegten Person. Im Vordergrund steht dabei das Krankheitserleben bzw. Fragen der Krankheitsbewältigung, aber auch die Wahrnehmung bestimmter Zustände (z. B. Schmerzen) oder bestimmter Pflegehandlungen – oder was es aus dem Blickwinkel der Patientin be-

deutet, in einer bestimmten Einrichtung wie einem Krankenhaus oder Pflegeheim zu sein, oder aber was es ganz generell heißt, pflegebedürftig zu sein. Im Sinne der Wahrnehmung von familiären Systemen als wichtiger Faktor im Erleben und Bewältigen von Krankheiten ist hier auch die Perspektive der Angehörigen von Bedeutung.

Mesoebene

Auf dieser Ebene wird Pflegeforschung betrieben, die mit Pflege als Organisationsform bzw. mit Pflege, die von komplexen Strukturen der Arbeitsorganisation der Pflege beeinflusst ist, zu tun hat.

- **Klientenorientierte Organisationsformen**: Hier können Fragen des Ablaufes der Arbeitsorganisation innerhalb einer Institution (z. B. Vorteile der Bezugspflege) oder zwischen verschiedenen Institutionen (z. B. Überleitungspflege zwischen Krankenhaus und Zuhause) im Vordergrund stehen.
- **Qualitätsmanagement**: bezogen auf einen umschriebenen Bereich (z. B. Abteilung) oder aber auf eine gesamte Einrichtung. Die Qualitätsfrage wird besonders häufig im Hinblick auf organisatorische oder ökonomische Veränderungen gestellt.
- **Arbeitsbedingungen in der Pflege**: Dieser Aspekt beschäftigt sich mit Arbeitsbedingungen, -zufriedenheit oder -belastungen im Rahmen der pflegerischen Arbeit in einem spezifischen Setting (Krankenhaus, Pflegeheim, ambulante Pflege).

Makroebene

Die Makroebene ist die „oberste" oder abstrakteste Forschungsebene, die gleichzeitig am wenigsten mit direktem Handeln zu tun hat. Sie ist nicht minder wichtig, da es um Berufspolitik im weitesten Sinne geht und da die Forschungsthemen und -ergebnisse dieser Ebene auf strategische Planungen und Entscheidungen in der Pflege und in der Gesundheitspolitik abzielen.

- **Gesellschaftliche Strukturen pflegerischer Versorgung**: Hier geht es beispielsweise um Fragen der pflegerischen Berufspolitik, aber auch um Fragen der allgemeinen Berufsmotivation, um lokale und länderübergreifende Qualifikationsstrukturen von Pflegenden oder um Fragen der Versorgungsforschung im Gesundheitssystem oder an seinen Schnittstellen.
- **Epidemiologie von Pflegebedürftigkeit**: Hier geht es um die Erfassung, Häufigkeit und zeitliche Entwicklung bestimmter Pflegephänomene (z. B. Sturz, postoperative Verwirrtheit, Inkontinenz, Pflegebelastung etc.) und deren Auswirkung auf die pflegerische Versorgung, bezogen auf eine bestimmten Region, ein bestimmtes Setting oder eine bestimmte Gruppe von Menschen.

- **Historische Pflegeforschung**: Sie beschäftigt sich mit den Ursprüngen der Pflege und zeichnet deren Entwicklung bis zur Neuzeit nach. Sie legt ihr Augenmerk aber auch auf zeitlich signifikante Epochen der Pflege wie beispielsweise die Pflege im Nationalsozialismus. Hierunter fallen aber auch bildungsgeschichtliche Fragestellungen, weil vor deren Hintergrund die Mühen des Fortgangs und die Professionalisierung des Pflegeberufs dargestellt werden. Historische Pflegeforschung ist mehr eine „Querschnittsmaterie“, da sie Fragestellungen auf allen Ebenen bereithält.

Tabelle 2

Systematisierung der Pflegeforschung

(adaptiert nach Bartholomeyczik 2000)

		Beispiele für Forschungsfragen
Mikroebene (Pflegepraxis)	Praxisbereich	• Welchen Effekt hat ein pflegerisches Förderungsprogramm auf den Zustand von Wachkomapatientinnen? • Wie gut ist die *prädiktive Validität* der originalen und erweiterten *Norton-Skala* in der Altenpflege? • Welche Auswirkung hat der Einsatz von Preiselbeersaft bei Patientinnen mit Blasenverweilkatheter zur Prophylaxe von Harnwegsinfektionen?
	Bereich Patientinnen – Pflegende	• Wie entsteht Vertrauen in der pflegerischen Beziehung? • Wie können Pflegende Caring-Bedürfnisse von Krebspatientinnen auf einer operativen Abteilung wahrnehmen und wie werden sie ihnen gerecht? • Welche Handlungsstrategien entwickeln Pflegende bei herausforderndem Verhalten von Patientinnen mit schwerer Demenz?
	Bereich Patientinnen – Angehörige	• Wie bewältigen chronisch kranke Menschen ihren Alltag? • Was bedeutet es, an Brustkrebs zu erkranken? • Wie erleben Kinder und Jugendliche als pflegende Angehörige ihre Rolle und welchen Belastungen sind sie ausgesetzt? • Wie bewältigen Familien den Tod eines Kindes?
Mesoebene (Pflege als Organisation und Institution)	Klientenorientierte Organisationsformen	• Wie kann Primary Nursing in der Hauskrankenpflege umgesetzt werden und welchen Auswirkung hat dieses System auf die Betreuungskontinuität? • Wie wirkt sich die Organisationsform „Bezugspflege“ im Gegensatz zur funktionsorientierten Pflege auf die Pflegequalität und die Patientenzufriedenheit aus?

prädiktive Validität

= Vorhersagevalidität, eine Form der Aussage über die Gültigkeit eines Instruments, die über die Voraussagekraft zukünftiger Ereignisse getroffen wird (je besser ein Ereignis vorausgesagt werden kann, desto besser misst das Instrument, was es messen soll)

Norton-Skala

= Instrument zur Einschätzung des Dekubitusrisikos

	Qualitätsmanagement	• Verbessert die standardisierte EDV-Dokumentation am Krankenbett die Dokumentationsqualität? • Welchen Einfluss haben ethische Fallbesprechungen auf die Struktur- und Prozessqualität im Pflegeheim?
	Arbeitsbedingungen in der Pflege	• Was hält Langzeitpflegende an ihrem Arbeitplatz gesund? • Was sind Faktoren der Arbeitsbelastung in der ambulanten Pflege?
Makroebene (Pflegepolitik)	Gesellschaftliche Strukturen pflegerischer Versorgung	• Welche Auswirkung hat die Pflegeversicherung auf die Situation pflegender Angehöriger? • Welche Rahmenbedingung sind für die Einführung der Family-Health-Nurse in der pflegerischen Versorgung notwendig?
	Epidemiologie der Pflegebedürftigkeit	• Wie hoch ist die Sturzprävalenz im Akutkrankenhaus und welche Folgen hat sie? • Wie hoch ist die *Prävalenz* von Fatigue bei Krebskranken? • Wie wirkt sich Hochaltrigkeit auf den zukünftigen Bedarf an Pflegepersonen in der ambulanten Pflege aus?
Historische Pflegeforschung		• Die historischen Wurzeln der Grundpflege • Die Entwicklung der Krankenpflegeschulen in Österreich • Die Auswirkung des „Anschlusses" auf die Ausbildung und Berufsausübung in der Pflege
Ergänzende und prioritäre Fragestellungen		• Welches sind die Prioritäten einer Forschungsagenda der Pflege für die Jahre 2010–2020?

Epidemiologie

= Lehre von der Verteilung und den Risikofaktoren gesundheitsbezogener Zustände oder Ereignisse in bestimmten Bevölkerungsgruppen

Prävalenz

= Häufigkeit des Vorkommens gesundheitsbezogener Ereignisse in einer gegebenen Population zu einer bestimmten Zeit

Diese Form der Einteilung stellt eine Möglichkeit unter mehreren dar. Die Ebenen der Einteilung lassen sich natürlich nicht trennscharf voneinander abheben. An vielen Stellen überschneiden sie sich und weisen Gemeinsamkeiten auf. Die Forschungsthemen bzw. -fragen lassen sich erst im Nachhinein einer dieser Ebenen zuordnen. Hinzu kommen noch Forschungsthemen, die aktuell für die Pflege als dringlich und prioritär einzustufen sind, das heißt, sie sind dort angesiedelt, wo besondere Defizite oder Lücken aufgedeckt werden.

Kernaussage

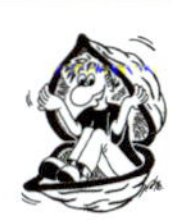

Die Einteilung in eine Mikro-, Makro- und Mesoebene ist eine Möglichkeit, das Gebiet der Pflegeforschung zu systematisieren. Die Mikroebene stellt den Bereich der Pflegepraxis dar und beschäftigt sich mit Fragen rund um den Pflegeprozess, der Beziehung zwischen Pflegenden und Patientinnen/Angehörigen, mit der Interaktion und Kommunikation sowie mit dem (Krankheits-)Erleben von Patientinnen und Angehörigen. Auf der Mesoebene wird Forschung betrieben, die mit der Pflege als Organisationsform zu tun hat. Auf der Makroebenen geht es um berufs- und gesundheitspolitische Fragen sowie um pflegeepidemiologische Forschungen. Die historische Pflegeforschung bildet hier einen eigenen Bereich. Neben dieser Systematik gibt es immer wieder Fragestellungen, die von aktuellen Anlässen getragen werden und nicht unbedingt in diese „Kernsystematik" einzuordnen sind.

2.2.5 Die Rolle der Pflegenden in der Forschung

Die Rolle der Pflegenden bei der Pflegeforschung gibt immer wieder Anlass zu Diskussionen. Wer soll, darf oder muss forschen? Und im Speziellen: Was ist die Aufgabe der diplomierten Pflegenden bezüglich Forschung?

Grundsätzlich muss man festhalten, dass es unterschiedliche Ebenen gibt, auf denen Pflegende an Pflegeforschung beteiligt sein können. Man kann auch sagen, es geht

1. um die **Nutzung von Forschungsergebnissen** für die eigene Tätigkeit;
2. um die wissenschaftliche **Tätigkeit des Forschens** selbst (Durchführung von Forschung).

Ad 1: Nutzung von Forschungsergebnissen für die eigene Tätigkeit

Dazu braucht man Verständnis für und Wissen über Forschung, sodass man

- versteht, dass Forschung eine notwendige Basis für die Praxis darstellt und
- in der Lage ist, Forschungsergebnisse zu lesen, kritisch zu reflektieren und im eigenen Umfeld anzuwenden.

Um Forschungsarbeiten lesen und verstehen zu können, muss man keine wissenschaftliche Ausbildung haben, jedoch einiges an Kenntnissen über Forschung und ihre Methoden besitzen. Man braucht auch Wissen darüber, wie man zu Literatur kommt und wie man Forschungsergebnisse in den Alltag der Pflegepraxis *integriert*.

integrieren

(lat.) = eingliedern, ergänzen, einbauen

Forschungserkenntnisse anzuwenden, ist jedoch nicht einfach. Eine Forschungsarbeit zu lesen, ist eine Sache – sie kritisch zu reflektieren, mehrere (vielleicht auch widersprüchliche) Ergebnisse gedanklich zu verarbeiten und in ein konkretes praktisches Umfeld umzusetzen, ist eine andere. Daher kann man in diesem Zusammenhang zwei Ebenen der Beteiligung an Forschung ableiten:

1. **Mitarbeit an der Anwendung von Forschungserkenntnissen**;
2. **Anwendung von Forschungserkenntnissen** als eigenständige Aufgabe.

Ad 2: Durchführung von Forschung

Für die Durchführung von Forschung ist eine umfassende wissenschaftliche Ausbildung notwendig. Auch hier gibt es Abstufungen:

1. **Mitarbeit an Forschungsprojekten** (wissenschaftliche Assistenz);
2. **eigenständiges wissenschaftliches Arbeiten** (Durchführen von Forschung);
3. **Leitung** von Forschungsstellen und **Koordinierung** von Forschungsarbeiten.

Laut dem österreichischen Gesundheits- und Krankenpflegegesetz (GuKG) (1997), § 14, ist das Mitwirken an Pflegeforschung im eigenständigen Tätigkeitsbereich der diplomierten Pflegepersonen festgeschrieben.

Kernaussage

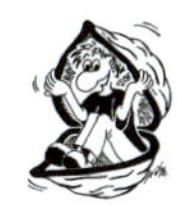

Es gibt unterschiedliche Ebenen, auf denen Pflegende an Pflegeforschung beteiligt sein können. Sie lauten:

1. Mitarbeit an der Anwendung von Forschungserkenntnissen;
2. Anwendung von Forschungserkenntnissen als eigenständige Aufgabe;
3. Mitarbeit an Forschungsprojekten;
4. Eigenständiges wissenschaftliches Arbeiten (Durchführen von Forschung);
5. Leitung von Forschungsstellen und Koordinierung von Forschungsarbeiten.

Für die professionelle Pflege heißt dies, dass alle Pflegenden ein gewisses Grundlagenwissen über Forschung besitzen sollten, das sie befähigt, Pflegeforschung als Teil der Pflegepraxis zu verstehen und (Forschungs-)Fragen zu stellen. Außerdem soll ihnen dieses Wissen ermöglichen, an der Anwendung von Forschungsergebnissen in der Praxis mitzuarbeiten.

Im österreichischen GuKG von 1997 ist in § 4 Abs. 1 festgehalten, dass Pflegepersonen ihren Beruf nach Maßgabe der fachlichen und wissenschaftlichen Erkenntnisse und Erfahrungen auszuüben haben (vgl. Fassbinder/Lust 1997).

Pflegende, die im Rahmen des Wissenstransfers von der Forschung in die Praxis eine spezielle Aufgabe haben, sollten so viel Kenntnisse über Pflegeforschung besitzen, dass sie Forschungsergebnisse lesen, kritisch analysieren und für die Anwendung in der Praxis aufbereiten können. Sie müssen Forschungsanwendungsprojekte anregen und leiten bzw. die anderen Pflegenden dabei anleiten können.

Die Pflegewissenschaftlerinnen schließlich sind diejenigen, die Forschung durchführen, d.h. wissenschaftlich arbeiten. Je nach Ausbildungsgrad und Kompetenz reicht diese Aufgabe von der wissenschaftlichen Assistenz bis zur Forschungsprogrammleitung.

Abbildung 6
Beteiligung an Forschung

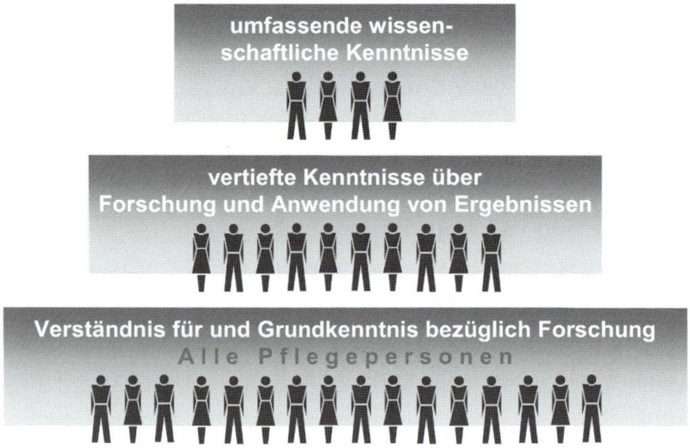

Diese Überlegung zu den verschiedenen Ebenen der Beteiligung an Pflegeforschung muss in die Ausbildungsprogramme einfließen. Pflegepersonen werden (mit kleinen Unterschieden zwischen den einzelnen Ländern) immer auf verschiedenen Ebenen ausgebildet. Meistens sind dies verschiedene akademische Ebenen. Die von der ANA (= American Nurses Association) publizierte Darstellung der unterschiedlichen Ausbildungsniveaus in der Pflege und der verschiedenen Aufgaben in der Forschung ist dafür ein gutes Beispiel (Abb. 7).

Abbildung 7
Beteiligung an Forschung auf unterschiedlichen Ausbildungsniveaus (ANA 1989)
Burns/Grove 2005, S. 8

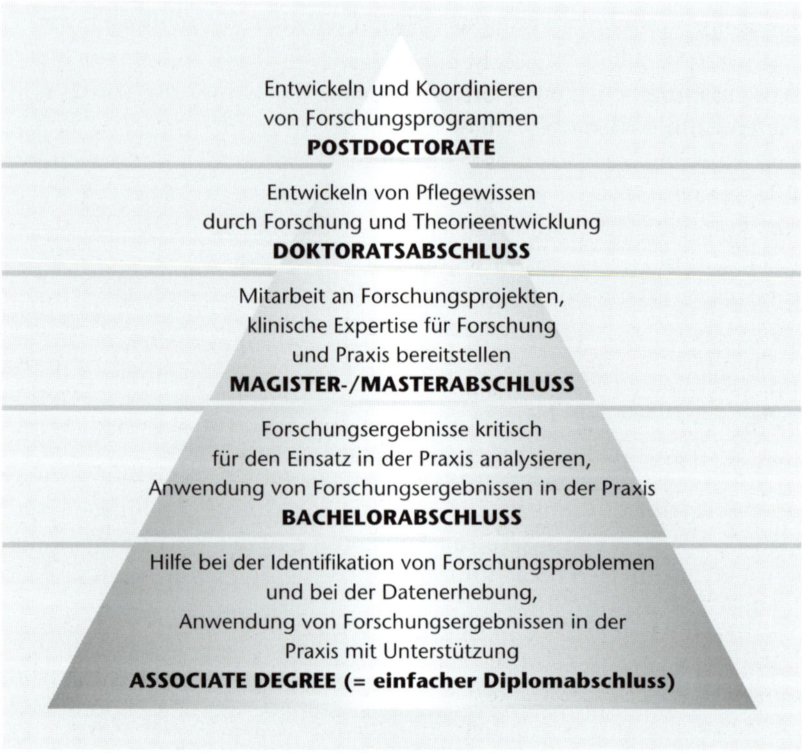

Kernaussage

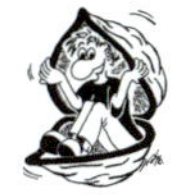

Forschung zu betreiben, ist keinesfalls Aufgabe aller Pflegenden. Jedoch sollen alle Pflegenden ausreichend Verständnis für Forschung erwerben, um ihre Tätigkeit wissenschaftlich fundiert ausüben zu können. Das bedeutet, sie sollen Verständnis für Forschung entwickeln, Fragen stellen können, Forschungsarbeiten lesen und Forschungsergebnisse mit der Hilfe von Expertinnen in die Praxis umsetzen können. Eigenständiges wissenschaftliches Arbeiten und Forschen hingegen soll nur von denjenigen Personen geleistet werden, die sich die entsprechenden wissenschaftlichen Kenntnisse angeeignet haben.

2.2.6 Forschung und Pflegepraxis

Am Ende dieser Diskussion um das Thema Pflegeforschung steht die Frage nach dem **Praxisbezug**. Muss Pflegeforschung praxisbezogen sein? Und was ist darunter zu verstehen?

Geht man davon aus, dass der Gegenstandsbereich der Pflegewissenschaft die Pflegepraxis ist, so ist der „Praxisbezug" bereits gegeben. Auch die Definition von Hockey (siehe S. 33), dass Pflegeforschung das Wissen vermehren soll, das man braucht, um in der Praxis effektiv zu wirken, beinhaltet den Praxisbezug von Forschung. Die zentrale Frage in der Diskussion um den Praxisbezug der Forschung lautet daher weniger, ob er notwendig ist, sondern eher, was man darunter verstehen kann.

Eine Schwierigkeit besteht darin, dass Pflegende von der Pflegewissenschaft und -forschung oft etwas erwarten, was diese nicht immer bieten kann – nämlich fertige Lösungen, „Patentrezepte" oder eindeutige Anweisungen, wie dieses oder jenes Problem zu lösen sei. In der Pflegepraxis gibt es – nicht zuletzt, weil die Pflege ein umfangreiches und kompliziertes Handlungsfeld ist – ein starkes Bedürfnis nach klaren Richtlinien. Diese erwartet man sich von „praxisbezogener" Pflegeforschung. Doch Forschungsarbeiten bieten unterschiedlich „griffige" und verwertbare Ergebnisse – auch wenn der Praxisbezug groß ist, d. h. wenn die Forschungsfragen Bedeutung im Zusammenhang mit der Pflege haben. Das Ergebnis einer Studie, in der nachgewiesen werden kann, dass z. B. Kältetherapie die Häufigkeit von Mukositis bei Chemotherapie-Patientinnen senkt, ist sicher leichter zu fassen und „umzusetzen" als das Wissen darüber, wie Aids-Patientinnen den Übergang in eine Sterbeabteilung erleben. Gerade qualitative Forschungsarbeiten (siehe Kap. 3.2) bieten keine Handlungsanleitungen, sondern Erkenntnisgewinn und Wissenserweiterung. Das heißt, sie liefern keine Vorschriften, wie man handeln muss, sondern sie liefern Wissen über eine bestimmte Situation. Dieses Wissen ermöglicht den Pflegenden, über eine Situation nachzudenken, sie besser zu verstehen und eine Lösung zu finden, die auf das jeweilige Problem zugeschnitten ist. Dieses Nachdenken ist eine kreative Leistung. Wissen, das durch Forschung bereitgestellt wird, gelangt also durch einen kreativen Prozess in die Praxis, den die Pflegenden in der gegebenen Situation selbst leisten müssen.

Kernaussage

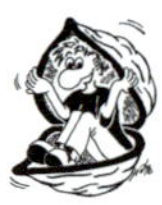

> Praxisbezug bedeutet in erster Linie, dass die Forschungsfragen aus dem Gegenstandsbereich der professionellen Pflege kommen. Praxisbezug heißt jedoch nicht, dass Forschung Patentrezepte für die Praxis liefert. Es gibt verschiedene Formen von Wissen, die verschiedene Arten von Nutzen bringen.

Wesentlich ist es auch, bei der Diskussion um den Praxisbezug die unterschiedlichen Forschungsanliegen zu beachten. Es gibt

- **angewandte Forschung** (hier wird an den Lösungen bestimmter praktischer Problemstellungen gearbeitet) und
- **Grundlagenforschung** (hier arbeitet man an den Erkenntnisgrundlagen und Theorien einer Wissenschaft, d. h. man stellt Wissen über verschiedene Phänomene bereit).

Für eine Wissenschaft ist es wichtig, theoretische Fundierungen zu entwickeln – sogenannte „Grundlagenforschung" zu leisten –, denn Pflegewissenschaft kann so wie alle Wissenschaften unabhängig vom Ausmaß ihrer Anwendungsbezogenheit und Praxisrelevanz nicht ohne Grundlagenforschung und Theoriewissen existieren (vgl. Schrems 2002, S. 170).

Praxisbezug im engeren Sinn (d. h. Ergebnisse, die im Praxisfeld direkt umsetzbar sind, so wie die Erkenntnis über die Prophylaxe von Mukositis) kann aber nur von der angewandten Forschung erwartet werden. Probleme und Missverständnisse entstehen immer dann, wenn Praktikerinnen diese Form der Forschung erwarten, Forscherinnen aber Grundlagenforschung produzieren (vgl. MacGuire 1990, zit. nach Walter 1993). Prinzipiell jedoch ist die Theorie-/Praxisorientierung von Forschung keine Frage von „Entweder – oder", sondern eine Frage von „Sowohl-als-auch", d. h. eine Frage der Komposition (vgl. Schrems 2002). Praxisbezug stellt sich also nicht immer über die direkte Anwendbarkeit und den direkten Nutzen der Ergebnisse her, sondern über die Forschungsfragen. Diese sollten „praxisbezogen" sein, d. h. sich mit einem Gebiet oder einem Phänomen aus dem Interessenbereich der Pflege befassen.

Praxisbezug der Forschung (also die Beschäftigung der Forschung mit Phänomenen der Pflegepraxis) ist für die Entwicklung der Pflegewissenschaft wichtig. Die direkte praktische Verwertbarkeit von wissenschaftlicher Erkenntnis ist jedoch nur ein Teil dessen, was Praxisbezug ausmacht. Sie darf nicht das einzige Kriterium für die Qualität bzw. die Berechtigung von Forschung sein, denn die Grundlagenforschung stellt eine unentbehrliche Basis für die Entwicklung der Wissenschaft dar.

Kernaussage

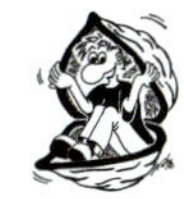

In der Pflegewissenschaft unterscheidet man Grundlagenforschung und angewandte Forschung, die beide für die Entwicklung der Pflegewissenschaft wichtig sind. Die Theorie-/Praxisorientierung ist daher eine Frage der Komposition. Praxisbezug stellt sich nicht immer über den direkten Nutzen der Ergebnisse her, sondern über die Thematik der Forschungsfragen.

2.2.7 Ethische Aspekte der Pflegeforschung

Wissenschaftliche Forschung, die sich auf Menschen bezieht, wirft immer auch ethische Fragen auf. Wenn geforscht wird, so bedeutet das nicht immer, dass alle beteiligten Personen daraus Nutzen ziehen können. Oft ist sogar das Gegenteil der Fall: Forschung (vor allem experimentelle Forschung) kann durchaus belastende Nebenwirkungen haben.

Dies über alles: sei dir selber treu,
Und daraus folgt, so wie die Nacht dem Tage,
Du kannst nicht falsch sein gegen irgendwen.
Hamlet 1,3

Für die Pflegeforschung dürfen keine anderen ethischen Grundsätze gelten als für die praktische Pflege. Auch in der Forschung haben Pflegende die Pflicht, die **Menschenwürde** und die **Rechte der Patientinnen zu schützen** und zu wahren. Die Interessen der Forschung dürfen nicht höher stehen als die Interessen des Menschen, und unter keinen Umständen darf Pflegeforschung Leid oder Schmerz verursachen.

Ethik und Recht stimmen manchmal überein, aber nicht immer. Ethik bedeutet nicht gesetzliches, sondern moralisches Recht.

Das Ziel von Ethik in der Forschung ist es, die Rechte derjenigen Personen, die an Forschungsstudien teilnehmen, zu schützen. Genauer: Forschungsethik geht der Frage nach, ob die Auswirkungen eines Forschungsvorhabens den *Probandinnen* zugemutet werden können. Außerdem befasst Forschungsethik sich mit den Maßnahmen, die zum Schutz der Forschungsteilnehmerinnen ergriffen werden sollen, wenn dies notwendig sein sollte (vgl. Schnell/Heinritz 2006, S. 17).

Probandin

= Teilnehmerin an einer (Forschungs-)Studie, Versuchsperson

Ein weiteres Anliegen ethischer Überlegungen ist es, darauf zu achten, dass die Forschungsmethoden nach bestem Wissen und Gewissen korrekt angewendet werden.

Forscherinnen, die in der Pflege tätig sind, stehen in der Praxis aber oft vor einem Dilemma: Einerseits will man die Rechte der Patientinnen wahren, andererseits neue Erkenntnisse für die Pflegewissenschaft gewinnen. Damit sind aber oft Risiken für die Patientinnen verbunden. Ethische Fragen der Forschung werden daher immer wieder und auf vielen Ebenen diskutiert.

Kernaussage

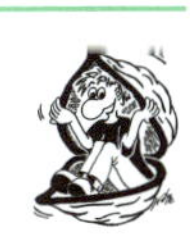

Die beiden ethischen Anliegen in der Pflegeforschung lauten:

1. die Rechte derer zu schützen, die an Forschung teilnehmen, insbesondere die Rechte der Patientinnen;
2. darauf zu achten, dass die Forschungsmethoden nach bestem Wissen korrekt angewendet werden.

Von verschiedensten Vereinigungen in der Pflege werden **Empfehlungen zur Forschungsethik** herausgegeben. Grund dafür ist das Bedürfnis nach allgemeingültigen Richtlinien, die gewährleisten, dass die Rechte jener Menschen gewahrt werden, die an Forschung in der Pflege beteiligt sind.

Die Entwicklung ethischer Grundsätze in der Pflege kann bis zum Jahr 1897 zurückverfolgt werden. Damals wurde die „Nurses' Associated Alumnae Organisation" gegründet, die sich das Ziel setzte, einen Ethikkodex für die Pflege auszuarbeiten. Im Jahre 1968 veröffentlichte die ANA (American Nurses' Association) eigene Ethikrichtlinien für Pflegeforschung (vgl. Haber 2005b, S. 429–431), und schließlich publizierte auch der ICN (International Council of Nurses) einen *Kodex* für Ethik in der Pflegeforschung (ICN 2003), der in vielen Staaten als Richtlinie gilt. In manchen Ländern, wie z. B. in der Schweiz oder in Deutschland, wurden von den dortigen Berufsorganisationen eigene Richtlinien entworfen.

Kodex (Pl.: Kodizes)
(lat.) = Handschriftensammlung; Gesetzbuch; ungeschriebene Verhaltensregeln

Empfehlungen und Richtlinien sind grundsätzlich hilfreich. Doch in der Praxis sind die Situationen, in die man als Forscherin gerät, so verschieden, dass es unmöglich ist, allgemeingültige „Rezepte" zu entwerfen, die man einfach nur einhalten muss. Jede Forschende muss daher immer wieder für jede einzelne Situation Entscheidungen treffen. Regeln, Richtlinien und Kodizes können als Basis dienen. Sie befreien die Einzelne jedoch nicht davon, Verantwortung zu übernehmen und die jeweilige Situation aufgrund dieser Regeln neu zu prüfen.

Der sogenannte „Nürnberger Kodex" ist die erste Zusammenstellung ethischer Standards der medizinischen Forschung (und stellt eine Reaktion auf die Nürnberger Prozesse dar, wo in den 1950er-Jahren u. a. die Verbrechen der nationalsozialistischen Medizin vor Gericht aufgerollt und verurteilt wurden).

So unterschiedlich die Ethikrichtlinien von den verschiedenen Organisationen auch formuliert wurden, haben sie dennoch eines gemeinsam: Sie beruhen alle auf den Prinzipien der biomedizinischen Ethik. Diese lauten:

- Autonomie
- Benefizienz (Gutes tun)
- Non-Malefizienz (nichts Schlechtes tun, d. h. vor Schaden schützen)
- Gerechtigkeit

Von diesen abstrakten Prinzipien leiten sich für das konkrete Tun die **drei Grundprinzipien** des Persönlichkeitsschutzes ab, an die man sich bei ethischen Fragen in der Forschung halten soll:

1. **umfassende Information und freiwillige Zustimmung** aller Teilnehmerinnen (= freiwillige Teilnahme);
2. **Anonymität**;
3. **Schutz der Einzelnen** vor eventuellen psychischen und physischen Schäden.

Kernaussage

Es gibt allgemeine Richtlinien zur Forschungsethik, die von verschiedenen pflegerischen Vereinigungen erstellt werden. Die Geschichte solcher Empfehlungskataloge (Ethikkodizes) ist bis in das Jahr 1897 zurückzuverfolgen. Sie basieren auf den Prinzipien der biomedizinischen Ethik. Die drei grundlegenden Faktoren des Persönlichkeitsschutzes, die sich aus ihnen ableiten, lauten: 1. umfassende Information und freiwillige Zustimmung, 2. Anonymität und 3. Schutz der Einzelnen vor Schäden.

Diese drei Grundprinzipien des Persönlichkeitsschutzes sind der Ausgangspunkt der Diskussionen um ethische Fragen in der Forschung. An ihnen kann jede Forschungsarbeit und jeder Forschungsantrag diskutiert und geprüft werden. Sie klingen einfach und logisch – der Teufel steckt jedoch im Detail bzw. in der praktischen Umsetzung: Was genau ist unter diesen Prinzipien zu verstehen?

Ad 1: Umfassende Information und freiwillige Zustimmung

Damit man überhaupt von einer freiwilligen Teilnahme an einer Untersuchung sprechen kann, ist es notwendig, die Teilnehmerinnen zunächst umfassend über die Studie zu informieren: über Ziel und Zweck der Studie, über das geplante Vorgehen, über ihre Rolle dabei und über mögliche Risiken. Dies soll mündlich und/oder schriftlich geschehen, und zwar in einer Sprache, die die Teilnehmerinnen verstehen, und in einer Art und Weise, die niemanden unter Druck setzt, sondern Raum gibt, eine freiwillige Entscheidung zu treffen. Die Teilnehmerinnen müssen darüber hinaus über ihr Recht, die Teilnahme zu verweigern bzw. jederzeit aus der Untersuchung auszusteigen, Bescheid wissen, und sie müssen die Sicherheit haben, dass ihnen keine Nachteile daraus erwachsen. Sind all diese Bedingungen erfüllt, spricht man von einer „aufgeklärten Einwilligung" (auch als „**informed consent**" bezeichnet). Die Untersuchungsteilnehmerinnen sollten ihre Einwilligung dann schriftlich geben.

Der „informed consent" baut auf vier Voraussetzungen auf:

1. Die Probandin muss die wesentlichen Informationen über die Studie erhalten;
2. sie muss diese Informationen verstehen;
3. sie muss in der Lage sein, ihre Einwilligung zu geben;
4. sie muss freiwillig zustimmen, an der Untersuchung teilzunehmen.

Kernaussage

Voraussetzungen für die freiwillige Teilnahme an einer Untersuchung sind 1. die Erteilung umfassender Informationen über die Studie, 2. der Verzicht auf jede Form von Druck, sodass die Entscheidung freiwillig erfolgen kann, 3. die Information an die Probandin, dass sie die Teilnahme verweigern kann, und 4. die Erteilung der Information, dass die Teilnahme an der Untersuchung jederzeit abgebrochen werden kann. Werden diese Forderungen eingehalten und erklärt sich die Probandin zu einer Teilnahme bereit, nennt man dies „aufgeklärte Einwilligung" oder „informed consent".

In der Praxis ist die Forderung nach einer informierten Zustimmung oft nicht oder nur teilweise einzuhalten. Probleme ergeben sich u.a. dann, wenn es sich bei den Teilnehmerinnen um Menschen handelt, die ihre **Zustimmung nicht** (oder momentan nicht) **geben** können, z.B. Koma-Patientinnen, Kinder, Behinderte, verwirrte alte Menschen etc. Falls solche Menschen eine gesetzliche Vertretung haben (z.B. einen Vormund oder einen Sachwalter), so kann dieser an ihrer Statt einwilligen. In manchen Situationen kann es – ethisch gesehen, nicht rechtlich gesehen! – auch erforderlich sein, die Zustimmung der nächsten Angehörigen einzuholen. Diesbezüglich lässt sich jedoch keine allgemeingültige Regel aufstellen, sondern es müssen Lösungen für den Einzelfall gefunden werden. Die folgenden Beispiele – es handelt sich hierbei um Forschungsarbeiten, die als Abschluss der HöFA II (= Höhere Fachausbildung II zur Pflegeexpertin) in der Schweiz durchgeführt wurden – sollen dies verdeutlichen.

Beispiel 1

In einer Forschungsarbeit geht es um die Frage, wie mit verwirrten alten Menschen kommuniziert wird. Um diese Frage zu beantworten, wählt die Forscherin – völlig richtig – die Beobachtung als Methode. Sie identifiziert „kommunikationsreiche Situationen", wählt aus ihnen die Körperpflege aus und filmt die entsprechenden Sequenzen. Da die Gefilmten in den meisten Fällen so verwirrt sind, dass man von ihnen keine Zustimmung in Form eines „informed consent" einholen kann, entscheidet die Forscherin, die nächsten Angehörigen miteinzubeziehen, sie im Vorfeld über ihr Projekt aufzuklären und mit ihnen über die Ziele der Arbeit und ihr Vorgehen zu diskutieren. Sie nimmt dann nur solche Heimbewohnerinnen in ihre Studie auf, deren Angehörige das Forschungsprojekt und die konkrete Vorgangsweise aus ihrer Sicht als unbedenklich einstufen.

Hier war die Entscheidung, die Angehörigen heranzuziehen, moralisch sicher richtig, wenn auch rechtlich nicht von Bedeutung.

Beispiel 2

Bei einer anderen Studie handelt es sich um den umgekehrten Fall. In dieser Forschungsarbeit geht es um das Verhalten von Kindern, die unvorbereitet ins Krankenhaus kommen. In der ersten Phase will die Forscherin die verbalen und nonverbalen Reaktionen der Kinder in der Aufnahmesituation beobachten. Rechtlich gesehen müsste sie vorab bei den Eltern die Erlaubnis dafür einholen. Dies lehnt sie aber aus ethischen Gründen ab, denn es ist Eltern, die mit einem akut kranken oder verletzten Kind ins Krankenhaus kommen, nicht zuzumuten, sich als Erstes mit einem Forschungsanliegen zu befassen.

Im Vordergrund steht hier die rasche Hilfe für das Kind. In diesem Fall hat die Forscherin die Beobachtungen durchgeführt und im Nachhinein – als sich die Situation wieder beruhigt hatte – die Erlaubnis dazu eingeholt.

Ein weiteres Dilemma entsteht, wenn die umfassende Information über Inhalte und Vorgangsweise im Rahmen der Studie das **Verhalten der Teilnehmerinnen beeinflusst** und somit eventuell die Ergebnisse verfälscht (z. B. bei Beobachtungen). Daher muss die Forscherin in der jeweiligen Situation gut überlegen, wie detailliert sie die Teilnehmerinnen über den konkreten Forschungsgegenstand informieren kann und muss, ohne dadurch ihre Resultate zu gefährden. Eine Möglichkeit ist hier die „*retrospektive*" Zustimmung, also das Einholen der Einwilligung, nachdem die Forschung durchgeführt worden ist, wie dies im zweiten der vorher angeführten Beispiele der Fall war. Ist die Probandin mit den Forschungen nicht einverstanden, werden die Daten vernichtet. Ein solches Vorgehen ist jedoch nur vertretbar, wenn die Teilnehmerin durch die Datenerhebung keinerlei Schaden – im weitesten Sinne – erlitten hat.

Will man z. B. das Hände-Hygieneverhalten des Krankenpflegepersonals beim Herrichten von Infusionen beobachten, so beeinflusst eine umfassende Information über dieses Vorhaben das Verhalten der Pflegenden mit größter Wahrscheinlichkeit.

retrospektiv
(lat.) = rückblickend

Die Entscheidung darüber, wie informiert wird, liegt in den Händen der Forscherinnen. Der Preis für Aufrichtigkeit kann auch einmal den Verzicht auf gewisse Studien bedeuten. Man muss sich das vor Augen halten, wenn man darüber entscheidet, wie viele Informationen die Teilnehmerinnen bekommen. Daher ist es enorm wichtig, schon in der ersten Planungsphase der Studie zu überlegen, welche und wie viele Informationen man weitergeben darf und muss.

Die Information bei einer Beobachtung kann aber auch so gestaltet sein, dass nicht alle Details preisgegeben werden. Wenn die Forscherin erklärt, dass sie die Pflegenden bei ihrer Arbeit beobachten möchte, so bleibt offen, ob sie alles beobachtet oder nur einzelne Aspekte (wie z. B. die Qualität der Pflegehandlungen, das Verhalten der Pflegenden, die Kommunikation mit den Patientinnen etc.).

Ein anderes Problem besteht darin, dass die Entscheidungsfreiheit der Teilnehmerinnen eingeschränkt ist, wenn diese von den Forscherinnen abhängig sind. Patientinnen befinden sich aufgrund ihres eingeschränkten Gesundheitszustandes und ihrer mehr oder weniger großen Hilfsbedürftigkeit in einem **Abhängigkeitsverhältnis** zum Pflegepersonal. Daher lehnen sie auch nur selten ab, an einer Studie teilzunehmen, wenn sie gefragt werden, denn sie sind auf die Betreuerinnen angewiesen und fürchten eine schlechtere Behandlung, wenn sie sich nicht „kooperativ" zeigen. Diese Problematik muss man bedenken, wenn man die Zustimmung der Probandinnen zu einer Forschungsarbeit einholt. Eine Möglichkeit zur Lösung dieses Problems ist, dass Pflegende keine Studien an Personen durchführen, die sie selbst pflegen und betreuen.

Die Problematik der aufgeklärten Einwilligung ist – ethisch betrachtet – in der praktischen Durchführung nicht zu unterschätzen. Welche Bedeutung das strikte Einhalten dieser Forderung hat, hängt auch mit dem dritten Punkt, dem „Schutz der Einzelnen vor eventuellen psychischen und physischen Schäden" zusammen. Je risikoreicher die Situation, der die Probandin ausgesetzt ist, je *invasiver* der Eingriff am

invasiv
(lat.) = eindringend

Körper oder in die Privatsphäre, desto höhere Priorität hat der Grundsatz der aufgeklärten Einwilligung und desto schwieriger wird es, ein Vorgehen wie z. B. das der retrospektiven Zustimmung zu rechtfertigen. Studien, bei denen die Probandinnen eine freiwillige Zustimmung nicht geben können (aus welchen Gründen auch immer), sollten jedenfalls von einer Ethikkommission geprüft werden.

Kernaussage

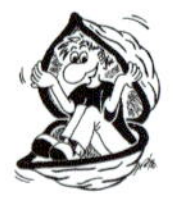

Probleme im Zusammenhang mit der freiwilligen Teilnahme ergeben sich z. B.,

- wenn die Patientin nicht in der Lage ist, zuzustimmen: in diesem Fall kann es richtig sein, Angehörige oder die rechtliche Vertretung um Zustimmung zu fragen;
- wenn durch die umfassenden Informationen, die der Patientin über die Studie gegeben werden, möglicherweise deren Ergebnisse verfälscht werden;
- wenn sich die Patientin in einem Abhängigkeitsverhältnis zur Forscherin befindet: dieses Problem kann man vermeiden, indem man an Patientinnen, die man selbst betreut, keine Studien durchführt.

Ad 2: Anonymität

Diese strengen Regeln der Geheimhaltung gelten für verschiedene Arten von Daten, z. B. für persönliche Angaben wie Teilnehmerlisten, Adressen und ähnliche Unterlagen, aber auch für ausgefüllte Fragebögen, Beobachtungsprotokolle, Tonbänder oder Videoaufzeichnungen.

Anonymität muss denjenigen Personen, die an Forschungsprojekten teilnehmen, unbedingt zugestanden werden. Sie wird bei der Information über das Forschungsprojekt schriftlich zugesichert. **Anonymität** zu versprechen heißt, den Teilnehmerinnen zu versichern, dass ihre Identität geheim bleibt. Darauf muss vor allem bei der Aufbewahrung der Daten, beim Umgang mit ihnen und bei ihrer Präsentation geachtet werden. Sie müssen an einem Ort verwahrt werden, der nur den Forscherinnen zugänglich ist, sie müssen sorgsam behandelt werden und dürfen nur von den Forscherinnen selbst eingesehen und bearbeitet werden. Die Aufbereitung und Präsentation der Daten schließlich muss so erfolgen, dass keine Rückschlüsse auf Einzelpersonen gezogen werden können.

Bei sehr kleinen Stichproben und einer sehr detaillierten Beschreibung des Datenmaterials ist es nicht immer ganz einfach, die Anonymität zu wahren. Betroffen sind hier vor allem qualitative Forschungsarbeiten. Probleme mit der Wahrung der Anonymität treten aber in erster Linie dort auf, wo durch die Forschung (z. B. bei der Beobachtung von Pflegehandlungen) eine Situation aufgedeckt wird, in der die **Patientin** durch die Pflege **gefährdet** ist oder in der notwendige pflegerische Interventionen unterlassen werden. In einem solchen Fall muss die Anonymität der Teilnehmerin (z. B. der zuständigen Pflegenden) durchbrochen werden, um Maßnahmen zu treffen, die die Patientin schützen. Dies stellt eine äußerst heikle und anspruchsvolle Situation dar.

Vertraulichkeit hingegen ist etwas anderes als Anonymität. Zum einen sind alle Informationen, die man von Forschungsteilnehmerinnen bekommt, vertraulich zu behandeln (d. h. sie dürfen, ebenso wie Informationen über Patientinnen, nicht „ausgeplaudert“ bzw. „hinausgetragen“ werden). Zum anderen ist in einzelnen Situationen eine spezielle Art von Vertraulichkeit angebracht. So kommt es z. B. manchmal vor, dass die Probandin der Forscherin bei einem Interview etwas anvertraut, von dem sie nicht möchte, dass es jemand anderer erfährt. Dann hat die Forschende die Verpflichtung, diese Details nicht preiszugeben – auch wenn sie für ihre Ergebnisse interessant sein könnten.

Kernaussage

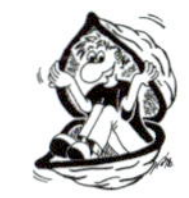

Anonymität bedeutet die Geheimhaltung der Identität der Probandin. Sie muss der Teilnehmerin auf jeden Fall zugestanden werden. Probleme bei der Wahrung der Anonymität entstehen z. B.,

- wenn es sich um sehr kleine Stichproben handelt, die detailliert beschrieben werden, oder
- wenn durch die Forschung eine Situation aufgedeckt wird, die der Patientin schadet oder sie gefährdet.

Ad 3: Schutz der Einzelnen vor eventuellen physischen und psychischen Schäden

Dies ist dasjenige Grundprinzip, welches die meisten Probleme verursacht, vor allem bei experimenteller Forschung. Jedes Experiment birgt ein Risiko – denn wenn die positive Wirkung der Intervention, die man testen möchte, sicher wäre, müsste man ja kein Experiment durchführen. Daher stellt sich hier immer die Frage, wie die Studienteilnehmerinnen vor möglichen Nebenwirkungen, Unannehmlichkeiten oder Schäden geschützt werden können.

Gerade deswegen sind vor allem bei experimentellen Studien engmaschige Beobachtungen objektiver Anzeichen (z. B. körperliche Hinweise) und subjektiver Anzeichen (z. B. das Befinden der Patientin) und ihre genaue Dokumentation notwendig.

Schäden, die den Teilnehmerinnen durch Forschung zugefügt werden können, sind entweder körperlicher Art, d. h. reichen von körperlichem Unbehagen bis hin zu sichtbaren Schäden (z. B. ein Dekubitus), oder psychischer Natur (z. B. emotionale Belastung durch das Thema, das in einem Interview angesprochen wird).

Beispiel

Sie führen Interviews mit Frauen durch, die ein Monat zuvor ein behindertes Kind zur Welt gebracht haben. Stellen Sie sich vor, dass Sie das Interview sehr gut führen und es Ihnen gelingt, die Problematik in all ihrer Tiefe zu erreichen. Im Laufe des einen oder anderen Interviews kommt schließlich all das an Verzweiflung und Problemen heraus, was die Mutter sich bislang nicht eingestanden oder in den Hin-

tergrund gedrängt hat. Dann schalten Sie Ihr Tonband aus, sagen „Danke für das Interview“ und gehen ... Hier hätten Sie durch Ihr Vorgehen psychische Verletzung in der Forschung begangen. Jedoch, was sollten Sie tun? Sie als Forscherin sind (normalerweise) keine Psychotherapeutin, die diese Situation anschließend aufarbeiten kann.
Bei solch „heißen“ Themen wäre es beispielsweise wichtig, diese Eventualitäten bereits im Vorfeld zu bedenken und zu überlegen, was man den Frauen, die während des Interviews in eine Krise geraten, anbieten kann: Gesprächsrunden, Selbsthilfegruppen o. Ä. Bei ganz „heißen“ Projekten kann man sogar prinzipiell eine Form der psychologischen Nachbetreuung vorschlagen. In der Situation selbst ist jedoch auch Handeln geboten. Fürsorge steht an erster Stelle: Zuwendung, reden lassen (aber immer nur, soweit es die Betroffene selbst will), aber auch wieder Halt geben durch Normalität (z. B. kann auch das Weiterführen des Interviews, wenn es die Betroffene möchte, wieder so weit Struktur geben, dass sie Halt findet und sich für den Moment wieder fassen kann).

Unter einem Schaden ist auch die Unterlassung einer (Pflege-)Handlung zu verstehen, von der man weiß, dass sie notwendig ist.

Der beste Schutz vor Schäden ist, sie vorauszusehen und die Untersuchung so zu planen, dass die Risiken möglichst gering sind. Diese müssen gegen den Nutzen der Studie sorgfältig abgewogen werden. Das Interesse an den Forschungsresultaten darf gegenüber den Risiken, denen die Versuchspersonen ausgesetzt sind, in keinem Fall vorrangig sein.

Man kann bei der Planung einer Untersuchung natürlich nicht alle möglichen Risiken und Nebenwirkungen berücksichtigen. Bemerkt man, dass eine Untersuchung Schäden verursacht, muss sie unverzüglich abgebrochen werden. Aber auch das Gegenteil kann passieren: Wenn man z. B. im Laufe eines Experiments erkennt, dass die neue Maßnahme, die gerade überprüft wird, zu einer erheblichen Verbesserung führt, gerät man ebenfalls in ein ethisches Dilemma. Hier gilt genauso: Abbrechen der Studie zugunsten der Menschen, denen man die betreffende Maßnahme sonst weiter vorenthalten würde.

Die grundsätzliche Schwierigkeit liegt jedoch in der Frage, wie groß der „Schaden“ sein und welches Ausmaß er nicht überschreiten darf. Ab wann kann man von Schaden sprechen und wer bestimmt das? Hier ist es, wie bereits erwähnt, zum einen wichtig, beizeiten Risiken zu identifizieren und den Fortgang der Untersuchung regelmäßig zu dokumentieren, um rechtzeitig handeln zu können. Zum anderen ist die subjektive Befindlichkeit der Untersuchungsteilnehmerinnen ein bedeutsames Kriterium, das regelmäßig erhoben und berücksichtigt werden muss. Experimentelle Forschungsprojekte, die meist als risikoreich eingestuft werden, sollten auf jeden Fall von einer Ethikkommission begutachtet werden.

Kernaussage

Die Schäden, die durch eine Studie verursacht werden, können sowohl körperlicher als auch psychischer Natur sein. Der beste Schutz gegen Risiken ist, diese vorauszusehen und ihnen vorzubeugen. Eine Studie muss unverzüglich abgebrochen werden, wenn während einer Untersuchung Schäden auftreten.

Neben den soeben besprochenen Grundprinzipien des Persönlichkeitsschutzes ist natürlich auch das Prinzip der **Wahrhaftigkeit** von großer Bedeutung. Forschung ist auch unethisch, wenn Daten manipuliert und Ergebnisse absichtlich falsch interpretiert werden. Dies ist ein heikler Punkt nicht nur in der Phase der Datenerhebung, sondern auch bei der Datenauswertung und der Publikation. Man hört im Zusammenhang mit den verschiedensten Forschungsmethoden oder mit dem Vorgehen bei einer Forschungsarbeit oft den Satz: „Da kann man ja manipulieren!“ – Ja, natürlich kann man. Und in der Forschung ist die Versuchung dazu oft groß. Auch das Weglassen von Daten, die Nichtbearbeitung von Interviewabschnitten, z. B. weil sie nicht ins Gesamtbild passen, u. Ä. fällt unter den Begriff Manipulation. Und weil es für ein solches Vorgehen keine anderen Kontrollinstanzen gibt als die Forscherinnen selbst, sind Wahrhaftigkeit und Integrität der Forscherinnen so wichtig. Man muss sich seines Auftrages als Wissenschaftlerin auch diesbezüglich bewusst sein und sich deutlich vor Augen führen, dass man mit Forschung, die wider die Ethik verfährt, auch nicht zur Wahrheit gelangen wird (vgl. Schnell/Heinritz 2006).

Ethikkodex für pflegewissenschaftliche Forschung: http://ethik.dg-pflegewissenschaft.de

Kernaussage

Ein weiteres wichtiges ethisches Prinzip ist die Wahrhaftigkeit der einzelnen Forscherinnen. Die Manipulation von Forschungsdaten kann durch kein äußeres Mittel verhindert werden, sondern ist allein der Aufrichtigkeit der Forscherin anheimgestellt.

Ethikkommissionen

Forschungsethikkommissionen sind Einrichtungen, die direkt an Krankenhäusern angeschlossen sind oder übergeordnete Vereinigungen darstellen. Ihre Aufgabe ist es, festzustellen, ob und inwieweit die eingereichten Forschungsprojekte die Teilnehmerinnen eventuell gefährden dürfen und ob die Studien durchgeführt werden können. Dadurch will man sicherstellen, dass ethische Standards eingehalten werden und der Schutz der Probandinnen gegeben ist. Ethikkommissionen haben jedoch keine Befugnis, zu entscheiden, ob eine Studie tatsächlich durchgeführt wird oder nicht. Durch ihren Einsatz will man nur verhin-

Synonym gebrauchte Bezeichnungen: Ethikkomitee, Ethikkommission, Ethical Review Board, Research Ethic Comitee, Ethical Vetting Board etc.

Ethikkommissionen setzen sich nur aus Expertinnen zusammen, hingegen sind in *Ethikforen* Expertinnen, Laien und Betroffene vertreten.

dern, dass es Einzelpersonen überlassen bleibt, sich mit ethisch relevanten Fragestellungen auseinanderzusetzen.

Ethikkommissionen bestehen aus mehreren Personen verschiedener Berufsgruppen, die für eine ethische Entscheidung in diesem Bereich von Bedeutung sind (z. B. Juristinnen, Medizinerinnen, Pflegepersonen etc.). Sie prüfen u. a., ob das Forschungsvorhaben fachlich von Bedeutung ist, ob der Versuchsplan solide erscheint und ob die Grundrechte der Versuchspersonen gewahrt werden. Sie prüfen aber auch die Kompetenz der Forscherinnen. Die Mitglieder einer Ethikkommission sollten sich als die Anwältinnen der Patientinnen (bzw. Forschungsteilnehmerinnen) verstehen und den Entscheid über die Durchführung einer Studie nach sorgfältiger Abwägung von Nutzen und Risiko im Sinne der Teilnehmerinnen treffen.

Eine Ethikkommission ist nur ein beratendes Organ. Ihr Spruch stellt lediglich eine Hilfestellung dar und bedeutet nicht, dass der Forscherin die Entscheidung über die Durchführung ihrer Studie abgenommen wird.

Ethikkommissionen sind wichtig, weil sie verantwortungsvolle Forschung sichern und einen wertvollen Beitrag zur **Wahrung der Rechte des Menschen im Forschungsprozess** leisten. Die Zustimmung einer Ethikkommission zu einem Forschungsvorhaben wird dann besonders wichtig, wenn die Versuchspersonen über Verlauf und Zweck der Untersuchung nicht (oder nicht vollständig) aufgeklärt werden können und dadurch nicht in der Lage sind, eine aufgeklärte Einwilligung zu geben.

Kernaussage

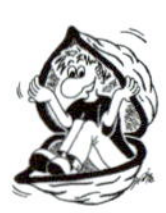

Die Aufgabe von Ethikkommissionen ist es, zu untersuchen, ob die eingereichten Forschungsvorhaben ethisch vertretbar sind. Nach Abwägung von Nutzen und Risiken erstellen sie einen ethischen Befund und treffen eine Entscheidung im Sinne der Probandinnen. Damit leisten sie einen Beitrag zu verantwortungsvoller Forschung und zur Wahrung der Rechte von Probandinnen. Ethikkommissionen sind insbesondere dort von Bedeutung, wo Forschungsteilnehmerinnen nicht im vollen Umfang über das Forschungsvorhaben aufgeklärt werden können.

Die Verantwortung der einzelnen Pflegeperson

Ethikkommissionen sind eine wichtige Instanz, die dazu beiträgt, die Rechte der Probandinnen zu schützen und sie vor Schaden durch Forschung zu bewahren. Aber auch sie entbinden die Forscherinnen nicht von ihrer persönlichen Verantwortung dem Menschen gegenüber.

Das Votum eines Klinischen Ethikkomitees nimmt den Verantwortlichen ihre persönliche Entscheidung nicht ab, sondern ist als Argumentationshilfe für die Entscheidungsträger und -trägerinnen gedacht. Wie weit sie sich dieses Votum zu eigen machen oder mit ethischen Begründungen ablehnen, bleibt ihrer Verantwortung überlassen.

Körtner 2004, S. 137

Alle Personen, die Pflegeforschung betreiben, tragen somit prinzipiell eine große **ethische und rechtliche Verantwortung.** Dieser Verantwortung müssen sie sich bei ihrer wissenschaftlichen Tätigkeit immer bewusst sein.

Zum Beispiel bietet die Ethikkommission der Deutschen Gesellschaft für Pflegewissenschaften die Begutachtung von pflegewissenschaftlichen Forschungsvorhaben an, ebenso eine Beratung: siehe http://ethik.dg-pflegewissenschaft.de

Aber auch Pflegepersonen, die **passiv** an Forschung beteiligt sind (also nicht selbstständig handeln, sondern nur Arbeiten durchführen, die ihnen aufgetragen werden), übernehmen ethisch-moralische Verantwortung. Je mehr Forschungsprojekte in der Praxis durchgeführt werden und je mehr Pflegende darin involviert sind, umso dringlicher wird die Frage nach der Verantwortung den Patientinnen gegenüber – und dies ist eine Frage, die alle Beteiligten angeht, nicht nur die Wissenschaftlerinnen. Pflegende sind nämlich prinzipiell in unterschiedlichen Rollen an Forschung beteiligt:

- Sie sind selbst Probandin;
- sie betreuen Patientinnen, die an Forschungsprojekten teilnehmen;
- sie arbeiten an Forschungsprojekten mit, die von anderen *initiiert* und geleitet werden;
- sie führen selbst Forschungsprojekte durch;
- sie entscheiden (z. B. in ihrer Funktion als Leiterin des Pflegedienstes oder als Mitglied einer Ethikkommission), ob ein Forschungsprojekt in ihrer Institution durchgeführt wird.

initiieren
(lat.) = anregen, in Gang setzen, beginnen

Kernaussage

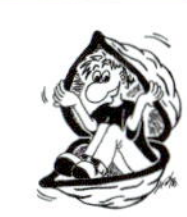

Jede Pflegeperson, die aktiv oder passiv Pflegeforschung betreibt, übernimmt damit ethische Verantwortung. Diese Verantwortung kann nicht anderen übertragen werden.

Jede dieser Rollen bedeutet, Verantwortung zu übernehmen. Es handelt sich sicherlich um Verantwortung unterschiedlichen Grades, doch wie auch immer sie beschaffen ist – **Verantwortung kann nicht einfach anderen übertragen werden.** Daher ist es nicht nur für Pflegewissenschaftlerinnen wichtig, sich mit dem Thema Ethik auseinanderzusetzen. Gerade die Zeit des Zweiten Weltkrieges mit den Gräueltaten des Naziregimes, wo unter dem Deckmantel der Wissenschaft und Forschung Rechte missachtet und Menschen auf das Grausamste missbraucht wurden, zeigt mit aller Deutlichkeit, wie viel Macht Forschung besitzt und wie vielfältig die Möglichkeiten des Missbrauchs sind. Dass Menschen auch in der Zeit nach der Naziherrschaft zu Forschungszwecken missbraucht wurden und werden – durchaus in demokratischen Staaten! –, das zeigt Judith Haber in ihrem Beitrag zu rechtlichen und ethischen Problemen der Pflegeforschung auf. Sie gibt anschauliche Beispiele für unethische Forschungsprojekte, die bis in die 70er-Jahre des 20. Jahrhunderts mit Menschen in den USA durchgeführt wurden. Dies sind Berichte, die nachzulesen sich lohnt, die einerseits sehr betroffen machen, aber auch sensibilisieren für die Notwendigkeit, ethische Prinzipien in der Pflegeforschung einzuhalten (vgl. Haber 2005b, S. 423–425).

Beispiel

Der in einer österreichischen Tageszeitung (Kurier, 1. September 2001) veröffentlichte Fall zeigt, dass auch im 21. Jahrhundert im Namen der Wissenschaft ethisch bedenkliche Studien durchgeführt werden. So wurde ein großer US-Pharmakonzern im August 2001 von 30 nigerianischen Familien geklagt.

Der Vorwurf: Missbrauch der Kinder für eine unethische klinische Studie (elf Kinder waren gestorben, andere erlitten Hirnschäden, Lähmungen oder wurden taub).

Der Hintergrund: 1996 wurden während einer Meningitis-Epidemie in Nigeria im Zuge eines Versuchs 100 Kinder mit einem neuen Antibiotikum behandelt, das an Kindern noch nie zuvor getestet worden war. Eine Kontrollgruppe von ebenfalls 100 Kindern wurde mit einem Standardmedikament behandelt, laut Anklage aber in geringerer Dosierung als vorgeschrieben. Weiters wurde laut Anklage keine Einwilligung der Eltern eingeholt und keinerlei Aufklärung darüber gegeben, dass die Behandlung eine experimentelle Erprobung des Medikaments darstelle, dass sie auch verweigert und stattdessen die übliche, sichere Behandlung gewählt werden könne.

Gerade die Pflege, die – mit dem Prinzip der Fürsorge als Mittelpunkt – in ihrem professionellen Denken und Handeln ein Stück weit andere Ziele verfolgt als die Medizin, kann viel dazu beitragen, dass Forschung im Gesundheitswesen an strengen ethischen Maßstäben gemessen wird. Welche Bedeutung es hat, wenn Pflegende in Ethikkommissionen vertreten sind, zeigt die in Großbritannien durchgeführte Studie von Neuberger (vgl. Arndt 1996, S. 91), in der Ethikkommissionen und deren Entscheidungen untersucht wurden. Dabei zeigte sich, dass Kommissionen, denen Pflegepersonen angehörten, signifikant mehr Projekte ablehnten. Auch wurde deutlich, dass Pflegende besonders sensibel waren, wenn es sich um klassische medizinische Forschungsprojekte handelte. Dennoch kann wohl niemand behaupten, dass Großbritannien zu den Ländern gehöre, in denen der wissenschaftliche Fortschritt gering ist.

Marianne Arndt schreibt: „Es gehört zur Begabung des Menschen, sich selbst und den anderen Rechenschaft über Denken und Handeln zu geben und damit einer Verantwortung zu entsprechen, die das Menschsein erst auszeichnet“ (Arndt 2003, S. 14). Auch in der Forschung muss man sich in erster Linie durch das eigene Menschsein auszeichnen, die Konsequenzen tragen, die daraus erwachsen, und Verantwortung übernehmen. Daher ist Pflegeforschung immer eine ethische Herausforderung – für jede Einzelne.

Kernaussage

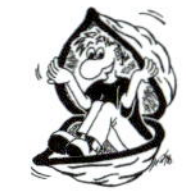

Unethische Studien werden auch in der Gegenwart und auch in demokratischen Staaten immer noch durchgeführt. Die Pflege kann mit ihrem Selbstverständnis jedoch viel zu einer ethischen Forschung beitragen. Jede Pflegende hat daher die berufliche und persönliche Pflicht, den ethischen Standpunkt der Pflege jedermann gegenüber nachdrücklich zu vertreten.

2.3 Vertiefung des Lernstoffs

Zum Wiederholen

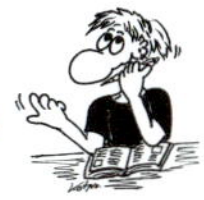

- Pflegewissenschaft
- Paradigma, Paradigmenwechsel
- Forschung
- Pflegeforschung
- Grundlagenforschung
- angewandte Forschung
- Praxisbezug
- informed consent
- Ethikkommission

Zum Üben

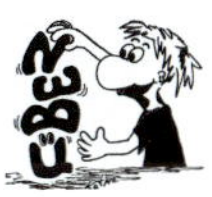

1. Bereiten Sie sich auf ein Radiointerview vor. Es geht um das Thema Pflege an der Universität. Sie müssen nicht nur erklären, was Pflegewissenschaft überhaupt ist, sondern Sie müssen auch darauf gefasst sein, dass die Frage auftaucht, wozu man denn das alles brauche. Überlegen Sie sich gute Argumente!
   Um zu überprüfen, ob Sie dem Interview standhalten könnten, spielen Sie dieses mit einer Kollegin durch (am besten wäre aber jemand, der nicht aus der Pflege kommt). Nehmen Sie das Interview auch auf Tonband auf, dann können Sie beim Abhören gleich sehen, wo Sie noch nicht gut argumentieren oder erklären konnten, und können nachlesen oder sich weiter informieren.
2. Sammeln Sie gemeinsam mit Kolleginnen (am besten, Sie arbeiten in einer Kleingruppe) Themen bzw. Fragen, die aus Ihrer Perspektive für die Pflege interessant zu erforschen wären. Sie können dazu aber auch Kolleginnen aus höheren Jahrgängen, die die Pflegepraxis besser kennen, interviewen. Sammeln Sie die Fragen und ordnen Sie sie den drei Gebieten der Pflegeforschung (Pflegepraxis, Beruf, Ausbildung) zu. Gibt es ein Gebiet, zu dem Sie keine Fragen haben? Dann suchen Sie noch gezielt etwas dazu.
   Heben Sie sich die Gruppenarbeit gut auf – wer weiß, vielleicht ist ein interessantes Thema dabei, mit dem Sie sich im Rahmen Ihrer Fachbereichsarbeit beschäftigen wollen (und dann können Sie gezielt Forschungsarbeiten dazu suchen).

Zum Nachlesen

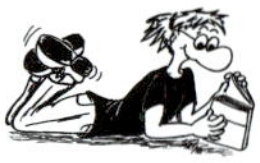

Brandenburg Hermann, Dorschner Stephan (Hg.): Pflegewissenschaft 1. Lehr- und Arbeitsbuch zur Einführung in die Pflegewissenschaft. Huber, Bern 2003 (214 Seiten)

Wenn Sie mehr darüber wissen wollen, was unter Pflegewissenschaft zu verstehen ist, dann sollten Sie in dieses Buch schnuppern. Im ersten Teil gehen die Autoren darauf ein, was Wissenschaft überhaupt ausmacht, berühren die Frage, was Pflege ist, und entwickeln daraus eine Definition von Pflegewissenschaft. Und für alle, die es genau wissen wollen: In diesem Buch sind die wichtigsten wissenschaftstheoretischen Hauptströmungen und ihre Bedeutung für die Pflegewissenschaft beschrieben.

Schnell Martin W., Heinritz Charlotte: Forschungsethik. Ein Grundlagen- und Arbeitsbuch für die Gesundheits- und Pflegewissenschaft. Huber, Bern 2006 (117 Seiten)

Dies ist das erste Buch im deutschsprachigen Raum, das sich ausschließlich dem Thema Forschungsethik widmet. Sie finden darin neben den praxisnah und gut verständlich aufbereiteten theoretischen Grundlagen gute Fallbeispiele aus der Forschungspraxis. Dies ist nicht nur interessant, sondern hilft Ihnen auch, eine Vorstellung davon zu bekommen, wie verzwickt und vielschichtig diese Situationen sind. – Vielleicht erkennen Sie dabei schon die eine oder andere Situation, die Ihnen bekannt vorkommt!

3 Methodische Grundlagen

Das dritte Kapitel dieses Buches beschäftigt sich mit den methodischen Grundlagen, die Sie kennen müssen, um Forschungsarbeiten zu verstehen. Denn nur die Ergebnisse eines Forschungsberichts anzusehen, reicht nicht aus, um zu begreifen, was die Forscherin gemacht hat und wie die Ergebnisse zu verstehen sind. Unter „methodische Grundlagen“ fallen hier die Themen „Forschungsansätze“, „Designs“ und „Methoden der Datenerhebung und Datenauswertung“.

Wenn man von Forschung spricht, ist es immer wichtig, den Zusammenhang zu berücksichtigen, in dem sie sich befindet; denn eine einzelne Methode oder Technik steht nicht für sich allein, sondern wird erst im Kontext (Zusammenhang) mit einem bestimmten Forschungsdesign oder Untersuchungsaufbau sinnvoll und aussagekräftig.

Über den grundlegenden Kontext, in dem ein Forschungsansatz steht, gibt die Wissenschaftstheorie Auskunft. Wenn diese wissenschaftstheoretische Einordnung geklärt ist, kann man weitere Ebenen unterscheiden:

- **Wissenschaftstheorie**
- **Forschungsansätze**

- ▸ **Forschungsdesigns/-typen**
- ▸ **Methoden der Datenerhebung und -auswertung**

Mit dem Begriff **Forschungsansätze** werden qualitative und quantitative Forschung unterschieden, was in direktem Zusammenhang mit der wissenschaftstheoretischen Position steht.

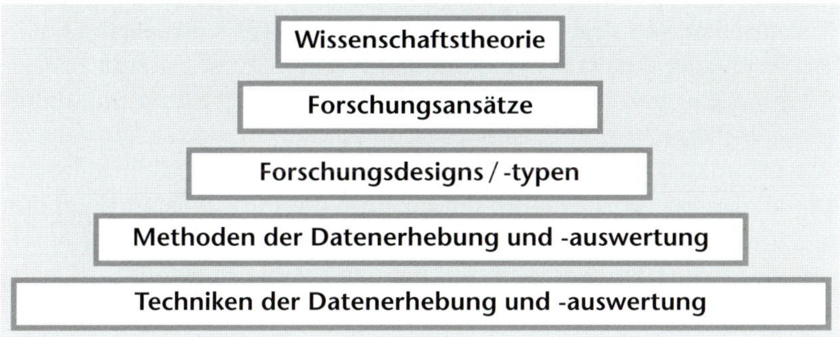

Abbildung 8
Die Ebenen theoretischer Begrifflichkeit in den Sozialwissenschaften

Unter **Forschungsdesign** (z. B. Experiment, Aktionsforschung, deskriptive Studie etc.) versteht man das grundsätzliche Vorgehen in einer Forschungsarbeit – es legt den konkreten Weg fest, den man gehen möchte. Das Design ist ein den Erhebungs- und Auswertungsmethoden übergeordneter Begriff. Diese Erhebungs- und Auswertungsmethoden sind es, die hier mit **Methode** bezeichnet werden.

Der Begriff **Technik** schließlich bezeichnet die Art und Weise, wie man eine Methode handhabt (z. B. die Art und Weise, wie man ein Interview führt und was man alles beachten muss, damit es ein brauchbares Interview wird). Forschungstechniken werden in diesem Buch nicht beschrieben – das würde zu weit führen. Es geht ja hier darum, dass Sie Pflegeforschung erst einmal kennenlernen und nicht schon durchführen.

3.1 Forschungsansätze: quantitative und qualitative Forschung

Lernziel

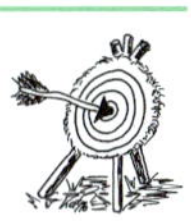

Warum ist es wichtig, dass Sie sich mit diesem Abschnitt auseinandersetzen?

Damit Sie …

… die beiden Forschungsansätze verstehen lernen;

… erkennen können, welchem Ansatz eine Forschungsarbeit folgt;

… die unterschiedlichen Gütekriterien kennen, mit denen man die Wissenschaftlichkeit qualitativer und quantitativer Forschung einschätzen kann;

… die Bedeutung beider Ansätze für die Pflegeforschung verstehen.

Sie haben bereits in Kap. 1.2.1 gesehen, dass es unterschiedliche Auffassungen darüber gibt, wie man wissenschaftlich arbeiten kann. Diese unterschiedlichen Ansichten wirken sich auf die Phänomene aus, die studiert werden, und beeinflussen die Methoden und Techniken, die man dafür verwendet.

In der Forschung haben sich im Lauf der Zeit zwei große Ansätze herausgebildet, die in verschiedenen „Weltanschauungen", die sich im Wissenschaftsverständnis ausdrücken, wurzeln. Es sind dies der quantitative und der qualitative Forschungsansatz. Sie haben sich zu zwei eigenständigen Bereichen der empirischen Sozialforschung und damit auch der Pflegeforschung entwickelt und unterscheiden sich in wesentlichen Punkten voneinander. Um sie zu verstehen, werden in diesem Kapitel das Wissenschaftsverständnis und die Denkansätze, die ihnen zugrunde liegen, erläutert. Ebenso erfahren Sie, nach welchen unterschiedlichen Kriterien qualitative und quantitative Forschung zu beurteilen ist.

3.1.1 Der quantitative Forschungsansatz

Quantität

(lat.) = Menge, Größe; quantitativ = der Größe nach, mengenmäßig

Die Wurzeln der quantitativen Forschung liegen im Positivismus und im kritischen Rationalismus (siehe Kap.1.2.1). Quantitative Forschung bedient sich einer deduktiven Vorgangsweise. Sie beruht auf dem naturwissenschaftlichen Denkmodell. Hier sollen die Vorstellungen, die dieser Richtung und ihrem Verständnis von Wirklichkeit und Wahrheit zugrunde liegen, genauer erläutert werden:

objektiv

(lat.) = sachlich, nicht von Gefühlen, Ideologien u. Ä. bestimmt; unabhängig von der Forscherin

Für die quantitative Forschung ist Realität mit den Sinnen wahrnehmbar und kann *objektiv* nachgeprüft werden. Die Realität ist für alle Menschen gleich, genauer gesagt: von ihnen unabhängig und kann durch sie nicht beeinflusst werden. Realität kann gemessen, erforscht und bewiesen werden. Sie lässt sich in ihre Bestandteile zerlegen, die man wiederum einzeln erforschen kann, und daher kann man die Realität aus der Summe der vielen einzelnen erforschten Merkmale erklären. Man geht davon aus, dass Wahrheit objektive Wirklichkeit ist, die mit den Sinnen erfasst und gemessen werden kann. Wahrheit ist daher auch für alle Menschen gleich und von ihnen unabhängig.

Wenn man diesen Wahrheits- und Wirklichkeitsbegriff auf den Menschen anwendet, gelangt man zu folgender Auffassung: Menschen unterscheiden sich aufgrund biologischer, psychologischer und sozialer Merkmale voneinander. Indem man eines oder mehrere dieser Merkmale auswählt, um sie zu untersuchen, erfasst man Ausschnitte des Menschen.

Kernaussage

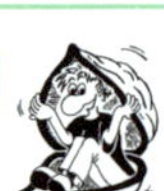

Der quantitative Forschungsansatz geht von einem positivistischen Realitäts- und Wahrheitsbegriff aus. Wahrheit bzw. Realität

sind sinnlich wahrnehmbar, objektiv und vom Menschen unabhängig. Die Realität kann darüber hinaus durch die Erforschung ihrer einzelnen Bestandteile ergründet werden. Dies gilt auch für den Menschen.

Das zweite Charakteristikum der quantitativen Forschung besteht darin, dass sie alles, was wir wahrnehmen können, als Wirkung einer Ursache betrachtet. Für alles, was man sieht, hört etc., gibt es einen Grund; jede Erscheinung ist durch irgendetwas verursacht. Der quantitative Forschungsansatz, der auf den Prinzipien der Naturwissenschaften beruht, erkennt in allem Sichtbaren bzw. Messbaren eine kausale Wirkung. Wenn jemand z. B. ein Lungenkarzinom entwickelt, geht man davon aus, dass es eine oder mehrere Ursachen dafür gibt, die man grundsätzlich einzeln betrachten (isolieren) und genau bestimmen (identifizieren) kann. Diese kausalen Beziehungen werden als theoretische Annahmen in Form von Hypothesen formuliert (z. B.: „Tägliches Reinigen der Einstichstelle eines zentralvenösen Katheters verursacht mehr Entzündungen als eine Reinigung, die nur alle drei Tage erfolgt“). In der quantitativen Forschung besteht das Ziel nun darin, die aufgestellten theoretischen Annahmen (Hypothesen) zu überprüfen (= deduktives Schlussfolgern).

Nimmt man an, dass grundsätzlich jedes Phänomen durch ein anderes verursacht wird, so nennt man dies Kausalitätsprinzip. Ebenso heißt die Beziehung zwischen Ursache und Wirkung Kausalität (Ursächlichkeit).

Da es sich bei Hypothesen um Feststellungen handelt, die eine vom Betrachter unabhängige und messbare (d. h. objektive) Realität voraussetzen, arbeitet die quantitative Forschung konsequenterweise mit objektiven Messungen und Beobachtungen. Zur Datengewinnung werden standardisierte Verfahren und Instrumente (z. B. physikalische Messmethoden, Skalen, Fragebögen etc.) eingesetzt. Die gewonnenen Daten werden ebenfalls mittels standardisierter Methoden (meist statistischer Tests) ausgewertet. Mithilfe der Statistik versucht man, die Ergebnisse anhand von Zahlen zu beschreiben und statistisch bedeutsame (signifikante) Beziehungen nachzuweisen. Ziel der quantitativen Forschung ist es, allgemeine Aussagen zu machen und davon Gesetzmäßigkeiten abzuleiten.

Standardisieren bedeutet, genau festzulegen, wie die diversen Mess- bzw. Erhebungs- und Auswertungsverfahren angewendet werden müssen. Dadurch erhöht man die Vergleichbarkeit der Daten.

Kernaussage

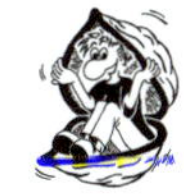

Die quantitative Forschung beschäftigt sich mit dem Aufzeigen und Erforschen von Ursachen und kausalen Beziehungen. Da diese als theoretische Annahmen in Form von Hypothesen formuliert und deduktiv überprüft werden, bezeichnet man diese Form der Forschung als theorieprüfend. Das übergeordnete Ziel besteht immer darin, aus den Ergebnissen allgemeingültige Aussagen abzuleiten. Die Überprüfung der Hypothesen erfolgt mit möglichst objektiven, von der Forscherin unabhängigen und standardisierten Messungen, die Auswertung der Daten erfolgt mithilfe statistischer Methoden.

Zur Veranschaulichung finden Sie nachfolgend ein Beispiel für eine quantitative Forschungsarbeit. Es handelt sich um eine Untersuchung zur Auswirkung kinästhetisch begründeter Bewegungsschulung von Haasenritter et al. (2009).

Beispiel

Die mediane Laparotomie (Mittelschnitt) stellt eine häufig genutzte Operationsmethode im Abdomenbereich dar. Durch diese Methode werden alle Bauchmuskeln manipuliert, die maßgeblich an der Rumpfbewegung beteiligt sind. Dadurch kommt es postoperativ zu bewegungsbedingten Schmerzen und Bewegungseinschränkungen. Erfahrungen aus dem klinischen Alltag haben gezeigt, dass eine frühe (präoperative) Schulung nach dem auf dem Prinzip der Kinästhetik basierenden Viv-Arte-Lernmodell zu guten Erfolgen führt. Studien zur Wirkungsweise von postoperativen Interventionen liegen vor, die Auswirkung kinästhetisch begründeter Bewegungsschulung wurde jedoch bislang nicht empirisch untersucht.

Haasenritter et al. wollten dies nun testen. Sie formulierten dazu folgende Forschungsfrage: „Welche Auswirkung hat eine präoperative Bewegungsschulung auf Mobilität, bewegungsabhängige Schmerzen und postoperative Verweildauer von Patientinnen nach medianer Laparotomie?“

Bei der Untersuchung wurden zwei Gruppen von Patientinnen mit geplanter laparotomischer Zystektomie miteinander verglichen. Die Patientinnen der Interventionsgruppe erhielten am Tag vor der Operation eine ca. 30-minütige Schulung für das postoperative Mobilisationsverhalten, unterstützt durch eine schriftliche Broschüre, sowie zusätzlich einen weiteren Besuch einer geschulten Pflegekraft am Abend desselben Tages, um mögliche Fragen zu klären. Die Kontrollgruppe erhielt wie bisher üblich eine schriftliche Information, die den Patientinnen aktive Bewegungsübungen im Rahmen der Thrombosepraxis erläuterte.

Die Messung der Mobilität und der Schmerzintensität erfolgte bei beiden Gruppen postoperativ zweimal pro Tag mittel standardisierter Tests (Mobilitätstest MOPTA und visuelle Analog-Skala [VAS] zur Schmerzerfassung). Die Ergebnisse wurden hinsichtlich möglicher Unterschiede statistisch ausgewertet.

Die gestellte Forschungsfrage erfordert ein quantitatives Vorgehen. Die Arbeit weist alle Kennzeichen einer quantitativen Studie auf:

- sie ist theorieprüfend und deduktiv;
- es geht darum, zu untersuchen, wie spezifische Interventionen wirken;
- zur Messung werden standardisierte Verfahren eingesetzt;
- zur Auswertung werden mathematische Verfahren (Statistik) verwendet;
- die Ergebnisse werden nummerisch und in Zahlen dargestellt.

3.1.2 Der qualitative Forschungsansatz

Die qualitative Forschung – sie wird auch manchmal als Lebensweltforschung oder als naturalistischer Forschungsansatz bezeichnet – hat ihre Wurzeln in der Philosophie. Sie entwickelte sich unter dem Einfluss verschiedener wissenschaftstheoretischer Positionen, die unter dem Begriff Interpretativismus (oder interpretatives Paradigma) zusammengefasst werden können (siehe S. 22). Qualitatives Forschen beruht auf Vorstellungen, die den Geisteswissenschaften nahestehen und greift auf die Induktion als grundlegendem Gedankengang des Erkenntnisgewinns zurück (siehe Kap. 1.2.1).

Qualität
(lat.) = Beschaffenheit, Güte, Wert; qualitativ = dem Wert nach, der Beschaffenheit nach

Mit Wirklichkeit ist bei den interpretativen Ansätzen meist die soziale Wirklichkeit gemeint, weil diese Verfahren sich vorzugsweise mit dem Menschen und der von ihm erlebten Realität beschäftigen.

Der qualitativen Forschung liegt ein ganz anderer Wahrheits- und Realitätsbegriff zugrunde als der quantitativen Forschung. Im Gegensatz zur positivistischen Position geht man hier davon aus, dass die Wirklichkeit nicht unabhängig vom Menschen besteht, sondern das Ergebnis von **Bedeutungen und Zusammenhängen** ist, die im Zuge des Zusammenlebens und Miteinander-Umgehens (= soziale Interaktion) von allen gemeinsam hergestellt wird. Wahrheit ist hier nichts Objektives wie bei den Naturwissenschaften, sondern etwas **Subjektives** und *subjektiv* Erfahrenes. Da jeder einzelne Mensch die Dinge auf seine einzigartige Weise wahrnimmt und interpretiert, kann es keine objektive Wirklichkeit und keine objektive Wahrheit geben, die von allen unabhängig und für alle gleich ist. Um diese Art von Wirklichkeit zu erfassen, ist es darum auch nicht angezeigt, zu zählen und zu messen. Qualitative Forschung hat im Gegenteil das Ziel, ein Phänomen aus der Perspektive der Betroffenen zu erkunden, es ganzheitlich und von innen heraus zu verstehen und herauszufinden, welche Bedeutung es für die Beteiligten hat. Die Wirklichkeit der qualitativen Forschung erschließt sich daher durch das **Verstehen**. Natürlich kann man ein Phänomen (z. B. Angst) nur von außen betrachten und z. B. beschreiben, welche körperlichen Veränderungen damit einhergehen. Verstehen jedoch bedeutet, menschliches Verhalten nicht (nur) von außen zu betrachten, sondern tiefer einzudringen, in die Innenwelt eines Menschen, um die Bedeutung, den Grund und das Ziel seines Verhaltens zu erfassen.

subjektiv
(lat.) = persönlich, zur Einzelnen gehörend, von ihr getätigt und in ihr begründet

Kernaussage

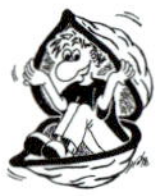

Für die qualitative Forschung besteht Wirklichkeit nicht in objektiv messbaren Fakten, sondern in Bedeutungen und Zusammenhängen, die im Zuge der sozialen *Interaktion* hergestellt werden. Wirklichkeit und Wahrheit werden hier als etwas Subjektives und subjektiv Empfundenes verstanden. Daher erschließt sich die Wirklichkeit nicht objektiven Messmethoden, sondern nur dem (subjektiven) Verstehen.

Interaktion

= Wechselbeziehungen, besonders die Kommunikation zwischen Individuen innerhalb einer Gruppe

Phänomen

(griech.) = Erscheinung; das, was sich den Sinnen zeigt

Wie schon angedeutet, sind Realität und mit ihr Wahrheit in der qualitativen Forschung immer vom **Kontext**, vom Zusammenhang, abhängig. Ein möglichst „wahrheitsgetreues" Bild vom Forschungsgegenstand zu bekommen, gelingt in der qualitativen Forschung daher nur, wenn das zu erforschende *Phänomen* (z. B. die Erfahrungen eines Menschen) nicht in Einzelteile zerlegt und aus dem Zusammenhang gerissen, sondern als Ganzes betrachtet wird.

Objektivität, wie sie von der quantitativen bzw. naturwissenschaftlichen Forschung angestrebt wird, hat in der qualitativen Forschung also keine Bedeutung, da immer die subjektive Sichtweise des Individuums im Vordergrund steht. Es geht hier deshalb auch nicht darum, Gesetzmäßigkeiten zu entwickeln und Aussagen zu machen, die verallgemeinert werden können. Ziel ist es vielmehr, aus den gesammelten Daten, die vom subjektiven Empfinden ausgehen und das individuelle Erleben beschreiben, Konzepte und Theorien zu entwickeln. Qualitative Forschung ist daher nicht theorieprüfend (Hypothesen prüfend), sondern **theoriebildend** (Hypothesen bildend). Da die Theoriebildung ein Schließen vom Besonderen auf das Allgemeine darstellt, ist die Denklogik qualitativer Forschung **induktiv** (vgl. Kap. 1.2.1).

Dass Objektivität im Sinne der Naturwissenschaften in der qualitativen Forschung keine Rolle spielt, heißt natürlich nicht, dass man keine Regeln befolgen müsste oder unsachlich vorgehen könnte. Auch hier muss man sich bemühen, wissenschaftlich korrekt, d. h. systematisch, unvoreingenommen und reflektiert vorzugehen.

Aus diesen Gründen ist die Datenerhebung in der qualitativen Forschung **offen**: Es ist nicht bis ins Detail festgelegt, welche Daten erhoben werden, und der Prozess der Datenerhebung und -auswertung wird flexibel gestaltet, d. h. Instrumente und Vorgangsweise werden an den Daten und den Erfahrungen der Menschen, die man beforscht, weiterentwickelt. Da die zu untersuchenden Phänomene subjektiver Natur sind, müssen auch die Erhebungsinstrumente jeweils auf sie abgestimmt sein; die Erhebungsinstrumente hängen also nicht von einer Theorie ab, sondern wollen das subjektive Erleben „einfangen". Daher sind die Erhebungsinstrumente **nicht** oder höchstens **halb standardisiert** (zur Standardisierung siehe Kap. 3.3.2). Die Daten werden mithilfe von interpretativen Methoden ausgewertet (siehe Kap. 3.4.2). Das Ergebnis einer solchen Auswertung sind keine nummerischen Daten, sondern Beschreibungen.

Mit Instrument bezeichnet man hier das Werkzeug, mit dessen Hilfe man eine Methode zur Datenerhebung oder Datenauswertung anwendet.

Kernaussage

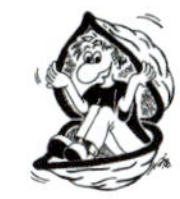

Mit qualitativer Forschung will man Phänomene des menschlichen Erlebens möglichst ganzheitlich und von innen heraus („subjektiv") erfahren und verstehen. Die Datenerhebung ist offen und wird mithilfe von halb oder nicht standardisierten Instrumenten durchgeführt. Die Datenauswertung erfolgt mittels interpretativer Methoden und erzeugt Beschreibungen. Ziel der qualitativen Forschung ist es, aus den gewonnenen Daten Theorien und Konzepte zu entwickeln; sie ist daher theoriebildend, man geht induktiv vor.

Zur Illustration nachfolgend ein Beispiel für eine qualitative Forschungsarbeit. Es handelt sich dabei um die Studie „‚Festgenagelt sein'– der Prozess des Bettlägerigwerdens", die von Angelika Zegelin (2005) verfasst wurde.

Beispiel

Diese Untersuchung von Zegelin (2005) hatte zum Ziel, Einblicke in die Entstehung von Bettlägerigkeit zu bekommen. Da dieses Phänomen zwar weit verbreitet ist, es dazu aber dennoch keine Wissensgrundlage gab, musste man aus subjektiven Erfahrungen erste Erkenntnisse gewinnen. Daher war ein offenes, „qualitatives" Vorgehen notwendig. Die Perspektive der Betroffenen, ihre Wirklichkeit und ihr Erleben der Entwicklung standen im Vordergrund. Folgende Fragen waren leitend:

- Auf welche Art und Weise werden Menschen bettlägerig?
- Was macht Bettlägerigkeit überhaupt aus?
- Gibt es wiederkehrende Muster?
- Ist Bettlägerigkeit immer mit einer Abwärtsentwicklung verbunden oder ist die Situation auch umkehrbar?
- Wie gehen die Betroffenen mit der Situation um und hat dies Einfluss auf die Entwicklung?

Um diese Fragen zu beantworten, führte Zegelin 32 Interviews mit bettlägerigen Menschen durch. Sie wurden mit Tonband aufgezeichnet, wörtlich transkribiert und dann mithilfe der Analysemethode der Grounded Theory (siehe S. 77) ausgewertet. Die Autorin konnte so aus den Daten ein Phasenmodell des Bettlägerigwerdens entwickeln.

Die Zielsetzung dieser Arbeit verlangt ein induktives Vorgehen. Schon in der Fragestellung ist der qualitative Ansatz enthalten. Charakteristisch für eine qualitative Forschungsarbeit sind:

- die Offenheit im Vorgehen und der Einsatz wenig strukturierter Methoden zur Datenerhebung;

- die Arbeit direkt im Forschungsfeld;
- die Auswertung der Daten mittels interpretativer Methoden;
- das induktive und theorieentwickelnde Vorgehen.

Mit der Zeit haben sich innerhalb des qualitativen Ansatzes verschiedene Richtungen entwickelt. Die bedeutsamsten sind:

- **Phänomenologie**
- **Grounded Theory**
- **Ethnografie**

Alle drei Richtungen weisen Gemeinsamkeiten bei den grundlegenden Prinzipien (die sich wiederum aus den Prinzipien qualitativer Forschung ableiten) und Methoden auf. Nichts desto weniger unterscheiden sie sich in den übergeordneten Zielen und in der Ausrichtung der Fragen. Sie weisen zum Teil auch besondere Erhebungs- oder Auswertungsstrategien auf.

Phänomenologie

Phänomenologie

(griech.) = die Lehre von den konkreten Erscheinungen. Hier soll das Wesen der Dinge erforscht werden.

Die Methode der *Phänomenologie* hat ihren Ursprung in der Philosophie und baut vor allem auf den Werken von Edmund Husserl, Martin Heidegger und Jean-Paul Sartre auf. Ziel phänomenologischer Forschung ist es, Erfahrungen und Erlebnisse von Menschen und ihre Bedeutung in deren Eigenwelt zu verstehen. Daher sollen die Phänomene so beschrieben werden, wie sie (für die Betreffende) sind und nicht, wie sie aufgrund von Vorkenntnissen oder Vorurteilen in der Theorie erscheinen mögen (vgl. Lamnek 2005). Nicht eine breite Beschreibung bestimmter Gegenstandsfelder ist dabei wichtig, sondern eine gezielte, tief gehende Analyse einzelner Phänomene. Erfahrungen und ihre Bedeutung sollen durch einen intensiven Dialog mit derjenigen Person erkannt werden, die diese Erfahrungen durchmacht.

Im Feld der qualitativen Forschung ist der Anwendungsbereich der Phänomenologie sehr breit. Man wählt diese Methode, wenn man spezielle Aspekte des Alltagslebens einer spezifischen Gruppe oder eines Individuums untersuchen will, z. B. Erfahrungen von Menschen, die „scheintot" waren oder die einen Schlaganfall erlebt haben, oder das Körpererleben von Frauen mit Brustkrebs etc. Das heißt, die Forschungsfragen befassen sich immer mit Erfahrungen des täglichen Lebens. Man geht dabei in erster Linie der Frage nach: „Was bedeutet es, ein bestimmtes Erlebnis zu haben?" Zum Beispiel: „Was heißt es, eine Patientin zu sein, die Chemotherapie erhält?" – „Wie erleben jugendliche Rheumakranke Schmerz?" – „Welche Bedeutung hat die Entfernung des Uterus für das Körpererleben einer Frau?"

Beispiel für eine phänomenologische Studie

Für Shahas Studie (2003) stand die Frage, wie sich das Leben mit Darmkrebs für die Betroffenen gestaltet, im Mittelpunkt des Interesse. Sie ging davon aus, dass eine Krebserkrankung eine zutiefst existenzielle Erfahrung im Dasein eines Menschen ist und wählte daher Heideggers Ontologie als Bezugspunkt für die Beantwortung ihrer Fragestellung. Sie entschied sich daher für den phänomenologischen Ansatz als Grundlage für ihre Forschungsarbeit.

Ontologie

von griech. *on* und *logos* = die Lehre vom Sein

Kernaussage

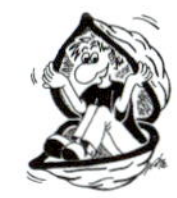

Phänomenologie ist die Lehre von den (konkreten) Erscheinungen. Phänomenologische Forschung zielt darauf ab, die Erfahrungen von Menschen und ihre Bedeutung in deren eigener Welt zu verstehen. Die Phänomene werden so beschrieben, wie sie (für die Betreffende) sind. Die Phänomenologie wird verwendet, wenn man Aspekte des Alltagslebens untersuchen will.

Grounded Theory

Das Verfahren der Grounded Theory (= gegenstandsbezogene Theorie) wurde Anfang der 60er-Jahre des vorigen Jahrhunderts von den amerikanischen Soziologen Barney Glaser und Anselm Strauss entwickelt. Es basiert auf der Theorie des symbolischen Interaktionismus. Ziel ist die Schaffung von erklärenden Theorien für das menschliche Verhalten und für grundlegende soziale Prozesse. Die solcherart erarbeiteten Theorien sind gegenstandsbezogen, weil sie direkt aus der Situation (dem Gegenstand), aus der Wirklichkeit heraus entwickelt werden. Das heißt, die Theorien sind in den Daten begründet („grounded"). Die Grounded Theory ist eine Strategie, um auf der Grundlage qualitativer Daten eine Theorie zu „entdecken"; die Theoriebildung erfolgt also in der Auseinandersetzung mit den gesammelten Daten. Aus ihnen werden auch die theoretischen Konzepte entwickelt und die sich entwickelnden Theorien wiederum laufend an den Daten überprüft.

Der symbolische Interaktionismus geht davon aus, dass Menschen aufgrund der Bedeutungen handeln, die sie den Dingen geben. Bedeutungen werden durch Personen gebildet, die gemeinsam handeln und sich untereinander verständigen. Bedeutungen sind also „soziale Produkte" (nach Käppeli 1999, S. 2).

Diese Methode kommt innerhalb der qualitativen Forschung hauptsächlich dann zum Einsatz, wenn man menschliches Miteinander (Interaktionen) in sozialen Prozessen thematisieren möchte oder wenn man an Veränderungen innerhalb eines Zeitraumes, in dem ein soziales Problem gemeistert werden muss, interessiert ist. Beispiele für Themen, die mithilfe der Grounded Theory bearbeitet werden können, sind der Genesungsprozess nach Drogenmissbrauch, der Veränderungsprozess, der in einer Familie stattfindet, wenn ein Kind gestorben ist, oder der Anpassungsprozess von Patientinnen nach einer Beinamputation.

Im Gegensatz zur Phänomenologie, wo es um das Verstehen von Phänomenen geht, handelt es sich bei der Grounded Theory um die Erklärung sozialer Prozesse und beeinflussender Faktoren.

Die Forschungsfragen sind daher meist aktions- oder veränderungsorientiert, z. B.: „Wie entsteht Vertrauen in der pflegerischen Beziehung?" oder „Wie beschreiben Mütter, die im Krankenhaus ein Frühgeborenes entbunden haben, ihr Verhältnis zu ihrem Kind im Zeitverlauf?"

Beispiel für eine Grounded-Theory-Studie

Nagl-Cupal (2010) beschäftigte sich in seiner Studie „‚Den eigenen Beitrag leisten'. Eine Studie zur Krankheitsbewältigung von Angehörigen auf der Intensivstation" mit familiärer Krankheitsbewältigung. Folgende Forschungsfragen standen dabei im Mittelpunkt des Interesses: „Welche Auswirkungen hat es auf die Familie, wenn eines ihrer Mitglieder auf der Intensivstation liegt? Wie geht die Familie damit um?" Weil in der Studie das subjektive Erleben sowie die Art und Weise, wie die Betroffenen ihr Handeln aufbauen, strukturieren und interpretieren, im Vordergrund standen, wurde zur Bearbeitung der Forschungsfrage ein qualitatives Vorgehen gewählt. Da nach Meinung des Forschers Krankheitsbewältigung auf der Intensivstation zum großen Teil durch soziale Handlungen zustande kommt, die von vielerlei Außenbedingungen abhängig sind, fiel die Wahl auf die Methode der Grounded Theory.

Kernaussage

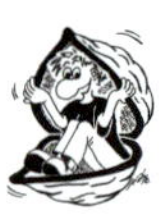

Die Grounded Theory eignet sich zur Untersuchung gesellschaftlicher Prozesse aus der Perspektive der menschlichen Interaktion. Ihr Ziel ist die Schaffung von gegenstandsbezogenen Theorien für menschliches Verhalten und grundlegende soziale Prozesse.

Ethnografie

Anthropologie

= Lehre vom Menschen. Sozialanthropologie = Wissenschaftszweig, der sich mit den Wechselbeziehungen zwischen der biologischen Beschaffenheit des Menschen und den sozialen Vorgängen befasst

Subkultur

= eine untergeordnete Kultur (die lat. Vorsilbe „sub" bedeutet „unter"), eine Kultur innerhalb einer Kultur

Die Wurzeln der Ethnografie liegen in der Sozial*anthropologie*. Ziel der Ethnografie ist die Beschreibung kultureller Gruppen oder Lebenswelten, die Beschreibung der Verhaltensmuster einzelner Menschen oder Gruppen innerhalb einer Kultur. Der Begriff „Kultur" bedeutet hier eine fremde Lebenswelt. Das zentrale Anliegen von Ethnografie ist es, die Lebenswelt anderer aus deren Sichtweise (emische Perspektive) zu verstehen und das Spezifische, (Kultur-)Typische, das diese Lebenswelt ausmacht, zu erkennen. Das Forschungsfeld der Ethnografie ist also der Ort, an dem der Mensch, der erforscht werden soll, lebt – mit der Kultur, die dort vorherrscht.

Der Bogen ethnografischer Forschung spannt sich von der Untersuchung sehr komplexer Kulturen als Ganzer bis zur Erforschung eines einzelnen Phänomens innerhalb einer *Subkultur*. Zum Beispiel beschäftigt man sich mit dem Gesundheits- und Heilsverständnis von bolivianischen Migrantinnen oder dem „Kulturraum“ Pflegeheim oder mit der Rolle von Patientinnen und Pflegenden auf einer Intensivstation. Die Forschungsfragen beziehen sich auf Lebensweisen und Verhaltensmuster innerhalb des sozialen Kontextes einer Kultur; sie sind meist darauf ausgerichtet, wie kulturelle *Normen*, Wissen, Werte usw. das Krankheitsverhalten beeinflussen. Zum Beispiel: „Was bedeutet Trost in asiatischen Familien?“ oder „Was verstehen moslemische Patientinnen unter Gesundheitsfürsorge?“ oder „Was heißt es, in einem Pflegeheim zu leben?“

Norm
= Richtschnur, Regel, ein (sittliches) Gebot oder Verbot

Beispiel für eine ethnografische Studie

Wie es in einem Altenpflegeheim zugeht, scheint jeder zu wissen. Ursula Koch-Straube (2003) wollte jedoch „hinter die Kulissen“ blicken und genau hinsehen, wie sich die verborgenen Gesetze und Wirklichkeiten in einem ganz speziellen „kulturellen Kontext“, dem des Pflegeheimes, darstellen. Um diese eigene Welt zu begreifen, muss man in diese Lebenswelt „eintauchen“, selbst dabei sein, beobachten, Gespräche führen, Dokumente analysieren. Die Autorin der Studie begab sich dazu bewusst in die „teilnehmend-beobachtende“ Position der Ethnologin, um das Alltägliche und Selbstverständliche neu wahrzunehmen, zu begreifen und zu beurteilen.

Kernaussage

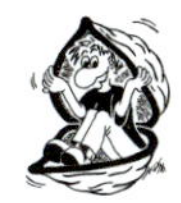

Mithilfe der Ethnografie werden kulturelle Gruppen oder Lebenswelten und die in ihnen auftretenden Verhaltensmuster untersucht, wobei „Kultur“ eine fremde Lebenswelt bedeutet. Ihr zentrales Anliegen ist es, das Spezifische oder (Kultur-)Typische einer Lebenswelt zu erkennen. Die Forschungsfragen beziehen sich auf Lebensweisen und Verhaltensmuster innerhalb des sozialen Kontextes einer Kultur.

3.1.3 Quantitativer und qualitativer Forschungsansatz – eine Gegenüberstellung

In der folgenden Tabelle werden die beiden Forschungsansätze – der quantitative und der qualitative – einander gegenübergestellt, um ihre Besonderheiten und Unterschiede deutlich zu machen.

Tabelle 3
Quantitativer und qualitativer Forschungsansatz

	quantitativer Ansatz	qualitativer Ansatz
Grundorientierung	naturwissenschaftlich	geisteswissenschaftlich

Tabelle 3, Fortsetzung
Quantitativer und qualitativer Forschungsansatz

	quantitativer Ansatz	qualitativer Ansatz
Sicht des Menschen als Gegenstand der Forschung	Menschen sind bio-psycho-soziale Wesen, die sich aufgrund biologischer, psychologischer und sozialer Merkmale voneinander unterscheiden.	Menschen sind komplexe Wesen, die ihrer Lebenssituation eine ganz bestimmte Bedeutung beimessen. Sie unterscheiden sich aufgrund ihrer Persönlichkeit voneinander.
Wahrheitsverständnis	Wahrheit ist sinnlich wahrnehmbare, objektive, vom Menschen unabhängige Wirklichkeit, die von der Forscherin gemessen werden kann.	Wahrheit ist subjektiver Ausdruck der Realität, so wie sie von den Betreffenden wahrgenommen und der Forscherin mitgeteilt wird. Wahrheit ist immer vom Zusammenhang abhängig, in dem sie steht.
Funktion von Wissenschaft	Wissenschaftliche Aussagen bilden die Realität ab.	Wissenschaftliche Aussagen beschreiben das Erscheinungsbild der Realität.
Ziel	Ziel ist die Klärung kausaler Beziehungen (Ursache – Wirkung), die Beschreibung von Beziehungen zwischen nummerischen Daten, das Ableiten allgemeingültiger Aussagen und das Tätigen von Voraussagen; im Vordergrund steht das Erklären.	Ziel ist es, bestimmte Phänomene zu *identifizieren* und zu verstehen, Strukturen herauszufiltern, weiters den Sinn zu untersuchen, den bestimmte Phänomene für die Betreffenden haben, und das Einmalige, Einzigartige zu beschreiben; im Vordergrund steht das Verstehen.
Forschungslogik	deduktiv, theoriegeleitet, Theorien bzw. Hypothesen prüfend	induktiv, gegenstandsorientiert (nicht an der Theorie orientiert), Theorien bzw. Hypothesen bildend
Vorgehen	standardisiert	halb oder nicht standardisiert
Stichprobe	Zufallsstichprobe, möglichst große Probenanzahl, Prinzip der Repräsentativität	gezielte Auswahl, geringe Probenanzahl, Prinzip der *Datensättigung*
Daten	„harte Daten" (Zahlenmaterial)	„weiche Daten" (verbale Beschreibungen)
Forschungsfragen	beziehen sich auf Häufigkeiten, Auswirkungen oder Zusammenhänge (Kausalitäten)	beziehen sich auf die Art der Erfahrung oder des Erlebens
Beispiele	Wie wirkt sich gezielte Patienten-Edukation auf die *Compliance* von Menschen mit Typ-II-Diabetes aus? Wie hoch sind der Betreuungsbedarf, der Personaleinsatz und der finanzielle Aufwand bei Bettlägerigkeit?	Was bedeutet Lebensqualität für Menschen mit Typ-II-Diabetes? Wie entsteht Bettlägerigkeit? Was bedeutet es, bettlägerig zu sein?

identifizieren
= genau bestimmen; etwas als das erkennen, was es ist

Datensättigung
= Punkt, an dem durch weitere Datenerhebungen keine neuen Informationen mehr gewonnen werden können

Compliance
(engl.) = Übereinstimmung; im Gesundheitsbereich: die Bereitschaft einer Patientin, die verordnete Therapie einzuhalten

3.1.4 Gütekriterien quantitativer und qualitativer Forschung

Gütekriterien der empirischen Forschung sind Maßstäbe, die entwickelt wurden, um die Qualität von Forschung bestimmen zu können. Sie geben darüber Auskunft, ob die Art und Weise, wie die Forschungsergebnisse in einer Studie zustande gekommen sind, wissenschaftlich korrekt war. Die Gütekriterien beziehen sich in der Regel auf die Erhebung und die Auswertung der Daten. Die traditionellen wissenschaftlichen Gütekriterien sind Objektivität, Validität und Reliabilität.

Objektivität

Dieses Gütekriterium zeigt an, wie unabhängig die Testergebnisse von denjenigen Forscherinnen sind, die die Daten erheben oder auswerten. Die Objektivität einer Untersuchung ist vom Standardisierungsgrad der Mess- bzw. der Erhebungsmethoden abhängig. Stark standardisierte Erhebungsinstrumente garantieren ein hohes Maß an Objektivität bei der Datenerhebung, standardisierte Auswertungsverfahren (z. B. mathematische Operationen) ermöglichen Objektivität bei der Datenauswertung.

Reliabilität

Die Reliabilität (Zuverlässigkeit, Beständigkeit) als Gütekriterium zeigt an, ob wiederholte Messungen ein und desselben Gegenstandes oder Vorgangs mit ein und demselben Messinstrument immer die gleichen Werte liefern. Sie gibt also Auskunft darüber, wie genau das Messinstrument funktioniert. Wenn man dasselbe Instrumente mehr als einmal zur Messung eines bestimmten, normalerweise gleich bleibenden Verhaltens/Gegenstandes verwendet, müssen die Ergebnisse gleich sein oder einander zumindest stark ähneln. Nur dann ist das Instrument reliabel (zuverlässig).

Reliabilität wird in einem Wert ausgedrückt, dem Reliabilitätskoeffizienten. Er drückt die Beziehung zwischen zwei Messwerten aus, die sich auf dieselbe Sache beziehen. Dieser Wert liegt zwischen 0 und 1. Je näher er bei 1 liegt, desto reliabler (zuverlässiger) ist das Instrument.

Validität

Die Validität (Gültigkeit) zeigt an, ob ein Messinstrument tatsächlich das misst, was es messen soll. So ist z. B. ein Instrument, das Angst messen soll, aber eigentlich Stress misst, nicht valide.

Kernaussage

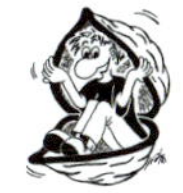

Die Objektivität zeigt an, ob die Mess- und Auswertungsinstrumente von der Forscherin unabhängig funktionieren bzw. wie leicht sie einem (ungewollten) Einfluss vonseiten der Forscherin unterliegen. Die Reliabilität informiert darüber, wie genau ein Messinstrument bei wiederholten Messungen arbeitet, und die Validität gibt Aufschluss darüber, ob es das misst, was es messen soll.

Diese Gütekriterien entsprechen einem naturwissenschaftlichen Verständnis, können jedoch nicht so ohne Weiteres auf die qualitative Forschung übertragen werden. Vertreterinnen qualitativer Forschung haben nun eigene Kriterien entwickelt, anhand derer man die wissenschaftliche Güte qualitativer Forschungsarbeiten beurteilen kann.

Anders als bei der quantitativen Forschung gibt es in der qualitativen Forschung kein einheitliches System von Gütekriterien, das von allen Forscherinnen übereinstimmend anerkannt wird. Die qualitativen Gütekriterien werden je nach philosophischer Ausrichtung der jeweiligen Autorin (Wissenschaftlerin) etwas unterschiedlich beschrieben und weichen daher bezüglich Anzahl, Benennung und Wichtigkeit ein wenig voneinander ab. Sie enthalten aber weitgehend ähnliche Grundaussagen.

Im angloamerikanischen Raum beruft man sich meist auf Yvonna S. Lincoln und Egon G. Guba (1981, 1985), wenn es um Gütekriterien qualitativer Forschung geht. Beck (1993) fasst die wichtigsten Punkte, die die wissenschaftliche Güte einer qualitativen Arbeit ausmachen, mit den Begriffen Glaubwürdigkeit (credibility), Folgerichtigkeit (auditability) und Angemessenheit (fittingness) zusammen.

Glaubwürdigkeit

Unter Glaubwürdigkeit versteht man die Korrektheit der Befunde aus der Sicht der Teilnehmerinnen und anderer Mitglieder der wissenschaftlichen Disziplin. Dahinter steht die Frage, ob die Forscherin richtig interpretiert, d. h. mit ihrer Interpretation das getroffen hat, was die Teilnehmerinnen meinten.

Folgerichtigkeit

Die Folgerichtigkeit zeigt an, ob die Arbeit von der Forschungsfrage bis zur Auswertung nachvollziehbar ist. Dies ist durch genaue Verfahrensdokumentation (siehe nächste Seite) zu erreichen.

Angemessenheit

Dieses Gütekriterium fragt, wie genau die Wirklichkeit der Teilnehmerinnen wiedergegeben wird. Sie muss so ausführlich beschrieben werden, dass die Leserinnen beurteilen können, wie wichtig die Schilderung für ihre praktische Arbeit ist.

vgl. Beck 1993

Kernaussage

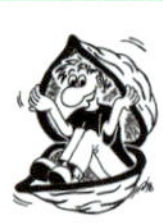

Gütekriterien qualitativer Forschung lassen sich – allein schon wegen der unterschiedlichen philosophischen Positionen dieses Ansatzes – nicht so leicht vereinheitlichen wie jene der quantitativen Forschung. Im angloamerikanischen Raum bezieht man sich zumeist auf die Gütekriterien Glaubwürdigkeit, Folgerichtigkeit und Angemessenheit.

Eine im deutschen Sprachraum häufig verwendete Version der Gütekriterien qualitativer Forschung ist die von Philipp Mayring (2002). Daher werden seine Gütekriterien hier näher beschrieben. Sie lauten:

Philipp Mayring ist Professor für Pädagogische Psychologie und Methodenlehre. Besonders bekannt ist seine Beschreibung spezieller Auswertungstechniken für die qualitative Forschung (qualitative Inhaltsanalyse).

1. **Verfahrensdokumentation**
2. **Argumentative Interpretationsabsicherung**
3. **Regelgeleitetheit**
4. **Nähe zum Gegenstand**
5. **Kommunikative Validierung**
6. **Triangulation**

Ad 1: Verfahrensdokumentation

In der qualitativen Forschung ist das Vorgehen meist sehr spezifisch und individuell, weil es ganz auf den jeweiligen Forschungsgegenstand abgestimmt ist. Meist werden die Untersuchungsmethoden für den Gegenstand speziell entwickelt oder abgeändert. Verfahrensdokumentation meint, dass alle diese Vorgänge detailliert beschrieben (dokumentiert) werden müssen, damit der Forschungsprozess für andere nachvollziehbar wird und nicht als willkürlicher und unüberprüfbarer Akt erscheint.

Ad 2: Argumentative Interpretationsabsicherung

Interpretationen spielen in der qualitativen Forschung eine entscheidende Rolle. Sie lassen sich aber nicht beweisen wie Rechenoperationen. Daher dürfen Interpretationen nicht nur gegeben, sondern sie müssen auch argumentativ begründet werden. Die Argumentation wiederum muss in sich schlüssig sein.

Ad 3: Regelgeleitetheit

Die Offenheit bezüglich Fragestellung und Vorgehensweise (siehe Kap. 3.2), die in der qualitativen Forschung herrscht, bedeutet natürlich nicht, dass willkürlich gearbeitet werden darf. Das Gütekriterium Regelgeleitetheit verlangt, dass bestimmte Regeln eingehalten werden. Das Material muss systematisch bearbeitet werden.

Zum Beispiel gibt die Inhaltsanalyse nach Mayring Regeln zur Auswertung der Daten vor, anhand derer man das gesamte Material bearbeitet.

Ad 4: Nähe zum Gegenstand

Unter „Nähe zum Gegenstand" versteht man die Forderung, sich in die Lebenswelt der Betroffenen zu begeben. Wenn man wissen möchte, wie jemand ein bestimmtes Ereignis erlebt, kann man das nicht am Schreibtisch oder im Labor herausfinden, sondern muss zu dem Betreffenden hingehen. Qualitative Forschung will an konkreten sozialen Phänomenen ansetzen.

Ad 5: Kommunikative Validierung

Die Gültigkeit qualitativer Forschungsergebnisse kann man überprüfen, indem man sie den Beforschten vorlegt und mit ihnen darüber diskutiert. Mit kommunikativer Validierung kann aber auch gemeint sein, dass die Überprüfung der Ergebnisse innerhalb des Forscherteams stattfindet, indem die Forscherinnen darüber diskutieren.

Ad 6: Triangulation

Die Verbindung verschiedener Erhebungsmethoden (z. B. Interview und Beobachtung) kann die Qualität der Ergebnisse erhöhen, weil die Betrachtung eines Phänomens aus mehreren Perspektiven oft ein klareres Bild erzeugt. Auch unterschiedliche Interpretationen der Forschungsergebnisse (z. B. indem man die Interpretation der Daten von mehreren Forscherinnen vornehmen lässt) oder der Vergleich, wie sich Wege der Datenanalyse auf die Ergebnisse auswirken, sind Möglichkeiten, um verschiedene Perspektiven zu gewinnen.

Kernaussage

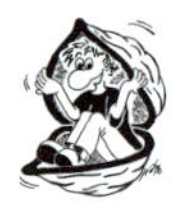

Die Gütekriterien nach Mayring heißen 1. Verfahrensdokumentation (Beschreibung des Vorgehens), 2. argumentative Interpretationsabsicherung (Begründung der Interpretationen), 3. Regelgeleitetheit (Einhaltung einer bestimmter Systematik), 4. Nähe zum Gegenstand (Forschung im Feld), 5. kommunikative Validierung (Diskussion der Forschungsergebnisse) und 6. Triangulation (Betrachtung aus mehreren Perspektiven).

Fällt es Ihnen schwer, die Beutung der Gütekriterien zu verstehen? Und zu verstehen, warum man die Gütekriterien Objektivität, Validität und Reliabilität nicht für die qualitative Forschung heranziehen kann? Vielleicht hilft der folgende Vergleich etwas!

Forschung ist ein großer Obstsalat

Ein Beitrag zum Verständnis der Bewertung qualitativer und quantitativer Forschungsarbeiten

Stellen Sie sich vor, Sie wollten einen Obstsalat machen. Sie gehen auf den Markt und kaufen Bananen und Äpfel. Wie beurteilen Sie die Qualität des Obstes? Nach verschiedenen Kriterien. Eine „gute" Banane z. B. soll gelb sein (nicht grün, aber auch nicht braun), sie soll prall sein, gekrümmt und Ähnliches mehr. Wenn Sie nun Äpfel kaufen, so beurteilen Sie ebenfalls deren Güte – denn Sie wollen ja auch hier erstklassiges Obst –, aber Sie werden andere Kriterien zur Beurteilung heranziehen. Ein Apfel muss nicht unbedingt gelb sein, und krumm und länglich darf er gar nicht sein, oder? ...

Und genauso ist es mit der Forschung! Quantitative Forschung ist die Banane und qualitative Forschung ist der Apfel. Wenn Sie nun die Güte einer qualitativen Forschungsarbeit betrachten wollen, so dürfen Sie nicht die Kriterien verwenden, mit denen Sie eine quantitative Arbeit beurteilen würden.

Sie würden sonst einen Apfel nach Bananenkriterien beurteilen, und dann könnte der Apfel nie gut sein! Forschung ist wie ein großer Obstsalat – und für einen guten Obstsalat braucht es unterschiedliche Früchte.

Um Pflege erforschen zu können, braucht es daher auch verschiedene Forschungsansätze oder -wege. Damit der Obstsalat lecker wird, müssen auch die Früchte erstklassig sein. Um erstklassige Früchte zu finden, müssen wir wiederum die richtigen Beurteilungskriterien für eine qualitativ hochwertige Banane oder einen Apfel kennen. Daher ist es wichtig, über die unterschiedlichen Bewertungskriterien für quantitative und qualitative Forschung Bescheid zu wissen.

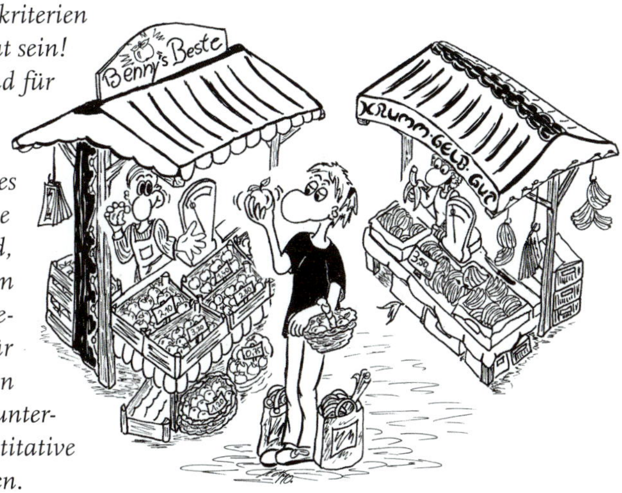

3.1.5 Kombination von quantitativer und qualitativer Forschung

Werden in der Forschung bei der Untersuchung eines Phänomen nun mehrere Methoden oder Ansätze eingesetzt, so bezeichnet man dies als Triangulation. Der Begriff *Triangulation* ist an sich einer, der in vielen Bereichen vorkommt, wie z. B. in der Vermessungstechnik, in der Navigation oder in der Astronomie. Unter Triangulation allgemein wird verstanden, dass man durch verschiedene (mehrere) Bezugspunkte die genaue Position eines Objekts bestimmen kann. Umgelegt auf die Forschung heißt dies, dass man mit unterschiedlichen Methoden ein Phänomen (bzw. unterschiedliche Aspekte eines Phänomens) erfassen kann (vgl. Kelle/Erzberger 2004).

Triangulierung

von lat. *triangulum*, „Dreieck“) – ein Dreieck bilden, dreieckig machen

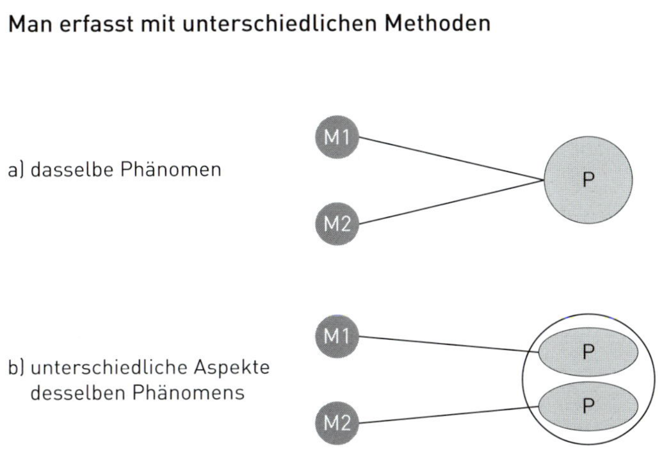

Abbildung 9
Methodentriangulation

Bei der Methodentriangulation kann man prinzipiell zwei Formen unterscheiden:

1. Die **methodeninterne Triangulation**: Hier werden zur Beantwortung der Forschungsfrage zwei Verfahren verwendet, die beide zum gleichen – entweder zum quantitativen oder zum qualitativen – Forschungsansatz gehören.
2. Die **methodenübergreifende Triangulation**: Dabei werden innerhalb ein und derselben Forschungsarbeit qualitative und quantitative Verfahren miteinander kombiniert.

vgl. Holloway/Wheeler 1997

In der pflegewissenschaftlichen Forschung wird der Begriff „methodenübergreifende Triangulation" – also die Kombination von quantitativer und qualitativer Forschung – zunehmend durch die Termini „Mixed Method Design", „Mixed Methods" oder „Multimethod Research" ersetzt. Creswell und Plano Clark (2007) sprechen im Zusammenhang mit Mixed Method Designs von drei Möglichkeiten, Daten zu mixen (siehe Abbildung 10): 1. vom Fusionieren (merging/converging – zwei Datensets werden zusammengebracht), 2. vom Verknüpfen im Sinne von ankoppeln, anschließen (connecting – ein Datenset baut auf dem anderen auf) und 3. vom Einbetten (embedding – ein Datenset wird in das andere eingebettet, sodass ein Typ von Daten eine unterstützende Rolle für den anderen Datentyp spielt [vgl. Creswell/Plano Clark 2007, S. 7]).

Das Mixed-method-Design wird als gute Möglichkeit gesehen, die komplexen Phänomene der Pflege erforschen zu können und erfreut sich zunehmender Beleibtheit.

Abbildung 10
Drei Wege, qualitative und quantitative Daten zu mixen
Creswell/Plano Clark 2007, S. 7

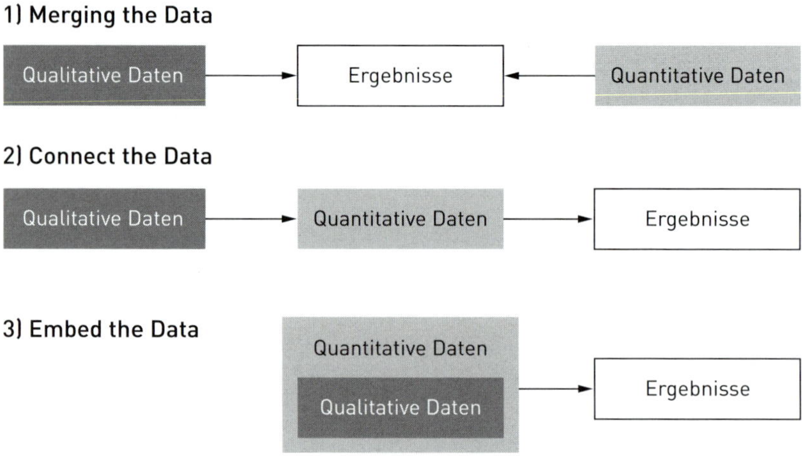

Die methodenübergreifende Triangulation ist nicht unumstritten. Als wichtigster Einwand dagegen gilt das Argument, dass die Systematik des jeweiligen Ansatzes nicht gewahrt werden kann, weil beide Verfahren völlig unterschiedliche Auffassungen von Wissenschaftlichkeit und

Realität besitzen. Bei der methodenübergreifenden Triangulation muss man daher beachten, dass die unterschiedlichen Denkweisen berücksichtigt werden, dass jede Methode in sich stimmig ist und es zu keinen Vermischungen oder Wertungen kommt.

Beispiele

Martin et al. (2010) führten zur Erfassung der Pflege- und Führungskompetenz und ihrer Zusammenhänge mit Arbeitsumgebungsqualität, Pflegequalität und Berufszufriedenheit eine Evaluationsstudie mit einem Mixed-method-Design durch, bei dem zuerst quantitative Daten (Umfrage mithilfe eines Fragebogens) und anschließend qualitative Daten (Fokusgruppeninterviews) gesammelt und analysiert wurden. Die Daten des qualitativen Anteils wurden für eine Vertiefung und Erklärung der quantitativen Anteils herangezogen.

Kernaussage

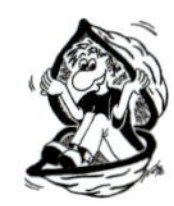

Die Kombination mehrerer Verfahren in einer Untersuchung bezeichnet man als Triangulation. Die methodeninterne Triangulation kombiniert Verfahren aus ein und demselben Forschungsansatz, die methodenübergreifende Triangulation kombiniert Verfahren aus dem quantitativen und dem qualitativen Ansatz.

3.1.6 Die Bedeutung quantitativer und qualitativer Methoden in der Pflegeforschung

Betrachtet man die Entwicklung der Pflegeforschung und ihr Verhältnis zu quantitativen und qualitativen Forschungsansätzen, so lassen sich unterschiedliche Strömungen feststellen. In den USA war die Pflegeforschung lange Zeit stark durch ein naturwissenschaftliches Verständnis von Wissenschaft geprägt, was sich in der Bevorzugung des quantitativen Forschungsansatzes äußerte. Qualitative Arbeiten wurden lange Zeit als unwissenschaftlich abgetan und daher auch nicht veröffentlicht (vgl. Carr 1994). Auch in Ländern wie Österreich, wo die Pflege stark durch die Naturwissenschaften beeinflusst und traditionell eng mit der Medizin verbunden ist, wurde die Pflegeforschung zuerst überwiegend durch den quantitativen Ansatz geprägt, sodass qualitative Forschungsarbeiten erst langsam Anerkennung finden. Die Schweiz hingegen hat eher eine „qualitative" Forschungstradition. Auch in Skandinavien besitzen qualitative Forschungsarbeiten einen hohen Stellenwert. Diese Entwicklungen sind sehr vom jeweiligen Wissenschaftsverständnis der Pflege und von den Einflüssen anderer Wissenschaftsbereiche abhängig. Nicht unwesentlich prägen auch die „Pionierinnen" mit ihrem Wissenschaftsverständnis gerade die Anfänge der Pflegeforschung im jeweiligen Land.

Ungeachtet der verschiedenen Traditionen sollte es in der Pflegeforschung aber nicht um eine „Entweder-oder-Position“ und nicht um Polarisierung gehen. Man muss sich beider Ansätze gleichermaßen bedienen, um einen so komplexen Gegenstand wie die Pflege mittels Forschung erschließen zu können. Qualitatives Arbeiten eignet sich besonders gut zur Erforschung menschlicher Erfahrungen auf dem Gebiet der Gesundheit. Es eignet sich dazu, das Erleben von Patientinnen und Helferinnen zu ergründen und auf diese Weise wichtige Phänomene von Krankheit und Gesundheit zu verstehen. Dies ist nicht nur die Basis für ein ganzheitliches Verständnis der Phänomene der Pflege, sondern auch für die Entwicklung von Theorien und Konzepten, die die (Er-)Lebenswelt der Betroffenen abbilden. Aber auch die quantitative Forschung nimmt eine bedeutende Rolle ein, wenn es darum geht, das Pflegewissen weiterzuentwickeln. Die Bestimmung, wie häufig ein bestimmtes Pflegephänomen auftritt, die Untersuchung der Wirkung bestimmter Pflegehandlungen und die Entwicklung von Gesetzmäßigkeiten sind ebenfalls wichtige Anliegen der Pflegeforschung.

In der Wissenschaft geht es nicht darum, persönlichen Vorlieben nachzugeben und, ihnen folgend, eine bestimmte Methode oder einen bestimmten Ansatz zu bevorzugen. Die Entscheidung, ob man qualitativ oder quantitativ vorgeht, hängt in erster Linie von der Problemstellung ab – und von der Frage, welcher Weg am besten geeignet ist, um dieses Problem zu lösen oder jene Frage zu beantworten. Unterschiedliche Fragestellungen verlangen unterschiedliche Zugangsweisen.

Die Wahl des Forschungsansatzes hängt also in erster Linie von der Fragestellung ab, die es zu beantworten gilt. Will man z. B. erforschen, ob eine bestimmte pflegerische Intervention die präoperative Angst der Patientinnen mindert, so wird man dieser Fragestellung mithilfe von quantitativen Methoden nachgehen. Will man hingegen das Wesen der Angst vor einer Operation erforschen, so muss man den qualitativen Ansatz wählen.

Die Entscheidung für den einen oder den anderen Forschungsansatz hängt aber auch davon ab, welcher Art das Phänomen ist, das man untersuchen möchte, und ob die Grundlagen dazu bereits erforscht wurden oder ob man sich auf komplettes Neuland begibt. Qualitative Methoden sind dann sinnvoll, wenn über ein bestimmtes Phänomen wenig bekannt ist, wenn man ein Phänomen von innen heraus, aus der persönlichen, subjektiven Sichtweise angehen möchte, wenn es um die Entwicklung von Theorien oder Konzepten geht, wenn man Grundlagen für die Pflegewissenschaft erforschen möchte. Wenn es hingegen darum geht, theoretische Annahmen zu überprüfen, wenn Zusammenhänge erforscht werden sollen, wenn die Fragen „Wie viel?“, „Wie oft?“, „Wie groß?“ etc. beantwortet werden sollen, dann ist der quantitative Forschungsansatz zu wählen.

Pflegeforschung sollte sich daher immer an den Fragen und Problemstellungen der Praxis orientieren und die Vorteile beider Forschungsansätze zur Beantwortung dieser Fragen und zur Lösung der Probleme nutzen. Es ist wissenschaftlich nicht gerechtfertigt, sich einer engstirnigen Vorliebe für den einen oder anderen Ansatz hinzugeben.

In zunehmendem Maße wird gefordert, die Sicherung der Qualität in der Gesundheitsversorgung – und damit auch die Sicherung der Qualität in der Pflege – zu gewährleisten. Es ist aber quantitative und qualitative Pflegeforschung vonnöten, um zu erkennen und zu bewerten, welchen Beitrag die Pflege leistet (vgl. Bartholomeyczik 1992, S. 323).

Kernaussage

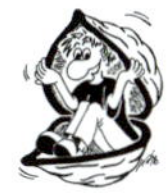

Der quantitative und der qualitative Ansatz haben in der Pflegeforschung der verschiedenen Länder eine jeweils unterschiedliche Verbreitung und Tradition. Die Verwendung qualitativer oder quantitativer Methoden ist jedoch keine Geschmackssache, sondern hängt 1. vor allem von der Fragestellung ab, 2. auch von der Art des zu untersuchenden Phänomens und 3. davon, ob die Grundlagen dieses Gebietes bereits erforscht sind. Grundsätzlich sind beide Forschungsansätze notwendig, um alle Phänomene der Pflege zu erforschen.

3.1.7 Vertiefung des Lernstoffs

Zum Wiederholen

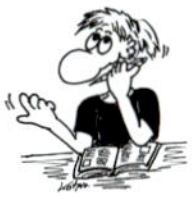

- Forschungsansatz
- qualitative Forschung
- quantitative Forschung
- induktiv – deduktiv
- Phänomenologie
- Grounded Theory
- Ethnografie
- Gütekriterien
- Objektivität
- Reliabilität
- Validität
- Glaubwürdigkeit
- Folgerichtigkeit
- Angemessenheit
- Triangulation
- methodeninterne Triangulation
- methodenübergreifende Triangulation
- Mixed Methods

Zum Üben

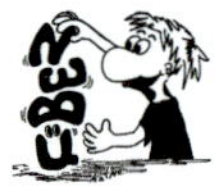

1. Besorgen Sie sich aus einer Bibliothek oder Datenbank eine quantitative und eine qualitative Forschungsarbeit. Wählen Sie am besten Arbeiten aus einer einschlägigen Fachzeitschrift, z. B.: Kleinknecht Michael, Neuhaus Thomas J., Landolt Markus A. (2009): Pflegebedürfnisse nierentransplantierter Jugendlicher. Pflege 22/3, S. 172–182, sowie Wiederhold Dietmar, Langer Gero, Landenberger Margarete (2009): „Was kann ich noch tun, was darf ich noch tun?" Das ambivalente Erleben und der Schulungsbedarf von Patienten in der Frühphase nach einer Nierentransplantation. Pflege 22/5, S. 329–339. Lesen Sie beide Arbeiten durch und denken Sie allein oder gemeinsam mit einer Studienkollegin über folgende Fragen nach:

- Woran erkennt man den jeweiligen Forschungsansatz?
- Welche Grundprinzipien der quantitativen bzw. der qualitativen Forschung können Sie in diesen Arbeiten erkennen, welche nicht?
- Inwieweit kann man erkennen, ob und welchen Gütekriterien dabei Rechnung getragen wurde? (Wiederholen Sie bei dieser Gelegenheit Kap. 3.1.4!)

Zum Nachlesen

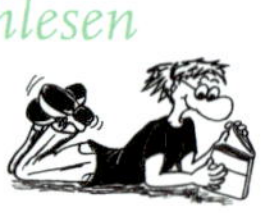

Holloway Immy, Wheeler Stephanie: Qualitative Pflegeforschung – Grundlagen qualitativer Ansätze in der Pflege. Ullstein Medical, Wiesbaden 1997 (261 Seiten), S. 3–23

Wenn Sie mehr über qualitative Forschung wissen wollen, so ist dieses Buch ein sehr guter Einstieg. Im ersten Kapitel wird gut verständlich das Wesen qualitativer Forschung erklärt. Ausgehend vom geschichtlichen Hintergrund und einer Erläuterung, warum qualitative Forschung in der Pflege durchgeführt wird, legen die Autorinnen die wesentlichen Merkmale qualitativer Forschung dar. Qualitative und quantitative Forschung werden anhand der ihnen zugrunde liegenden Philosophien einander gegenübergestellt. Weiters können Sie Ihr Wissen über Phänomenologie, Grounded Theory und Ethnografie vertiefen.

3.2 Forschungsdesigns

Lernziel

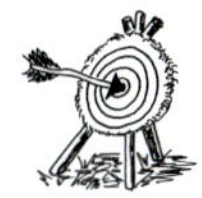

Warum ist es wichtig, dass Sie sich mit diesem Kapitel auseinandersetzen?

Damit Sie ...

... die Charakteristika und Anwendungsmöglichkeiten der wichtigsten Designs kennen;

... insbesondere den Unterschied zwischen experimenteller und nichtexperimenteller Forschung kennen;

... das jeweilige Design einer Forschungsarbeit erkennen können.

Im vorigen Kapitel wurden die zwei großen Forschungsrichtungen oder -ansätze, die quantitative und die qualitative Forschung, vorgestellt und in ihren Grundzügen erläutert. Wählt man zur Bearbeitung einer Forschungsfrage den einen oder den anderen Ansatz aus, so eröffnet sich eine weitere Ebene und damit eine weitere, nun schon konkretere Frage: Wie soll die zu erstellende Forschungsarbeit aufgebaut sein, wie werden die verwendeten Methoden angeordnet? Damit ist man bei den verschiedenen Forschungsdesigns oder -typen angelangt.

Design

= Entwurf, Formgebung, Anordnung der Elemente zu einem Gesamtwerk

Das Studien- oder Forschungs*design* beschreibt die grundsätzliche Anordnung, das Vorgehen bei einer Forschungsarbeit; es legt den Weg fest, den man gehen möchte. Das Design ist den konkreten Erhebungs- und Auswertungsmethoden übergeordnet, weil es bestimmt, wie diese Methoden angeordnet und verwendet werden.

Die Auseinandersetzung mit den verschiedenen Designs ist hauptsächlich für die quantitative Forschung von Bedeutung. Dort gibt es – im Gegensatz zur qualitativen Forschung – eine große Anzahl und viele Variationen von Designs. Daher wird dem folgenden Kapitel die in der quantitativen Forschung übliche Unterscheidung zwischen experimentellen und nichtexperimentellen Designs als Struktur zugrunde gelegt.

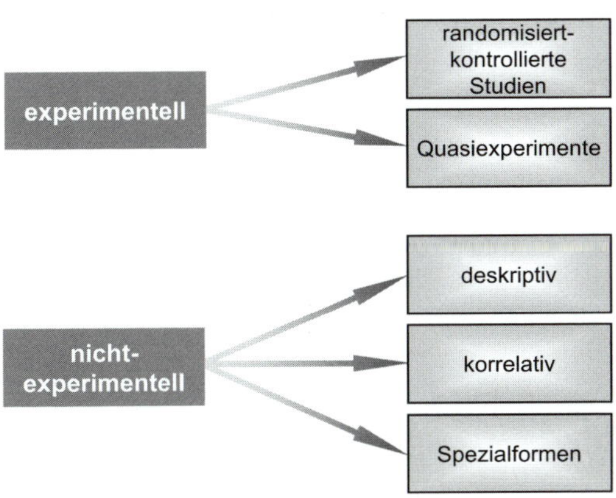

Abbildung 11

Experimentelle Designs – nichtexperimentelle Designs

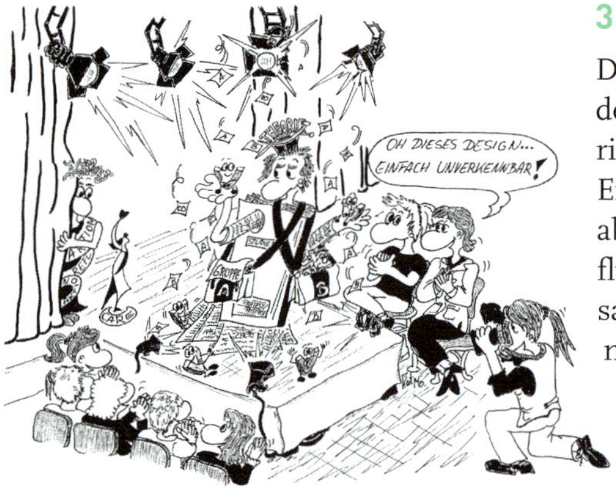

3.2.1 Experimentelle Designs

Das Experiment ist die klassische Forschungsmethode der Naturwissenschaften, um Hypothesen und Theorien zu überprüfen. Man interessiert sich dabei für die Erforschung von Ursache und Wirkung. Dazu wird vorab eine *Hypothese* formuliert, die festlegt, wie die Einfluss nehmenden Faktoren und ihre Auswirkungen zusammenhängen. Solche Einfluss nehmende Faktoren nennt man *Variablen*, genauer: unabhängige Variablen. Die Auswirkungen hingegen werden als abhängige Variablen bezeichnet. Im Experiment wird also untersucht, inwiefern ein bestimmter Faktor (die sogenannte „unabhängige Variable") eine Situation, einen Zustand oder ein Verhalten (die sogenannte „abhängige Variable") beeinflusst.

Hypothese
= die Vermutung über eine Beziehung zwischen zwei oder mehreren Variablen

Variable
(lat.) = „die Veränderliche". Hier ist die Variable ein Faktor, den man in einem Experiment im Auge behält, weil man entweder seine Auswirkung oder seine Veränderung untersuchen möchte.

Unabhängige Variable
= diejenige Variable, die in die experimentelle Untersuchung hineingetragen und bewusst verändert wird, um ihre Auswirkungen (auf die abhängige Variable) beobachten zu können

Abhängige Variable
= die in der experimentellen Forschung gemessene Verhaltensweise oder Reaktion, von der man annimmt, dass sie durch die unabhängige Variable verändert worden ist

Beispiel

Hypothese: Die Anwendung von Kältetherapie (unabhängige Variable) kann Ausmaß und Schwere von Mukositis (abhängige Variable) bei Patientinnen mit Chemotherapie reduzieren.

Um diese Hypothese zu überprüfen, stellt man zwei (oder mehrere) vergleichbare Gruppen einander gegenüber. Bei einer Gruppe findet eine durch die Forscherin gesetzte Veränderung statt (man führt z. B. eine spezielle Therapie durch); diese Gruppe erhält den Namen Versuchsgruppe. Die andere Gruppe erfährt keine Veränderung. Sie dient zum Vergleich und wird Kontrollgruppe genannt.

Damit man überprüfen kann, ob der Zusammenhang zwischen der Veränderung und ihrer angenommenen Auswirkung ursächlich ist (und es sich nicht um zwei Phänomene handelt, die zwar stets gemeinsam auftreten, aber nicht ursächlich miteinander verknüpft sind), müssen folgende Bedingungen erfüllt sein:

- Es muss eine Beziehung zwischen der *unabhängigen Variable* (z. B. der Kältetherapie) und der *abhängigen Variable* (z. B. der Mukositis) vorhanden sein.
- Diese Beziehung darf nicht durch einen anderen Einfluss erklärbar sein (z. B. darf man die Verminderung von Ausmaß und Schwere der Mukositis nicht auf andere Ursachen zurückführen können).

Kernaussage

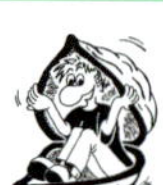

Ein Experiment ist ein Untersuchungsdesign, bei dem nach kausalen Zusammenhängen geforscht wird. Dazu werden eine oder mehrere Hypothesen aufgestellt, die die Beziehung zwischen den unabhängigen Variablen (verursachenden Faktoren) und den abhängigen Variablen (Auswirkungen) beschreiben. Diese Beziehung wird an zwei Gruppen getestet. Bei der Versuchsgruppe findet die entsprechende Veränderung statt, die Kontrollgruppe erfährt keine solche Veränderung.

Das klassische Experiment

Beim klassischen Experiment werden aus einer Gesamtmenge von Personen (oder Dingen) nach einem systematischen Zufallsverfahren (Randomisierung; siehe nächste Seite) zwei miteinander vergleichbare Gruppen gebildet (**Versuchsgruppe** und **Kontrollgruppe**). Nun wird in beiden Gruppen diejenige Variable gemessen, die sich laut Hypothese später verändern soll (in unserem Beispiel sind dies Ausmaß und Schwere der Mukositis). Diese erste Messung wird **Prätest** genannt.

prae

(lat.) = Vorsilbe mit der Bedeutung „vor“, „voraus“

Nach dem Prätest erfährt die Versuchsgruppe nun eine Intervention, d.h. es wird eine bestimmte Handlung gesetzt, deren Wirkung man überprüfen möchte. Man nennt dies **Manipulation** der unabhängigen Variablen. Bei der **Kontrollgruppe** findet die betreffende Intervention nicht statt. Nun wird in beiden Gruppen zum zweiten Mal derjenige Faktor gemessen, der sich gemäß der Hypothese durch die Intervention ändern sollte. Diese zweite Messung heißt **Posttest**. Nun können beide Messungen verglichen werden und man kann bestimmen, ob und bei welcher Gruppe sich die betreffende Variable (hier: die Mukositis) verändert hat. Die Kontrollgruppe dient dabei – wie schon der Name sagt – der Kontrolle, ob die Veränderung tatsächlich auf die Intervention zurückzuführen ist und nicht auf andere Ursachen, die vielleicht ohne Zutun der Forscherin von selbst aufgetreten wären.

post

(lat.) = Vorsilbe mit der Bedeutung „nach“, „hinter“

Dies ist das Design eines klassischen Experiments, das aufgrund der beiden Messungen, die vor und nach der Intervention stattfinden, **Prätest-Posttest-Design** heißt.

Kernaussage

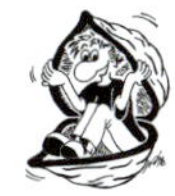

Beim klassischen Experiment werden mittels Randomisierung zwei Gruppen gebildet. Nach dem Prätest wird die Versuchsgruppe einer Intervention ausgesetzt, die Kontrollgruppe hingegen nicht. Nach der Intervention wird die gemäß der Hypothese erwartete Auswirkung in Form eines Posttests gemessen. Diese Vorgangsweise wird Prätest-Posttest-Design genannt.

Für die Messungen können verschiedene Methoden eingesetzt werden: eine physikalische Messung (z. B. des Blutdrucks) kommt ebenso infrage wie deskriptive Methoden, etwa Befragung oder Beobachtung.

Dass die Verwendung verschiedener Messmethoden im Rahmen eines Experiments möglich ist, macht deutlich, dass das Experiment keine Methode der Datenerhebung ist, sondern ein Forschungsdesign.

Abbildung 12
Aufbau des klassischen Experiments (Prätest-Posttest-Design)

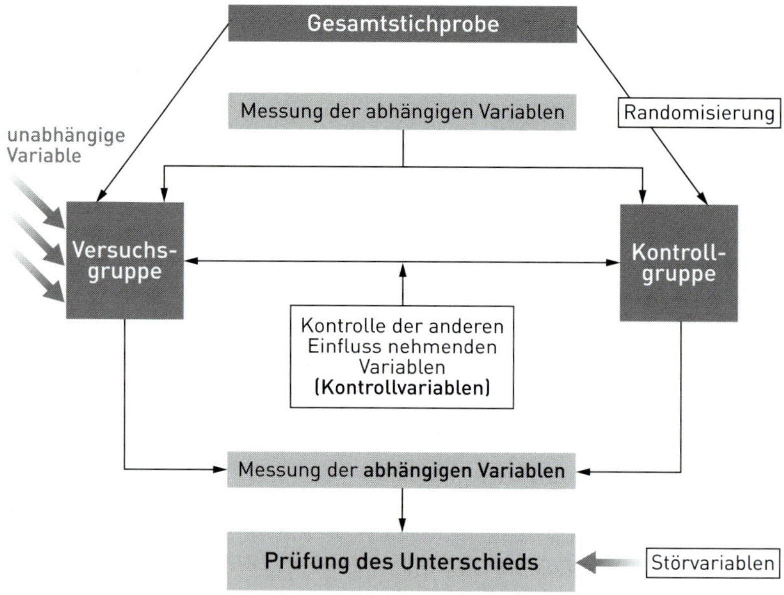

Das klassische Experiment, das hier beschrieben wurde, ist durch folgende **Kennzeichen** charakterisiert:

1. **Randomisierung**
2. **Manipulation der unabhängigen Variablen**
3. **Kontrolle**
4. **Messung der abhängigen Variablen**

Ad 1: Randomisierung (Zufallsverteilung)

Unter Randomisierung versteht man die Zuordnung der Versuchspersonen zur Versuchsgruppe und zur Kontrollgruppe nach einem bestimmten **systematischen Zufallsschema.** Für jede Versuchsperson ist so die Wahrscheinlichkeit, in die Versuchsgruppe zu kommen, gleich groß. Dies bedeutet ein gewisses Maß an Sicherheit, dass bestimmte Charakteristika der Probandinnen, die Einfluss auf das Ergebnis nehmen könnten (wie z. B. das Alter oder bestimmte Vorerfahrungen), in beiden Gruppen gleichmäßig verteilt sind. Eine Garantie, dass solche Einflüsse ausgeschaltet werden, erhält man jedoch auch durch die Randomisierung nicht.

Beispiel

Mahler et al. (2004) führten eine Randomisierung mittels Losverfahren durch. Dabei wurden für die angestrebte Stichprobe von 60 Kindern 60 Kuverts in einem Karton deponiert. In 30 Kuverts befand sich ein Zettel mit einer Zuweisung zur Kontrollgruppe, in den anderen 30 eine Zuweisung zur Versuchsgruppe. Entsprach ein Kind den allgemeinen Auswahlkriterien, so wurde dem Karton ein Kuvert entnommen und das Kind der entsprechenden Gruppe zugeordnet.

Ad 2: Manipulation (der unabhängigen Variablen)

Manipulation bedeutet hier die **Veränderung einer oder mehrerer (unabhängiger) Variablen**. Die Forscherin „tut etwas" mit einer Gruppe von Versuchspersonen, sie setzt eine oder mehrere Interventionen, deren Wirkung sie mithilfe des Experiments überprüfen möchte. Diese Interventionen müssen standardisiert sein, d. h. sie müssen für alle Versuchspersonen in derselben Form erfolgen.

Ad 3: Kontrolle

Die Kontrolle betrifft alle Variablen, die möglicherweise ebenfalls einen Einfluss auf das Ergebnis haben (*intervenierende* **Variablen**). Sie ist notwendig, damit die Auswirkung der Manipulation ausschließlich auf die zu überprüfende Intervention (auf die unabhängige Variable) zurückgeführt werden kann. Kontrolle kann z. B. durch die Standardisierung bestimmter Situationen oder Handlungen erfolgen. Bei der Untersuchung zur Auswirkung der Kryotherapie beispielsweise müssen sowohl die Anwendung der Kryotherapie selbst als auch alle anderen Mundpflegemaßnahmen standardisiert werden.

intervenieren
(lat.) = sich einmischen

Ad 4: Messung (der abhängigen Variablen)

Die Auswirkung der Manipulation wird anhand einer oder mehrerer Variablen (abhängige Variablen) gemessen. Die dabei angewendeten Messmethoden oder Instrumente müssen objektiv, reliabel und valide sein (siehe Kap. 3.1.4).

Treffen alle diese Kennzeichen auf das Experiment zu, so spricht man von einer **randomisiert-kontrollierten Studie** (randomized controlled trial, RCT).

Kernaussage

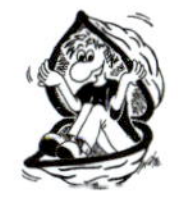

Die Kennzeichen eines klassischen Experiments sind 1. Randomisierung, 2. Manipulation der unabhängigen Variablen, 3. Kontrolle der intervenierenden Variablen, 4. Messung der abhängigen Variablen. Sind alle Merkmale gegeben, spricht man von einer randomisiert-kontrollierten Studie (RCT).

Es gibt verschiedene Formen experimenteller Designs, die jedoch alle auf dem Design des „klassischen" Experiments beruhen; sie sind lediglich Varianten davon.

Beispiel

Mahler et al. (2004) beschäftigten sich mit dem Problem des Wundseins im Genitalbereich bei Frühgeborenen. Auf der Neonatologie-Station des Universitätsklinikums in Heidelberg waren, ausgehend von den Erfahrungen aus der Stomapflege, Hydrokolloidplatten als Behandlungsmethode vereinzelt mit gutem Erfolg eingesetzt worden. Die Forscherinnen stellten nun folgende Hypothese auf: „Durch Aufbringen eines Hydrokolloids auf die wunde Gesäßhaut eines Frühgeborenen findet eine schnellere Wundheilung statt".

Um die Richtigkeit der Hypothese zu prüfen, führten sie ein Experiment durch, bei dem sie zwei Gruppen von Neugeborenen (die im Genitalbereich alle einen Wundheitsgrad von mindestens 1 hatten) verglichen: die Versuchsgruppe, in der alle Babys von Beginn an mit einer Hydrokolloidplatte behandelt wurden, und die Kontrollgruppe, die eine auf der Station übliche Standardbehandlung (die sich nach dem Wundheitsgrad richtete) erhielt. Die Randomisierung (Verteilung auf Versuchs- und Kontrollgruppe) erfolgte mittels Losverfahren. Die Behandlungsmethoden waren in beiden Gruppen standardisiert, und der Status der Hautverhältnisse im Windelbereich wurde mithilfe eines erprobten Instruments anhand einer 5-stufigen Skala (Grad 0 bis Grad 4) gemessen.

Weiters wurde ermittelt, ob bestimmte Faktoren wie z. B. Geburtsgewicht, Gewicht zu Studienbeginn, Ernährung, Medikamente, Stuhlfrequenz etc. einen Einfluss auf die Wundheilung hatten.

Quasi-experimentelle Designs

Will man z. B. überprüfen, wie ein neues Schulungsprogramm für Herzinfarktpatientinnen sich auf deren zukünftiges Gesundheitsverhalten auswirkt, so ist es in der Praxis oft nicht möglich, die Patientinnen auf einer Station unterschiedlich zu schulen. Man verzichtet daher auf eine Randomisierung und vergleicht z. B. zwei Herzstationen mit ähnlicher Patientenpopulation miteinander.

Neben dem klassischen Experiment und seinen Variationen gibt es auch sogenannte **quasi-experimentelle Designs**. Quasi-Experimente haben einen experimentellen Aufbau, es fehlen ihnen jedoch einige charakteristische Merkmale des klassischen Experiments, z. B. die Randomisierung der Versuchspersonen oder die Kontrollgruppe. Was ihre Verwendung anbelangt, so ähneln Quasi-Experimente den Experimenten: Sie dienen zur Überprüfung von Ursache-Wirkungs-Beziehungen. Jedoch ist das Ausmaß an Kontrolle bei quasi-experimentellen Designs entsprechend geringer.

Die Schwächen quasi-experimenteller Designs zeigen sich darin, dass keine eindeutige Aussage über Ursache und Wirkung gemacht werden kann, weil z. B. die Kontrollgruppe zum Vergleich der Ergebnisse fehlt. Die Stärken bestehen darin, dass Quasi-Experimente in der Praxis leichter durchzuführen sind und manchmal weniger ethische Probleme mit sich bringen als reine Experimente.

Beispiel

Heering (2004) untersuchte in seiner Studie, ob der Rapport (RAP; Dienstübergabe, Pflegevisite) in Anwesenheit der Patientinnen wirklich dazu beiträgt, dass sich diese aktiv an den Entscheidungsfindungen in der Pflege beteiligen. Da dies nicht direkt gemessen werden kann, wurde die Auswirkung des RAPs auf die sogenannte Kontrollüberzeugung (locus of control) der Patientinnen (die als wichtiger Hinweis auf aktives Verhalten angesehen wird) gemessen. Folgende Hypothese war der Ausgangpunkt der Studie: „Die internale Kontrollüberzeugung von Patienten, die einmal täglich am Rapport mit den Patienten (Pflegevisite) teilnehmen, nimmt zwischen Aufnahme und Entlassungstag stärker zu als die Kontrollüberzeugung bei Patienten einer Kontrollgruppe ohne RAP“.

Kontrollüberzeugungen geben an, ob und inwieweit ein Mensch der Überzeugung ist, den Lauf der Ereignisse aktiv beeinflussen zu können.

Zur Überprüfung der Hypothese wurde ein experimentelles Design herangezogen. Dabei wurden die Patientinnen zweier chirurgischer Stationen untersucht. Auf Station A wurde der RAP in Anwesenheit der Patientinnen durchgeführt (Versuchsgruppe), auf Station B (Kontrollgruppe) erfolgte die traditionelle Dienstübergabe im Stationszimmer. Gemessen wurde die Kontrollüberzeugung aller Patientinnen jeweils zu Beginn und am Ende des Krankenhausaufenthalts. Da hier die Randomisierung der Patientinnen (aus organisatorischen und ethischen Gründen) entfallen musste, entspricht das Design einem Quasi-Experiment.

Kernaussage

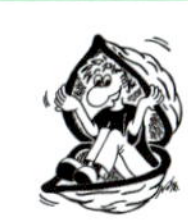

Quasi-Experimente haben einen experimentellen Aufbau, wobei eines oder mehrere Charakteristika des Experiments fehlen. Der Vorteil von Quasi-Experimenten liegt in der leichteren praktischen Durchführbarkeit, der Nachteil besteht darin, dass die Aussage über die kausale Beziehung zwischen den Variablen nicht so eindeutig getroffen werden kann.

Experimentelle Settings

Unter Setting versteht man die Umgebung und auch den Rahmen, in der oder in dem eine Forschungsstudie stattfindet. Man unterscheidet zwei experimentelle Settings:

- **Laborexperiment** und
- **Feldexperiment**.

Feldexperimente und Laborexperimente haben alle Merkmale gemeinsam, auch das Design – sie werden aber an verschiedenen Orten durchgeführt.

Zum Beispiel kann man bei Lernsituationen im Labor die äußeren Einflüsse für beide Gruppen gleich halten, während dies in der Wirklichkeit in zwei Schulklassen nicht möglich ist.

Laborexperimente finden in einem künstlichen Umfeld statt, d. h. die Forscherin hat beinahe uneingeschränkte Kontrolle über die Merkmale der Umgebung. Störfaktoren können dadurch besser ausgeschlossen werden. Die starke Kontrolle und die Möglichkeit einer kompletten Isolierung einzelner Variablen im Laborexperiment machen es aber schwierig, solche Ergebnisse auf die „Realität" (wo Phänomene selten isoliert auftreten) zu übertragen.

Feldexperimente finden im tatsächlich vorhandenen sozialen Umfeld statt. Hier können Störfaktoren nicht ganz, sondern nur eingeschränkt ferngehalten werden. Feldexperimente spiegeln im Gegensatz zu Laborexperimenten die Bedingungen der Wirklichkeit jedoch realistischer wider; die Ergebnisse können daher besser auf die Realität übertragen werden.

extern

(lat.) = außen, außen befindlich; intern (lat.) = innerlich

Sowohl im Laborexperiment als auch im Feldexperiment gibt es bekannte *externe* Störvariablen, die nicht beseitigt werden können. Im Laborexperiment können sie aber besser kontrolliert bzw. für alle Probandinnen leichter gleich gehalten werden.

Kernaussage

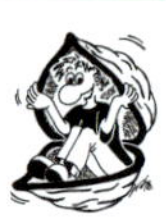

Unter Setting versteht man den Rahmen einer Studie. Bei den experimentellen Settings werden Laborexperiment und Feldexperiment unterschieden. Das Laborexperiment beschränkt sich auf eine künstliche Umgebung, wo Störfaktoren gut kontrolliert werden können. Das Feldexperiment findet im sozialen Umfeld statt, wo die Kontrolle von Störfaktoren schwieriger ist. Seine Ergebnisse können jedoch besser auf die Realität übertragen werden als die des Laborexperiments.

Kritik an experimentellen Studien

Da es in der Pflege wichtig ist, wirksame Maßnahmen zur Aufrechterhaltung und Wiederherstellung der Gesundheit zu entwickeln, hat das Experiment in der Pflegeforschung eine besondere Bedeutung. Die Überprüfung von Pflegeinterventionen im Hinblick auf ihre Wirksamkeit findet mithilfe experimenteller (und quasi-experimenteller) Designs statt.

Experimente haben viele Vorteile, wenn die Wirksamkeit bestimmter pflegerischer Handlungen erforscht werden soll. Es gibt jedoch auch Vorbehalte gegen sie. Ein Kritikpunkt ist, dass sie **selektiv**, also auswählend und unvollständig sind: Sie berücksichtigen die Wirklichkeit, in der die Menschen leben – die soziale Realität – nur unvollkommen, weil sie nur einen kleinen Ausschnitt des menschlichen Verhaltens betrachten, und auch diesen nur isoliert. Auf diese Weise geben Experimente die Wirklichkeit nur verzerrt wieder. So kann die einfache Tatsache, zu wissen, dass man im Mittelpunkt einer Untersuchung steht, die Ergebnisse der Studie beeinflussen. Die Versuchspersonen verhalten sich möglicherweise anders, beantworten Fragen anders etc. (vgl. Polit et al. 2004, S. 182–183).

Es gibt aber auch **ethische Bedenken** gegen Experimente, da es sich dabei immer um einen Eingriff in das Leben eines Menschen handelt. Diese Bedenken müssen – auch wenn der „Eingriff" nicht in jedem Fall schwerwiegende Folgen hat – unbedingt ernst genommen werden. Experimentelle Forschung braucht strenge ethische Richtlinien und Kontrolle durch Ethikkommissionen (siehe Kap. 2.2.7).

Ein weiteres Problem besteht darin, dass manches Phänomen sich nie der Logik experimenteller Forschung erschließen wird, denn gerade in der Gesundheits- und Sozialforschung gibt es immer wieder **Variablen**, die sich aus technischen oder ethischen Gründen **nicht manipulieren** lassen.

Auch wenn das Experiment als „sicherste" Methode im naturwissenschaftlichen Sinne gilt, um allgemeingültige Aussagen zu treffen, ist doch eines zu bedenken: Alle Handlungen des Menschen, der ja ein soziales Wesen ist, bleiben letztlich offen, lassen sich nicht festlegen. Im Gegensatz zu den Bewegungen der Materie kann man menschliches Verhalten (zumindest nach unserem heutigen Wissen) nicht endgültig berechnen (vgl. Atteslander 2000).

Kernaussage

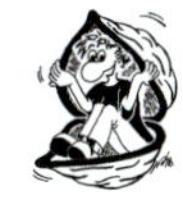

Die Kritikpunkte, die gegen Experimente vorgebracht werden, lauten, dass sie die Realität nur verzerrt wiedergeben, weil sie selektiv sind und das menschliche Verhalten beeinflussen, dass sie ethisch bedenklich sind und dass Phänomene existieren, die mit experimentellen Designs einfach nicht erforschbar sind.

3.2.2 Nichtexperimentelle Designs

Im Unterschied zu experimenteller Forschung wird bei nichtexperimentellen Studien keine Manipulation von Variablen vorgenommen. Dies eröffnet eine sehr große Variationsbreite verschiedener Designs. Im Folgenden wird zum einen zwischen korrelativen und *deskriptiven* Studien unterschieden. Weiters werden zwei Designs vorgestellt, die sich keiner dieser beiden Kategorien zuordnen lassen, nämlich die Aktionsforschung und die Evaluationsforschung. Da es eine sehr große Palette unterschiedlicher nichtexperimenteller Designs gibt, handelt es sich hier lediglich um eine beispielhafte Darstellung wichtiger Designs für die Pflegeforschung, keinesfalls um eine vollständige Aufzählung.

deskriptiv
= beschreibend

Korrelation

= Wechselbeziehung, Entsprechung, Zusammenhang

Korrelationsstudien (Wechselbeziehungsstudien)

Genauso wie beim Experiment geht es bei diesen Studien darum, die Beziehung oder den **Zusammenhang (Korrelation) zwischen zwei oder mehreren Variablen** zu erforschen. Eine Studie – auch wenn sie sich mit dem Zusammenhang beschäftigt – fällt aber nicht mehr unter den Begriff Experiment, wenn die unabhängige Variable nicht manipuliert wird (oder nicht manipulierbar ist). So prüfen Korrelationsstudien nur, ob eine Variable sich verändert, wenn sich auch die andere verändert. Sie prüfen nicht, ob die Veränderung einer Variable die Ursache für die Veränderung der anderen Variable ist! Da keine Manipulation stattfindet, hat man über die unabhängige Variable keine Kontrolle und kann nicht sagen, ob vielleicht beide Veränderungen gemeinsam auftreten, ohne einen ursächlichen Zusammenhang zu haben.

Es gibt beispielsweise eine Korrelation zwischen der Anzahl der Störche und der Geburtenrate in manchen Regionen. Dennoch sind die Störche nicht die Ursache für den Kinderreichtum dieser Gegenden!

Beispiel für eine Korrelationsstudie

Stürze von Patientinnen sind im Akutspital häufige Ereignisse und problematisch wegen ihrer direkten und indirekten Folgen. Ziel der Studie von Müller et al. (2009) war es nun, vorhersagbare Risikofaktoren für Stürze und sturzbedingte Verletzungen bei Patientinnen einer akutmedizinischen Klinik zu finden.
Dazu wurde eine retrospektive Fall-Kontrollstudie mittels Dokumentenanalyse durchgeführt. Die Fallgruppe bildeten Patientinnen, die während des Spitalsaufenthaltes gestürzt waren; die Kontrollgruppe wurde aus den bestehenden Patientendaten so gewählt, dass Alter, Geschlecht und medizinische Hauptdiagnose mit den Patientinnen der Fallgruppe übereinstimmten (dieses Vorgehen nennt man auch „matching“). Verschiedene Variablen wie z. B. Komorbidität (Nebendiagnosen), erhöhtes Sturzrisiko, frühere Sturzereignisse, Mobilitätsstörungen, verändertet Kognition, Sehrstörungen etc. wurden zum Vergleich der beiden Gruppen herangezogen.

Eine Fall-Kontrollstudie zählt zu den Korrelationsstudien

Man kann mithilfe von Korrelationsstudien daher zwar eine Aussage über die Beziehung zwischen verschiedenen Variablen machen (z. B. zwischen Angst und dem Ausmaß von Mobilität bei alten Menschen), jedoch kann man damit noch **keinen kausalen Zusammenhang** beweisen.

Kernaussage

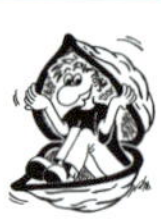

Korrelationsstudien prüfen, ob zwischen zwei oder mehreren Variablen ein Zusammenhang besteht, ohne dass dabei eine der Variablen manipuliert würde. Daher können zwar Zusammenhänge festgestellt, jedoch keine Aussagen über kausale Beziehungen gemacht werden.

Deskriptive Studien

Deskriptive Studien sind **beschreibende Studien**. Ihr Ziel ist es, ein erst wenig bekanntes Phänomen oder einen Ist-Zustand (z. B. eine bestimmte Situation oder ein bestimmtes Verhalten) möglichst vollständig darzustellen und zu analysieren. Dieses Design wird gewählt, wenn es darum geht, genaue Informationen über die Merkmale bestimmter Situationen, Institutionen oder Gruppen oder über die Häufigkeit eines bestimmten Phänomens zu sammeln.

Deskriptive Studien können sowohl dem quantitativen als auch dem qualitativen Forschungsansatz folgen.

Beispiel für eine quantitative deskriptive Studie

Hausmann (2009) ging der Frage nach, wie stark die Burn-out-Symptome bei österreichischen Pflegeschülerinnen im Vergleich zu diplomierten Pflegepersonen ausgeprägt sind. Um diese Frage zu beantworten, führte er eine quantitative, deskriptive Querschnittstudie durch. Mittels zweier standardisierter Fragenbögen – dem Maslach Burnout Inventory und der Satisfaction with Life Scale – wurden 179 Pflegeschülerinnen im dritten Ausbildungsjahr und 47 diplomierte Pflegepersonen im Bundesland Salzburg befragt.

Beispiel für eine qualitative deskriptive Studie

Hiemetzberger (2006) führte eine Studie zum Thema „Pflege hirntoter Menschen“ durch. Sie ging dabei folgenden Fragen nach:

- Bleibt mit der derzeitigen gesetzlichen Regelung die Autonomie des Menschen gewahrt?
- Ist der Mensch tot, wenn seine Hirnfunktionen erloschen sind? Worauf ist die Pflege auszurichten – auf einen Toten oder Sterbenden und somit Lebenden?
- Ist die Pflege hirntoter Patientinnen mit den ethischen Grundsätzen und dem Menschenbild der Pflege vereinbar?
- Wie erleben Pflegepersonen die Betreuung von hirntoten Menschen?

Zu diesem Zweck führte die Forscherin Interviews mit Pflegepersonen durch, die hirntote Menschen betreuen. Diese wurden wörtlich transkribiert und mittels qualitativer Inhaltsanalyse nach Mayring ausgewertet. Die Ergebniskategorien wurden in einem Modell dargestellt. Mit den Ergebnissen ihrer Studie konnte Hiemetzberger die Problematik der Pflege hirntoter Menschen aus der „Insider-Sicht“ beschreiben, Belastungsschwerpunkte aufzeigen und die ethische Dimension des Themas beleuchten.

Zu den deskriptiven Studien zählen fast alle Formen qualitativer Forschung, Umfragen, Beobachtungsstudien, aber z. B. auch Einzelfallstudien (wo ein einziger Fall aus verschiedenen Perspektiven und mit verschiedenen Methoden der Datenerhebung beforscht wird.)

Kernaussage

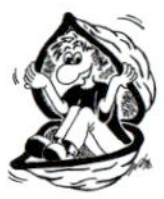

Deskriptive Studien sind beschreibend. Ihr Ziel ist es, wenig bekannte Phänomene oder einen Ist-Zustand möglichst vollständig darzustellen. Sie können quantitativ oder qualitativ sein.

3.2.3 Die Zeitdimension als Charakteristikum von Forschungsdesigns

Unabhängig davon, ob es sich bei einem nichtexperimentellen Design nun um korrelative oder deskriptive Untersuchungen handelt, unterscheidet man auch zwischen Querschnitt- und Längsschnittstudien.

Querschnittstudie ist die Bezeichnung für Studien, bei denen nur ein einziges Mal Daten gesammelt werden. Dieses Design eignet sich für alle deskriptiven Studien, deren Hauptziel es ist, eine Ist-Analyse, also eine Analyse des momentanen Zustands, durchzuführen. Es gibt einfache Querschnittstudien und Querschnittstudien mit Vergleichsgruppen.

Panel

(engl.) = Bezeichnung für eine ausgewählte Personengruppe, die zu mindestens zwei Zeitpunkten zum selben Gegenstand oder Phänomen befragt wird

Unter den Begriff **Längsschnittstudie** fallen Studien, bei denen die Datenerhebung zu mindestens zwei verschiedenen Zeitpunkten und jeweils mit denselben Methoden erfolgt. Werden die Erhebungen immer bei denselben Teilnehmerinnen durchgeführt (man spricht dann von identischer Stichprobe), nennt man die Untersuchung **Panelstudie**. Handelt es sich nicht um dieselben Teilnehmerinnen, so greift man auf jeweils neue Probandinnen zurück, die die gleichen Bedingungen erfüllen.

Eine Sonderform von Längsschnittstudien sind **Interventionsstudien**. Hier werden ebenfalls zu zwei verschiedenen Zeitpunkten mit möglichst unveränderten Methoden Daten gesammelt, jedoch werden im Laufe der Studie bestimmte Maßnahmen (Interventionen) durchgeführt.

Kernaussage

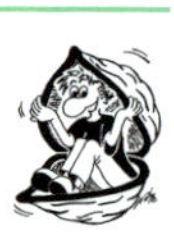

Studien, bei denen nur ein einziges Mal Daten gesammelt werden, nennt man Querschnittstudien. Studien, bei denen die Datenerhebung zu mindestens zwei Zeitpunkten mit denselben Methoden durchgeführt wird, heißen Längsschnittstudien. Handelt es sich immer um die gleichen Teilnehmerinnen, spricht man von Panelstudien. Interventionsstudien sind Längsschnittstudien, bei denen zwischen den Datenerhebungen Interventionen durchgeführt werden.

3.2.4 Aktionsforschung

Die Aktionsforschung stellt ein nichtexperimentelles Design dar, das sich schwer einordnen lässt; daher wird es hier gesondert behandelt.

Aktionsforschung (auch Handlungsforschung genannt) ist eine Methode, mit der gleichzeitig Forschungen betrieben und Handlungen gesetzt, d. h. Probleme gelöst werden können.

Normalerweise besteht das Ziel von Forschung in erster Linie in der Wissensvermehrung. Erst in weiterer Folge ist die Möglichkeit gegeben, dieses Wissen in die Praxis umzusetzen, und dies erfolgt normalerweise nicht im Rahmen der Forschung. Im Gegensatz dazu liegt bei der Aktionsforschung der Schwerpunkt weniger auf der Wissensvermehrung, sondern mehr auf der „Aktion". Ziel ist es, im konkreten Berufsalltag gemeinsam (d. h. Forschende und Praktikerinnen zusammen) Probleme zu identifizieren, zu reflektieren und Änderungen herbeizuführen. Die Ergebnisse sollen also bereits während des Forschungsprozesses in die Praxis umgesetzt werden. Dabei wird auf die gleichberechtigte Mitarbeit der Betroffenen besonders geachtet.

Die Ursprünge der Aktionsforschung liegen in der Pädagogik in den USA der 40er-Jahre des 20. Jahrhunderts.

Charakteristisch für die Aktionsforschung sind

- die Zusammenarbeit zwischen Forscherinnen und Praktikerinnen;
- der Versuch zur Lösung praktischer Probleme;
- die Veränderung der Praxis.

Kernaussage

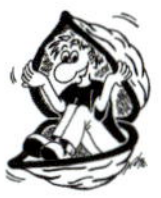

Aktionsforschung ist eine Methode, mit der gleichzeitig Forschung betrieben und Probleme gelöst werden können. Ziel ist es, in einer gleichberechtigten Beziehung zwischen Forscherin und Beforschter Probleme des beruflichen Alltags zu *reflektieren* und zu verändern. Kennzeichen der Aktionsforschung sind die Zusammenarbeit zwischen Forscherinnen und Beforschten, der Versuch zur Lösung praktischer Probleme sowie die Veränderung der Praxis.

reflektieren
(lat.) = ausgiebig nachdenken, etwas durchdenken, erwägen

Aktionsforschung läuft in vier Schritten ab, die ineinander übergehen, sich wiederholen und oft auch gleichzeitig stattfinden. Diese vier Schritte sind:

- Planen
- Handeln
- Beobachten
- Reflektieren

vgl. Holloway/Wheeler 1997

Abbildung 13
Aktionsforschung

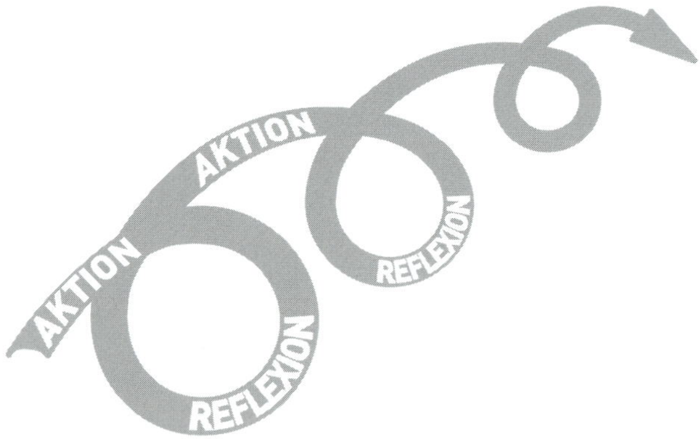

Zuerst werden Problem und Ziel der Forschung bestimmt. Danach pendelt man zwischen Informationssammlung, Gesprächen mit den Betroffenen und konkreten Interventionen hin und her. Ziel ist es, Orientierungshilfen für das Handeln in der Praxis zu erarbeiten. Der Prozess der Aktionsforschung ist langfristig und *zyklisch*, d. h. er wiederholt sich immer wieder von Neuem, weil die Schritte Aktion und Reflexion einander ständig abwechseln. Der Kreislauf von Aktion und Reflexion führt dabei wie in einer Spirale nach oben: Während das Nachdenken in Handeln mündet und das Handeln wieder in Nachdenken übergeht, gewinnt man neue Erkenntnisse und findet sich, wenn man wieder beim Ausgangspunkt des Nachdenkens ankommt, auf einer anderen Ebene wieder. Auf diese Art und Weise erfolgt eine spiralförmige Vorwärtsbewegung (siehe Abb. 13). Das Handeln in der Praxis (Aktion) und das Ziehen von Schlüssen aus der Erfahrung, die man mit diesen Handlungen macht (Reflexion), werden immer wieder aufeinander bezogen und sind sehr eng miteinander verbunden (vgl. Altrichter/Posch 1998). Aktionsforschung findet sich meist innerhalb qualitativer Forschung, da es diesem Denken eher entspricht als dem streng quantitativen.

zyklisch
(griech.) = kreisförmig, regelmäßig wiederkehrend

Beispiel

Bisaz (2000) bearbeitete das Thema „Kommunikation mit verwirrten alten Menschen im Pflegealltag“ mithilfe der Aktionsforschung. Sie filmte pflegerische Situationen, in denen viel kommuniziert wurde – in diesem Fall die Körperpflege. Anschließend führte sie ein erstes Interview mit den betroffenen Pflegepersonen und stellte allgemeine, offene Fragen zur Kommunikation mit verwirrten alten Menschen. Danach bekamen die Pflegepersonen eine Schulung zum Thema „Erfüllung des Grundbedürfnisses – Gefühle ausdrücken und gehört werden“ nach dem Prinzip der Validation® von Naomi Feil. Die Teilnehmerinnen erhielten eine Zusammenstellung verschiedener Techniken, die dazu beitragen, dieses menschliche Grundbedürfnis zu erfüllen.

Danach wurde das zuvor gefilmte Video gemeinsam betrachtet. Durch die vorher erklärten Techniken hatten die einzelnen Teilnehmerinnen nun die Möglichkeit, ihr Tun unter einem neuen Blickwinkel zu betrachten und andere Handlungsmöglichkeiten zu sehen.

Darauf folgte ein zweites Interview. Es konzentrierte sich auf das Video und darauf, wie die vorgeschlagenen Techniken angewendet werden konnten. Die Pflegenden wurden auf einzelne Situationen aufmerksam gemacht, in denen sie diese Techniken bereits ausgeübt hatten, ohne es zu wissen. Ebenso wurden ihnen Szenen gezeigt, wo die entsprechenden Techniken noch fehlten. Parallel zu dieser Schulung, in der die Pflegenden neue Handlungsmöglichkeiten fanden, begann bereits die dritte Phase. Hier konzentrierte man sich wiederum auf das Grundbedürfnis „Gefühle ausdrücken können und gehört werden". An dieser Stelle dachten die Pflegenden darüber nach, was sie erlebt hatten, stellten kritische Fragen und gaben Rückmeldungen. Dies leitete den Prozess des Lernens ein – die Pflegenden entwickelten neue Strategien für ihr tägliches Handeln.

Kernaussage

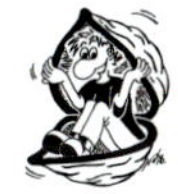

Der Vorteil von Aktionsforschung ist, dass der Lerngewinn größer ist und Veränderungen in der Praxis leichter durchgesetzt werden können. Die Vorgangsweise läuft in den vier Schritten planen, handeln, beobachten und reflektieren ab, die sich wiederholen und überschneiden. Aktionsforschung ist meist qualitativ.

3.2.5 Evaluationsforschung

*Evaluation*sforschung wird hier auch als eigenes Design behandelt, weil sie, ebenso wie die Aktionsforschung, nicht typisch für wissenschaftliche Forschungsanliegen ist. Evaluationsforschung heißt, Programme, Behandlungen, Dienstanweisungen oder auch die Praxis zu bewerten. Dazu werden wissenschaftliche Forschungsmethoden verwendet. Evaluationsforschung zeigt, was zu gewünschten oder brauchbaren (erfolgreichen) Resultaten führt und was nicht. Diese Art der Forschung wird hauptsächlich zur Qualitätssicherung eingesetzt (vgl. Görres 1998).

evaluieren

(lat.) = bewerten; den Wert oder Nutzen einer Maßnahme, einer Entwicklung, einer Struktur etc. bestimmen

Evaluationsstudien können formativ oder summativ sein. Bei der formativen (gestaltenden) Evaluation prüft man die Durchführung eines Programms, wobei es mehr um die Bewertung des Prozesses geht, weniger um die Ergebnisse. Summative Evaluation hingegen heißt, dass Ergebnisse bewertet werden (vgl. Sullivan-Bolyai/Grey 2005, S. 341). Diese beiden Formen der Evaluation kann man in der Praxis nicht immer eindeutig trennen. In vielen Studien sind formative und summative Evaluation vermischt.

Beispiel

Mayer (2000) befasste sich in ihrer Dissertation mit der begleitenden Evaluation der Universitätslehrgänge für lehrendes Krankenpflegepersonal in Wien. Ziel war es, die in Wien neu eingerichteten Universitätslehrgänge wissenschaftlich zu begleiten und sie über einen Zeitraum von ca. vier Jahren zu evaluieren. Hauptanliegen war es, sowohl die Qualität der Lehrpläne als auch ihre Umsetzung zu evaluieren. Geprüft wurde, ob die Lehrpläne den Problemstellungen der Praxis angemessen und ob sie „wirksam" waren. Ziel der Studie war es auch, gegebenenfalls Änderungen vorzuschlagen. Als Ergebnis sollte ein Weiterbildungsprogramm entstehen, das den Problemen in der Praxis möglichst gut begegnen und auch den veränderten Anforderungen gerecht werden sollte.

Diese Begleitforschung verlief prozesshaft und dynamisch. Die einzelnen Phasen lauteten: empirische Forschung, Ergebnispräsentation, Diskussion und Einführung von Veränderungen. Diese Phasen wiederholten sich immer wieder von Neuem, sodass mehrere solcher Zyklen entstanden. Die Evaluation erfolgte auf drei Ebenen. Evaluiert wurden:

- der Bedarf des Lehrgangs (durch Literaturanalyse, Befragung von Beteiligten, Befragung der Bezugsgruppen von Lehrenden und Leitenden);
- das Curriculum bzw. der Lehrplan;
- die Durchführung des Lehrgangs und seine Auswirkungen (durch rückblickende Kursevaluationen und eine Längsschnittuntersuchung [siehe Kap. 3.2.3] des Universitätslehrgangs 1996–98).

Das Endprodukt dieser Studien war ein neues Curriculum, das erstellt wurde aufgrund der Erkenntnisse, die durch die Gesamtevaluation gewonnen worden waren, aufgrund einer Analyse der aktuellen Literatur und aufgrund von Expertengesprächen.

Die im Rahmen der Evaluationsforschung gewonnenen Daten beziehen sich immer auf ein ganz bestimmtes Programm und ein spezifisches Umfeld. Ihre Ergebnisse sind daher in erster Linie für die jeweilige spezifische Situation von Bedeutung und nur für sie umzusetzen. Sie können nicht einfach auf ein anderes Umfeld übertragen werden.

In Evaluationsstudien setzt man – je nach Fragestellung und Bedarf – quantitative und/oder qualitative Methoden ein.

Kernaussage

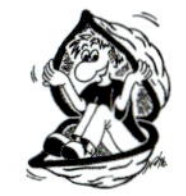

Evaluationsforschung ist Forschung zur Bewertung von Programmen oder Maßnahmen und soll zeigen, wie die gewünschten Ergebnisse erreicht bzw. verfehlt wurden. Sie wird hauptsächlich zur Qualitätssicherung eingesetzt. Ihre Ziele sind 1. die Entwicklung von Programmen, 2. Begleitforschung und 3. die Einschätzung der Wirkung eines Programms.

3.2.6 Vertiefung des Lernstoffs

Zum Wiederholen

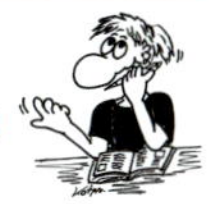

- Design
- Experiment
- RCT
- Quasi-Experiment
- Manipulation
- Randomisierung
- Kontrolle
- Hypothese
- abhängige Variable
- unabhängige Variable
- Kontrollvariable
- deskriptive Forschung
- Längsschnittstudie
- Querschnittstudie
- Panelstudie
- Interventionsstudie
- Korrelationsstudie
- Aktionsforschung
- Evaluationsforschung

Zum Üben

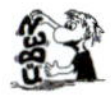

Überlegen Sie, wie Sie erkennen können, ob eine Studie experimentell oder nichtexperimentell ist. Notieren Sie sich einige Kennzeichen, überprüfen Sie diese nochmals, indem Sie in diesem Kapitel die wichtigen Stellen nachlesen, und probieren Sie dann (anhand einer beliebigen Forschungsarbeit, z. B. aus der Zeitschrift „Pflege"), ob Sie anhand Ihres Systems erkennen, welcher Studientypus hier vorliegt. Besprechen Sie das Ergebnis mit Ihrer Lehrerin.

Zum Nachlesen

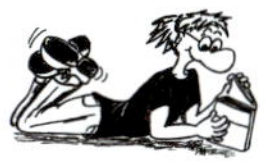

Panfil Eva-Maria: Focus: Klinische Pflegeforschung. Beispiele quantitativer Studien. Schlütersche Verlagsgesellschaft, Hannover 2003 (180 Seiten)

Wenn Sie daran interessiert sind, sich in die verschiedenen quantitativen Designs zu vertiefen, dann sei Ihnen dieser Sammelband empfohlen. Darin werden verschiedene Studien mit unterschiedlichen quantitativen Designs sehr verständlich und anschaulich dargestellt: Sie finden darin zum einen eine Vertiefung des theoretischen Verständnisses anhand praktischer Beispiele, zum anderen interessante Forschungsarbeiten.

3.3 Methoden der Datenerhebung

Lernziel

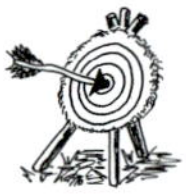

Warum ist es wichtig, dass Sie sich mit diesem Kapitel auseinandersetzen?

Damit Sie ...

... einen Überblick über die wichtigsten Methoden zur Erhebung von Daten bekommen und ihre wichtigsten Charakteristika kennenlernen;

... die wichtigsten Kriterien zu Aufbau und Gestaltung eines Fragebogens und zur Formulierung der Fragen kennen;

... verschiedene Arten von Interviews kennen;

... die Grundprinzipien eines qualitativen Interviews verstehen;

... einen Überblick über verschiedene Beobachtungsverfahren haben;

... Ziele und Gegenstand einer wissenschaftlichen Inhaltsanalyse erklären können;

... die Systematik einer Dokumentenanalyse nachvollziehen können.

Nach der Diskussion um die verschiedenen Forschungsansätze und nach den Überlegungen zu den Designs wird es nun noch ein Stück konkreter. Nachdem klar ist, wie die Studie aufgebaut sein soll, stellt sich die Frage nach den Methoden, mit deren Hilfe man an die Daten kommt: Die Erhebungsmethoden in der Forschung sind je nach Wissenschaftsverständnis und Gegenstandsbereich sehr unterschiedlich. In den Naturwissenschaften bedient man sich klassischer physikalischer oder biophysiologischer Messmethoden. In den Human- und Sozialwissenschaften haben diese zwar auch Bedeutung, jedoch treten hier – da es sich meist um die Erhebung sozialer Daten handelt – andere Methoden in den Vordergrund, etwa die Befragung, die Beobachtung und die Inhalts- oder Dokumentenanalyse.

Abbildung 14
Methoden der Datenerhebung

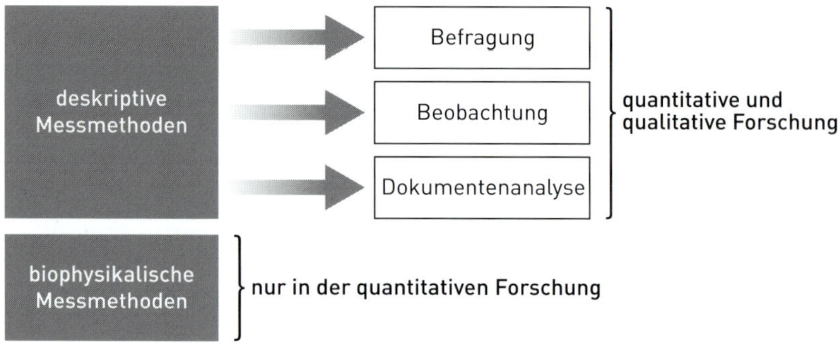

Auch in der Pflegeforschung verwendet man hauptsächlich deskriptive Methoden, wenngleich auch für manche Variablen (z. B. Temperatur- oder Blutkurven) biophysikalische Messmethoden eingesetzt werden.

Da dieses Buch Sie nicht zur eigenständigen Forschung befähigen will (und soll), werden Ihnen hier nur die wichtigsten *deskriptiven Datenerhebungsmethoden* vorgestellt und ihre Charakteristika aufgezeigt. Auf die Frage danach, wie man ein solches Instrument zur Datenerhebung entwickelt (z. B. einen Fragebogen), wird nicht eingegangen.

deskriptive Methoden
= beschreibende Methoden (im Gegensatz zu naturwissenschaftlichen Messmethoden)

3.3.1 Die schriftliche Befragung

Wenn Untersuchungsteilnehmerinnen in Form eines Fragebogens schriftliche Fragen erhalten, die sie selbstständig beantworten sollen, spricht man von einer schriftlichen Befragung.

Fragebögen sind ein gängiges Mittel, um Daten zu erheben. Sie werden nicht nur für die wissenschaftliche Forschung eingesetzt; man begegnet ihnen auch im Alltag. Es gibt Fragebögen, die man auf Ämtern, bei der Aufnahme in ein Krankenhaus oder nach dem Kauf eines Möbelstücks vorgelegt bekommt. Diese Art der alltagsweltlichen Befragung in schriftlicher Form unterliegt natürlich weniger strengen Auflagen als die schriftliche Befragung in der Forschung, da sie nicht zu wissenschaftlichen Zwecken genutzt wird.

In der Forschung und speziell in der Pflegeforschung ist die schriftliche Befragung eine der gebräuchlichsten Methoden der Datenerhebung; sie wird in der **quantitativen Forschung**, d. h. zur Sammlung von quantitativem Datenmaterial eingesetzt, weil ein Fragebogen theoriegeleitet, strukturiert und stark standardisiert ist. Die schriftliche Befragung wird zur Sammlung von Daten über Wissen, Meinungen, Überzeugungen, Erwartungen und Erfahrungen der Probandinnen benutzt und unter Umständen auch zur Datenerhebung über das Verhalten verwendet.

Kernaussage

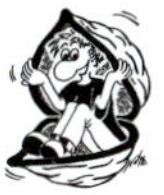

Eine schriftliche Befragung besteht darin, den Probandinnen in Form eines Fragebogens schriftliche Fragen zur selbstständigen Beantwortung vorzulegen. Dies ist eine der gebräuchlichsten Methoden der Datenerhebung, die zur quantitativen Sozialforschung gehört.

Der Einsatz der schriftlichen Befragung zur Datensammlung bietet viele **Vorteile**:

- Sie ist eine einfache Methode, um eine große Menge von Daten schnell und effizient zu sammeln.
- Schriftliche Befragungen können zur gleichen Zeit an verschiedenen (auch weit voneinander entfernten) Orten durchgeführt werden.
- Die Kosten der Durchführung sind gering.
- Eine anonyme Erhebung ist möglich.
- Der Standardisierungsgrad ist hoch.

Dass die Untersuchungssituation „nicht kontrolliert" ist, bedeutet hier, dass die Forscherin keinen Einfluss darauf hat, wer den Fragebogen tatsächlich ausfüllt.

Die schriftliche Befragung hat aber auch **Nachteile**, und zwar:

- Es ist kein persönlicher Kontakt zu den Befragten möglich.
- Wenn beim Ausfüllen des Fragebogens Unklarheiten auftreten, können diese nicht geklärt werden.
- Die Befragten müssen die jeweilige Sprache auch schriftlich beherrschen, und sie müssen zum Zeitpunkt der Befragung in der Lage sein, zu schreiben (gerade dieser Umstand kann in der Pflegeforschung zu Problemen führen, wenn man z. B. Kinder oder sehr alte Leute befragen will).
- Bei einer postalischen Befragung ist die Untersuchungssituation nicht kontrolliert.
- Die Konstruktion eines guten Fragebogens erfordert viel Zeit.

Neue Instrumente wie z. B. einen Fragebogen zu konstruieren, erfordert viel Zeit und Know-how. Es ist nicht damit getan, ein Thema zu haben und zu überlegen, welche Fragen man dazu stellen könnte. Man muss sich immer vor Augen führen, dass ein Fragebogen im Sinne der quantitativen Forschung ein Messinstrument ist. Die schriftliche Befragung ist natürlich in den Forschungsprozess eingebettet (siehe Kap. 4) und folgt, da sie ein Teil von ihm ist, seiner Logik. Der Aufbau des Fragebogens ist daher Teil des Forschungsprozesses.

Der Entwurf einer schriftlichen Befragung bzw. die Entwicklung eines Fragebogens kann in drei Phasen unterteilt werden:

- **Konzeptionsphase**
- **Konstruktionsphase**
- **Testphase**

Abbildung 15
Aufbau einer schriftlichen Befragung

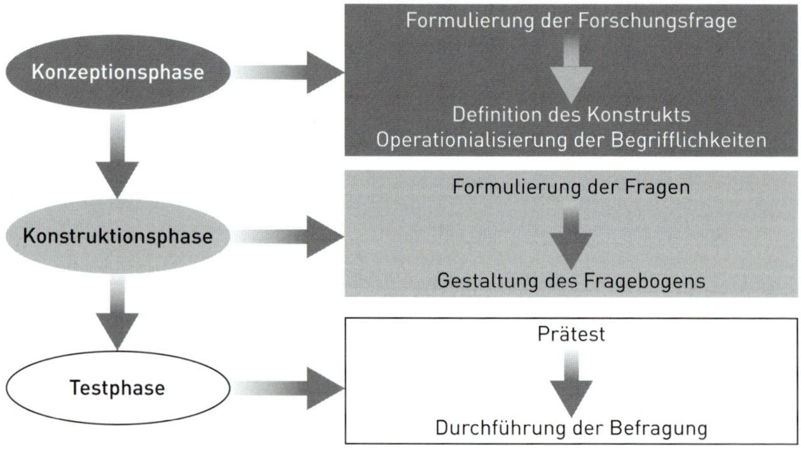

Die schriftliche Befragung hat Vorteile wie z. B. rasche und effiziente Datensammlung, geringe Kosten und hoher Standardisierungsgrad. Die Nachteile bestehen z. B. darin, dass Unklarheiten beim Ausfüllen nicht geklärt werden können, dass die Probandinnen in der Lage sein müssen, zu schreiben, und dass die Konstruktion eines Fragebogens viel Zeit erfordert.

Kernaussage

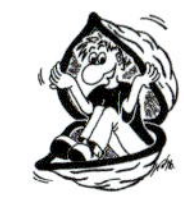

Konzeptionsphase

Eine schriftliche Befragung wird Schritt für Schritt aufgebaut. Wie bei jeder Forschungsarbeit beginnt man auch hier mit der **Präzisierung des Themas**, d. h. man stellt zunächst die Frage: „Worum geht es hier konkret?"

Aus dieser Überlegung heraus werden die Forschungsfragen formuliert. Um sie in konkrete Forschungsoperationen umsetzen zu können (sprich: um einen Fragebogen zu entwickeln, der das „misst", was man wissen möchte), muss man die in den Forschungsfragen enthaltenen Begriffe oder Konzepte zunächst genau bestimmen (**definieren**). Der nächste Schritt besteht darin, diese Begriffe zu **operationalisieren**. Operationalisieren bedeutet, aus diesen Begriffsdefinitionen *Indikatoren* zu entwickeln, die es ermöglichen, in Form von Fragen die interessierenden Daten zu erheben bzw. zu messen (siehe dazu auch Kap. 4.1.3). Erst dann werden die konkreten Fragen für den Fragebogen formuliert.

Indikator

(lat.) = wörtlich „Anzeiger". Indikatoren sind Dinge oder Begriffe, die das Vorhandensein eines bestimmten Inhalts anzeigen

Beispiel

Will man einen Fragebogen zur Unterrichtsevaluation entwerfen, so muss man zuerst definieren, was einen guten Unterricht ausmacht. Dies kann z. B. die Lehrerin sein, die Lehrveranstaltung an sich, die Gruppe, die Rahmenbedingungen etc. Greift man nun den Faktor „Lehrerin" heraus, so wird weiter definiert, was eine gute Lehrerin ausmacht. Dies könnten z. B. die fachliche Kompetenz, die didaktische Kompetenz sowie die Interaktionskompetenz sein. Nun wäre die Messung aber zu ungenau, wenn man einfach fragen würde: „Wie hoch schätzen Sie die fachliche Kompetenz der Lehrerin ein?" Jede Probandin könnte darunter etwas anderes verstehen, und wie können Laien (Schülerinnen) eine fachliche Kompetenz überhaupt beurteilen? Daher muss der noch recht abstrakte Begriff „fachliche Kompetenz" operationalisiert, also in messbare Faktoren übersetzt werden. Für den Fragebogen heißt dies, dass man Fragen nach konkreten Handlungen oder beobachtbaren Verhaltensweisen stellen muss, die auf die Fachkompetenz der Lehrerin schließen lassen (z. B. „Konnte die Lehrerin Ihre fachlichen Fragen beantworten?" oder „Konnte die Lehrerin einen guten Bezug zur Praxis herstellen?" etc.).

Kernaussage

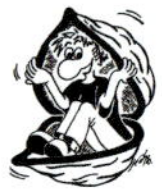

Die Konzeption der schriftlichen Befragung beginnt mit der Präzisierung des Themas. Darauf folgt die Entwicklung der Forschungsfragen. Die in ihnen enthaltenen Begriffe werden 1. definiert (näher bestimmt) und 2. operationalisiert. Operationalisierung bedeutet, aus den Definitionen Indikatoren zu entwickeln, die eine Datenerhebung der gesuchten Begriffe in Form von Fragen zulassen.

Konstruktionsphase

Für den Entwurf eines Fragebogens ist zunächst die **Formulierung** der Fragen wichtig. Dreierlei ist dabei zu beachten:

1. Welche Art von Information wird gesucht?
2. Welche formale Struktur sollen die Fragen und die Antwortvorgaben haben?
3. Wie sollen die Fragen formuliert werden?

Ad 1: Zur Art der Information

Je nach Art der gesuchten Information kann man verschiedene Fragetypen unterscheiden:

- **Einstellungs-**, **Meinungs-** oder **Beurteilungsfragen** (z. B.: „Stimmen Sie der folgenden Aussage zu oder lehnen Sie diese eher ab: ‚Die Krankenschwester ist in erster Linie Gehilfin der Ärztin‘?“; oder „Wie lange haben Sie gewartet, bis man Sie abgeholt hat?“; oder „Wie haben Sie die Wartezeit empfunden?“)
- **Wissensfragen**: Mit ihnen wird genau überprüfbares Wissen ermittelt (z. B.: „Wie viele Knochen hat der menschliche Körper?“)
- **Handlungs- oder Verhaltensfragen**: Hier fragt man nach dem konkreten Tun der Teilnehmerinnen. Man kann nach vergangenem, gegenwärtigem oder vorgestelltem (hypothetischem) Handeln fragen (z. B.: „Benutzen Sie bei der Vorbereitung eines Chemotherapeutikums eine Schutzbrille?“ oder „Würden Sie regelmäßig an Fortbildungen über den Pflegeprozess teilnehmen?“)

Die Antworten auf Handlungsfragen geben jedoch nie Auskunft darüber, was tatsächlich *passiert*, sondern immer nur darüber, was die Befragten über ihr Handeln *erzählen*.

- **Faktfragen**: Mit ihrer Hilfe werden überprüfbare Tatsachen erfragt, die die Teilnehmerinnen oder ihre Umgebung betreffen (z. B.: „Sind Sie Mitglied einer Berufsorganisation?“)
- **Sozialdemografische Fragen**: Sie bilden eine Untergruppe der Faktfragen und geben Auskunft über die sozialen Merkmale der Teilnehmerinnen (z. B. Alter, Geschlecht, Familienstand u. Ä.)

vgl. Schnell et al. 2004, S. 325 ff.; Porst 2009, S. 51

Ad 2: Zur formalen Struktur von Fragen und Antworten

Prinzipiell wird zwischen offenen und geschlossenen Fragen unterschieden. Bei **offenen Fragen** müssen die Befragten die Antwort in ihren eigenen Worten formulieren, z. B.: „Wie haben Sie sich bei der Visite gefühlt?" Offene Fragen haben den Vorteil, dass die Antwort nicht durch Vorgaben beeinflusst wird. Die Befragten können aus ihrem Wissen, ihrer Alltagserfahrung schöpfen. Dabei eröffnen sich oft ungeahnte Sichtweisen. Bei dieser Art von Fragen müssen die Befragten sich sprachlich jedoch gut ausdrücken können. Außerdem ergeben sich bei der Auswertung oft Schwierigkeiten, weil Antworten auf offene Fragen erst in Kategorien eingeteilt werden müssen, damit man sie quantitativ auswerten kann.

Bei **geschlossenen Fragen** werden verschiedene Antwortmöglichkeiten vorgegeben, und die Befragten müssen sich für eine davon entscheiden. Geschlossene Fragen sind in der Regel einfacher und mit geringem Zeitaufwand zu beantworten; darüber hinaus ermöglichen sie eine bequeme quantitative Auswertung mit hohem Standardisierungsgrad. Der Nachteil besteht darin, dass sie die Befragten auf einige wenige Antworten festlegen und oft nur einen Ausschnitt der Wirklichkeit berücksichtigen. Man bekommt daher nur die Antworten, die man vorher festgelegt hat. Schließlich sind geschlossene Fragen schwieriger zu konstruieren.

Der Begriff „geschlossene Fragen" ist nicht ganz korrekt. Richtig müsste es heißen „Fragen mit vorgegebenen Antwortmöglichkeiten".

Dass geschlossene Fragen trotz allem nicht immer für den Erkenntnisgewinn von Vorteil sein können, zeigte Lisbeth Hockey an einem Beispiel aus ihrer eigenen Erfahrung:

In einer Studie befragte ich Krankenschwestern, welche für ihren Beruf wichtigen Magazine sie denn lesen (falls sie überhaupt welche lesen). Ich gab ihnen die Möglichkeit, zwischen den fünf bekanntesten Magazinen zu wählen. Zu meiner großen Überraschung lasen sie anscheinend recht viel. Glücklicherweise erhärtete sich mein Verdacht, dass daran etwas „faul" sei, und ich erinnerte mich daran, dass Menschen einem oft das erzählen, was sie glauben, dass man hören möchte. Ich ließ das Multiple-Choice-Element in der Frage weg und fragte ganz einfach: „Wenn Sie beruflich relevante Literatur lesen, welche lesen Sie?" Die Antworten veränderten sich radikal, und außer den regulären ein oder zwei bekanntesten Magazinen wurden die anderen drei kaum erwähnt. Sogar die bekanntesten Magazine wurden nur von ein paar wenigen Befragten erwähnt. Zwei der Magazine, die man in meiner Pilotstudie als „regulär gelesen" angegeben hatte, wurden überhaupt nicht erwähnt.

Hockey 1985, S. 42; Übersetzung: Johanna Athanasiadis

Multiple-Choice-Fragen sind Fragen, bei denen als Antwort mehrere Auswahlmöglichkeiten angegeben sind, unter denen man eine oder mehrere ankreuzen kann.

Bei geschlossenen Fragen gibt es verschiedene Antwortformate:

- **Das dichotome Antwortformat**: Bei diesem Typus liegen nur zwei Ausprägungen der Antwort vor: Man muss sich zwischen zwei Alternativen entscheiden, z B.:

  „Haben Sie vor Ihrer Grundausbildung bereits in einem Krankenhaus gearbeitet?" ☐ ja ☐ nein

  Oder:

  „Die Schilddrüse ist die häufigste Tumorlokalisation bei Frauen" ☐ richtig ☐ falsch

  Achtung: Nur wenige Fragen sind echte Alternativfragen. Oft sind mehr als nur zwei Antworten möglich. In diesem Fall kann dieser Fragetypus nicht eingesetzt werden.

- **Ratingskalen (mehrkategorielles Antwortformat)**: Als Ratingskalen werden Antwortformate bezeichnet, wo den befragten Personen mehr als zwei abgestufte Antwortkategorien angeboten werden. Die Antwortskalen können durchgehend verbalisiert sein (d. h. jede Ausprägung ist benannt), z. B.:

  „Hatten Sie das Gefühl, dass das Krankenpflegepersonal auf Ihre persönlichen Bedürfnisse eingegangen ist?"

  ☐ ja ☐ eher ja ☐ eher nein ☐ nein

  „Wie belastend empfinden Sie den Wechsel zwischen Tag- und Nachtdienst?"

  ☐ sehr belastend ☐ eher belastend ☐ eher nicht belastend ☐ nicht belastend

Die Antwortskalen können auch nur an den Endpunkten mit Begriffen versehen sein (= endpunktbenannte Skalen, vgl. Porst 2009), z. B.:

„Wie sehr stimmen Sie folgender Aussage zu: ‚Der Arzt kann für die Gesundheit wenig tun, wenn man nicht gesund lebt'?"

stimme völlig zu ☐ ☐ ☐ ☐ ☐ stimme gar nicht zu

Oder:

„Wie groß sind Ihre Schmerzen?"

Diese Art von Skalen nennt man auch visuelle Analogskalen.

völlige Schmerzfreiheit ______________________________ größte vorstellbare Schmerzen

- **Ungeordnete Mehrfachvorgaben**: Hier haben die vorgegebenen Antwortmöglichkeiten weder eine bestimmte Reihenfolge, noch muss es sich dabei um einander ausschließende Alternativen handeln. Je nach Frage muss sich die Befragte für eine Antwort entscheiden oder kann mehrere Möglichkeiten ankreuzen, z. B.:

„Was hat Sie bei der Nachtruhe im Spital gestört?“

☐ Verkehrslärm ☐ Kontrollen der Schwester
☐ Mitpatientinnen ☐ Geräusche am Gang etc.

In der Alltagssprache werden solche Fragen oft als Multiple-Choice-Fragen bezeichnet.

- **Rangreihen**: Dabei handelt es sich um mehrere Vorgaben, die von den Befragten in eine Reihenfolge gebracht werden müssen, z. B.:

  „Reihen Sie die acht folgenden Berufe nach ihrem Prestige!“

  (1 = der angesehenste Beruf, 8 = der am wenigsten angesehene Beruf)

Es ist natürlich auch möglich, dass verschiedene Antwortformate miteinander kombiniert werden. Dann spricht man von **Hybridfragen**, z. B.:

„Haben Sie Fortbildungen besucht, die Ihnen den Umgang mit Angehörigen von Patientinnen erleichtern?“

☐ ja ☐ nein Wenn ja, welche: ....

„Wurde einmal (oder öfter) im Krankenhaus Ihre Privat- bzw. Intimsphäre durch eine pflegerische Tätigkeit verletzt?“

☐ ja ☐ nein

Wenn ja, bei welcher Tätigkeit?

☐ Körperpflege
☐ Hilfestellung bei der Ausscheidung
☐ Wechseln von Verbänden
☐ Sonstige Pflegehandlungen, und zwar: ....

Kernaussage

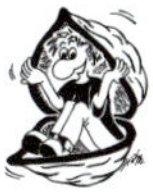

Bei der formalen Konstruktion der Fragen ist zunächst wichtig, welche Art von Information gesucht wird. Je nachdem unterscheidet man 1. Einstellungsfragen, 2. Wissensfragen, 3. Handlungsfragen, 4. Faktfragen und 5. sozialdemografische Fragen. Bezüglich der Art von Fragen unterscheidet man zwischen offenen und geschlossenen Fragen. Bei geschlossenen Fragen gibt es verschiedene Antwortformate, nämlich 1. Alternativvorgaben, 2. Ratingskalen, 3. ungeordnete Mehrfachvorgaben und 4. Rangreihen.

Ad 3: Zur Formulierung der Fragen

Es gibt zwar kein Patentrezept für das Formulieren von Fragen, einige Grundregeln hinsichtlich Wortwahl und Satzbau sollte man jedoch beachten:

- Die Fragen sollten **klar und verständlich** formuliert und möglichst **kurz** sein.

- Die Fragen sollen möglichst **konkret** sein und keine abstrakten Begriffe enthalten (z. B. ist die Frage „Wie schätzen Sie die Kompetenz der Praxisanleiterin ein?“ nicht gut gelungen, da der Begriff „Kompetenz“ zu abstrakt, zu ungenau definiert ist).
- Die Fragen sollten so formuliert sein, dass die Antworten **eindeutig interpretiert** werden können. Ein Beispiel: „Wenn ich zornig bin, weil andere Menschen mich nicht erst nehmen, verliere ich die Selbstbeherrschung.“ Soll diese Feststellung bejaht oder verneint werden, so wäre die Verneinung nicht eindeutig, denn sie könnte sich sowohl auf den Zorn als auch auf den Verlust der Selbstbeherrschung beziehen (vgl. Bortz 2002, S. 255).
- Die Fragen sollten die Befragten **nicht überfordern**. Zum Beispiel ist die Frage „Wie viel Prozent Ihres monatlichen Bruttoeinkommens geben Sie für die Miete aus?“ zu kompliziert und wird daher von einem Teil der Befragten nicht beantwortet werden.
- Die Fragen müssen **eindimensional** sein, d. h. man darf sich nicht nach zwei Dingen gleichzeitig erkundigen. Fragen wie „Lesen Sie gerne Zeitschriften und Bücher?“ sollten vermieden werden. Besser ist es, zwei Fragen zu stellen, die einzeln beantwortet werden können: „Lesen Sie gerne Zeitschriften?“ – „Lesen Sie gerne Bücher?“
- Die Fragen sollten **keine doppelte Verneinung** beinhalten. Fragen wie z. B. „Lehnen Sie die Meinung ab, dass das Pflegepersonal keinen eigenständigen Arbeitsbereich haben soll?“ tragen höchstens zur Verwirrung bei, liefern aber keine brauchbaren Ergebnisse.
- Die Fragen sollten keine bestimmten Antworten provozieren, d. h. man darf **keine Suggestivfragen** stellen wie „Finden Sie nicht auch, dass die Pflegevisite eine gute Möglichkeit ist, die Pflegequalität zu überprüfen?“

Suggestion

(lat.) = starke Beeinflussung des Denkens, Fühlens, Wollens oder Handelns eines Menschen

Kernaussage

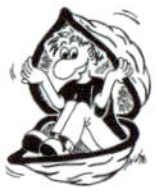

Bei der Formulierung der Fragen sollte man Folgendes beachten: 1. Fragen klar, verständlich und kurz halten, 2. konkrete Fragen stellen (keine abstrakten Begriffe verwenden), 3. Fragen so formulieren, dass sie eindeutig zu beantworten sind, 4. keine komplizierten Fragen stellen, 5. sich nicht nach mehreren Dingen gleichzeitig erkundigen, 6. keine doppelte Verneinung verwenden, 7. keine Suggestivfragen stellen.

Bei der Erstellung eines Fragebogens muss – neben den erwähnten strukturellen und inhaltlichen Gesichtspunkten – auch die **Gestaltung** beachtet werden, nämlich

1. die **Anordnung** der Fragen („Fragebogen-Dramaturgie“) und
2. die **optische Gestaltung** (Design, Layout).

Ad 1: Anordnung der Fragen

Zu Beginn eines Fragebogens sollten Fragen stehen, die das **Interesse der Befragten wecken**. Diese werden dann eher bereit sein, den Rest des Fragebogens auszufüllen und auch weniger interessante oder schwierige Fragen zu beantworten. Daher sollte man zu Beginn nichts Langweiliges (z. B. eine lange Liste persönlicher Daten) fragen und keine heiklen oder komplizierten Fragen stellen.

Weiters empfiehlt es sich, **Themenbereiche zusammenzuziehen** (d. h. wenn zu einem Thema – z. B. Rauchen – mehrere Fragen gestellt werden, sollten diese nicht im ganzen Fragebogen verstreut sein, sondern gebündelt, eine nach der anderen, abgefragt werden). Neue Themenbereiche können durch **Überleitungsfragen** eingeleitet werden. **Filterfragen** dienen dazu, diejenige Gruppe der Befragten auszusortieren, auf die sich die nachfolgenden Fragen nicht beziehen (z. B. Raucher – Nichtraucher).

Ein weiterer Punkt, der beim Erstellen eines Fragebogens beachtet werden muss, ist der **Umgang mit heiklen Fragen** oder Themen. Zum Abbau konventioneller Schranken tragen Verharmlosungen bei, die in Form von Einleitungssätzen eingestreut werden können. Übliche Floskeln sind z. B.: „Ein jeder hat schon einmal ...“ oder „Die meisten Menschen ...“ (z. B.: „Manche Menschen waschen sich täglich die Haare, manche sind der Meinung, dass zu häufiges Haarewaschen die Kopfhaut schädigt. Wie oft waschen Sie sich die Haare?“). Auch die einfache Unterstellung eines Sachverhalts (z. B.: „Wie alt waren Sie, als Sie das erste Mal Marihuana geraucht haben?“) baut Hemmungen ab (vgl. Atteslander 2000, Porst 2009).

Ad 2: Optische Gestaltung (Design, Layout)

Ein Fragebogen sollte insgesamt seriös wirken, bedeutsam aussehen, leicht zu handhaben und ästhetisch gestaltet sein. Ein Deckblatt oder ein **Beibrief** ist unbedingt notwendig. Der Brief sollte folgende Informationen enthalten:

- Wer ist die Befragerin?
- Warum wird diese Befragung durchgeführt (Sinn und Zweck der Studie), warum ist das Ausfüllen des Fragebogens wichtig?
- Ist die Anonymität gesichert? (Wie wird mit den Daten umgegangen?)
- Werden die Ergebnisse publiziert? Wann? Wo?
- Anweisungen zur Rückgabe (z. B. Rückgabemodus, Rücksendefrist etc.)

Kernaussage

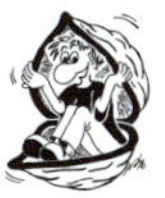

Für die Anordnung der Fragen sollte man darauf achten, anfangs interessante Fragen zu stellen, Themenbereiche zusammenzuziehen und bei Bedarf Überleitungs- und Filterfragen zu verwenden. Bei heiklen Fragen sollte man versuchen, konventionelle Schranken abzubauen. Ein Fragebogen sollte seriös wirken und praktischen sowie ästhetischen Anforderungen genügen. Ein Beibrief, auf dem die Forscherin sich und ihre Forschungsvorhaben vorstellt und der Teilnehmerin die wichtigsten Informationen gibt, ist beizulegen.

Testphase

Die letzte Phase umfasst die eigentliche Durchführung der Befragung. Bevor man einen Fragebogen ausschickt, sollte jedoch zuvor getestet werden, ob er ein gültiges und zuverlässiges, d. h. wissenschaftliches Messinstrument darstellt, und ob er für die Zielgruppe einsetzbar ist. Daher wird er in der Testphase zum einen mittels statistischer Verfahren auf seine Gültigkeit und Zuverlässigkeit geprüft (siehe Kap. 3.1.3), zum anderen wird mithilfe eines Prätests ermittelt, ob er für die Zielgruppe tauglich ist.

Beim **Prätest** (siehe auch S. 157) verteilt man 10–20 Fragebögen an eine Gruppe, die der Stichprobe ähnlich ist, und bittet sie, den Fragebogen auszufüllen. Das dient dazu, herauszufinden, wo es unklare Begriffe gibt, welche Fragen unverständlich oder missverständlich sind und ob es Fragen gibt, die nur von wenigen Personen ausgefüllt werden. Nach dem Prätest wird der Fragebogen nochmals überarbeitet und verteilt oder per Post versandt.

3.3.2 Das Interview (mündliche Befragung)

Der Begriff „**Interview**" wird in der Alltagssprache meist im Zusammenhang mit dem Journalismus verwendet. In der Forschung versteht man darunter eine **mündliche Befragung**, die sich durch planmäßiges Vorgehen mit wissenschaftlicher Zielsetzung auszeichnet. Dabei werden die Versuchspersonen durch Fragen veranlasst, mündliche (verbale) Informationen mitzuteilen.

Das Interview ist – ebenso wie die schriftliche Befragung – eine beliebte Methode in der Pflegforschung. Es kommt vor allem bei qualitativen Forschungsprojekten häufig zum Einsatz, um Erlebnisse, Meinungen oder Gefühle der Teilnehmerinnen in Erfahrung zu bringen.

Der Standardisierungsgrad wird einerseits vom Forschungsinstrument (in diesem Fall: vom Leitfaden) vorgegeben, andererseits vom Verhalten der Interviewerin.

Es gibt verschiedene Kriterien, um Interviews zu charakterisieren. Die geläufigste Unterscheidung ist die nach dem **Grad der Standardisierung**. Grob unterscheidet man standardisierte (strukturierte), halb standardisierte (semistrukturierte) und nicht standardisierte (unstrukturierte, offene) Interviews.

Bei einem **standardisierten** Interview (es wird manchmal auch strukturiertes Interview genannt) handelt es sich um eine mündliche Befragung anhand eines ausgearbeiteten und standardisierten Fragebogens.

Die Fragen sind hinsichtlich Formulierung und Reihenfolge fix vorgegeben und können offen oder geschlossen sein. Die Struktur des Gesprächs ist asymmetrisch, die Rollen sind festgelegt. Das bedeutet, die Interviewerin ist aktiv: sie stellt die Fragen. Die Interviewpartnerin antwortet und nimmt eine eher passive Rolle ein. Das standardisierte Interview ist ein Instrument zur Erhebung quantitativer Daten. Ziel dabei ist es, Daten zu gewinnen, die sich verallgemeinern lassen und die vergleichbar sind.

Bei einem **halb standardisierten** (oder **semistrukturierten**) Interview ist der Grad der Standardisierung geringer. Der Verlauf des Gesprächs wird durch einen Interviewleitfaden vorgegeben, der eine Hilfestellung für die Interviewerin darstellt; sie kann jedoch Reihenfolge und Formulierung der Fragen selbst bestimmen, also der jeweiligen Interviewsituation anpassen. Auch Zwischen- und Verständnisfragen können dabei gestellt werden. Das halb standardisierte Interview wird in vielen qualitativen Forschungsarbeiten zur Datenerhebung eingesetzt.

Ein **offenes (nicht standardisiertes)** Interview wird prinzipiell ohne Fragebogen oder Interviewleitfaden durchgeführt. In der Regel gibt es ein Thema, das die Interviewerin vorgibt und über das man sich frei unterhält. Die Interviewerin hilft nur durch Zwischenfragen weiter, fordert zur Präzisierung auf und schafft Klarheit, indem sie das, was die Befragte sagt, in anderen Worten nochmals formuliert. Das offene Interview ist die Idealform des qualitativen Interviews.

In der qualitativen Forschung spricht man immer von einem „Leitfaden“ und nie vom Fragebogen.

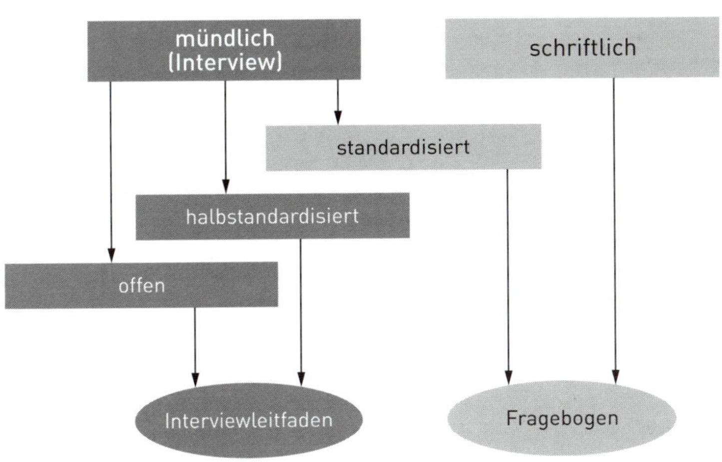

Abbildung 16
Standardisierungsgrad von Befragungen

Des Weiteren können Interviews einzeln oder in Gruppen (sogenannte Gruppeninterviews oder Gruppendiskussionen), von Angesicht zu Angesicht (face to face) oder telefonisch stattfinden.

Kernaussage

> Ein Interview ist eine planmäßige mündliche Befragung mit wissenschaftlicher Zielsetzung, in der die Befragte verbal Informationen mitteilt. Man unterscheidet vor allem standardisierte, halb standardisierte und offene Interviews.

Da die standardisierte Befragung in Form der schriftlichen Befragung im vorigen Kapitel ausführlich abgehandelt wurde, wird nachfolgend ausschließlich das qualitative Interview behandelt.

Das qualitative Interview

Interviews haben in der qualitativen Forschung eine lange Tradition. In ihnen ist der Grundgedanke der qualitativen Forschung verwirklicht: die Betroffenen selbst zur Sprache kommen zu lassen und ihre eigene, **subjektive Deutung** von Ereignissen und Erlebnissen kennenzulernen (siehe Kap. 3.1.2). Gerade in der Pflegeforschung stellt sich das Interview immer mehr als die Methode der qualitativen Forschung heraus, weil es – will man tiefere Einblicke in gewisse Phänomene oder Situationen gewinnen – bei vielen pflegerelevanten Fragestellungen um das Erleben der Betroffenen geht.

Es gibt verschiedene Formen qualitativer Interviews, die sich mehr oder weniger deutlich voneinander abgrenzen lassen. Flick (2002) unterscheidet **Leitfadeninterviews** und **auf Erzählung abzielende Interviews**.

Kernaussage

> Das qualitative Interview ist jene Forschungsmethode, in welcher der Grundgedanke qualitativer Forschung – die subjektive Erfahrung der Betroffenen zu ergründen – am vollständigsten verwirklicht ist. Man kann auf Erzählung abzielende Interviews und Leitfadeninterviews unterscheiden.

Auf Erzählung abzielende Interviews

Auf Erzählung abzielende Interviews sind gekennzeichnet durch offenes Vorgehen und den Aspekt des Erzählens, der im Vordergrund steht. Ein Interviewleitfaden in klassischen Sinn kommt dabei nicht zum Einsatz. Zu den auf Erzählung abzielenden Interviews gehört z. B. das *narrative* **Interview**.

narrativ
(lat.) = erzählend

Die Technik des narrativen Interviews ist maßgeblich von dem deutschen Soziologen Fritz Schütze entwickelt worden. Aus der Biografieforschung entstanden, ist dies die offenste von allen Interviewformen. Im Vordergrund steht die **freie Erzählung**, die ein rückblickendes (retrospektives) Erzählen und Interpretieren darstellt. Berichtet wird vom eigenen Leben und Erleben, von Einstellungen und Absichten aus heutiger und damaliger Sicht.

Die Aufgabe der Interviewerin besteht hier hauptsächlich darin, die Erzählung zu *„stimulieren“* d. h. die Gesprächspartnerin mit einer guten Eingangsfrage anzuregen, ihre „Geschichte“ zu erzählen, über das Thema zu sprechen. Zwischenfragen sollen nur gestellt werden, wenn es nötig ist, um den Gesprächsfluss aufrechtzuerhalten. Sonst nimmt die Interviewerin eine eher passive Rolle (nämlich die der aktiven Zuhörerin) ein, um der Gesprächspartnerin die Chance zu geben, wirklich ihre „Geschichte“ zu erzählen. In der Phase des Nachfragens können von der Interviewerin dann einzelne Aspekte aufgenommen werden, die vertieft werden müssen.

Stimulus
(lat.) = Reiz

Nicht jedes Thema kommt als Grundlage für ein narratives Interview infrage. Geeignet sind nur Themen, zu denen es „etwas zu erzählen gibt“. Das Thema muss also einen starken **Handlungsbezug** aufweisen und dramatische Sequenzen beinhalten. Für biografische Themen z. B. ist diese Interviewform sehr geeignet. Auch unerforschte Gebiete kann man gut mit narrativen Interviews erschließen, da diese einen stark explorativen Charakter haben.

Beispiel für ein narratives Interview

Ausgehend vom Phänomen interkultureller Pflege und interkultureller Zusammenarbeit in der Pflege ging Beneker (2002) folgender Fragestellung nach: „Welche Erfahrungen machen (...) Frauen (...) als ausländische Krankenschwestern in der Pflege und in der kollegialen Zusammenarbeit, und wie gehen sie damit um?“ Diese Fragestellung wurde eingebettet in gesamtbiografische Fragestellungen nach der Erfahrung der *Migration*, den Entscheidungsprozessen, die zur Migration geführt haben, und den lebensgeschichtlichen Erfahrungen in Deutschland. Die Daten wurden mithilfe eines biografisch-narrativen Interviews erhoben.

Migration
(lat.) = Wanderung (meist im Sinne von Auswanderung aus einem Land)

Leitfadeninterviews

Ein **Leitfadeninterview** ist ebenfalls ein nicht standardisiertes (oder nur halb standardisiertes) Interview, dessen Gesprächsgrundlage jedoch eine Liste mit offenen Fragen bildet (= Interviewleitfaden), die man zuvor vorbereitet hat. Der Leitfaden wird in der Interviewsituation flexibel eingesetzt, die Fragen sollten von der Interviewpartnerin möglichst frei beantwortet werden. Ein Leitfadeninterview empfiehlt sich,

- wenn in einem Interview mehrere Themen behandelt werden müssen, die durch das Ziel der Untersuchung und nicht so sehr durch die Antworten der Interviewpartnerinnen bestimmt werden, und
- wenn im Interview einzelne, genau bestimmbare Informationen erhoben werden müssen. *vgl. Gläser/Laudel 2004, S. 107*

Zu den Leitfadeninterviews gehören u. a. das problemzentrierte und das Experteninterview (vgl. Flick 2002, S. 205–211).

Problemzentriertes Interview

Das problemzentrierte Interview wurde von dem deutschen Psychologen Andreas Witzel konzipiert. Ziel dieser Form von Interview ist es, die **persönliche Sichtweise** der Befragten **zu gewissen Problembereichen** innerhalb der Gesellschaft zu erfassen. Anhand eines flexiblen Interviewleitfadens werden all jene Aspekte eines Problems behandelt, die von der Forscherin als wichtig erachtet werden. Im Interview soll die Befragte möglichst frei zu Wort kommen, damit es einem offenen Gespräch möglichst nahe kommt. Der Schwerpunkt liegt aber auf einer bestimmten Problemstellung, die die Interviewerin einbringt und auf die sie immer wieder zurückkommt.

explorativ
(lat.) = erkundend

Anwendung findet diese Form des Interviews bei Fragestellungen, die *keinen* rein *explorativen* Charakter mehr haben (d. h. bei Problemen, über die bereits etwas bekannt ist) oder bei stärker theoriegeleiteten Fragestellungen, wo konkrete und spezifische Fragen im Vordergrund stehen.

Beispiel problemzentriertes Interview

Hayder und Schnepp (2010) verfolgten in ihrer qualitativen Forschungsarbeit das Ziel, Einblicke in das Erleben und Gestalten des Alltags von harninkontinenten Menschen und pflegenden Angehörigen zu erhalten. Zur Datensammlung führten sie 47 problemzentrierte Interviews mit 32 Betroffenen und 15 pflegenden Angehörigen durch.

Experteninterview

rekonstruieren
(lat.) = den Ablauf eines früheren Ereignisses aus den vorhandenen Informationen erschließen

Das Experteninterview ist eine gute Methode, um komplexe Wissensbestände über soziale Sachverhalte zu erforschen und diese zu *rekonstruieren*. Unter Expertinnen werden nun Menschen verstanden, die ein ganz besonderes Wissen über einen sozialen Sachverhalt haben. Diese Menschen haben eine ganz besondere Rolle in einem sozialen Kontext. Das heißt jedoch nicht immer, dass die angesprochenen Expertinnen eine privilegierte Stellung haben müssen (also Politikerinnen, Managerinnen oder Professorinnen sein müssen, um als Expertinnen zu gelten). Will man der Frage nachgehen, welche Strukturstärken und -mängel das österreichische Gesundheitssystem aufweist, so ist es durchaus auch berechtigt, Initiatorinnen von Selbsthilfegruppen chronisch kranker Menschen oder Eltern schwerstbehinderter oder chronisch kranker Kinder oder pflegende Angehörige eines Menschen mit Demenz als Expertinnen zu befragen.

Aber nicht jedes Interview mit Betroffenen ist ein Experteninterview (obwohl man davon ausgehen kann, dass ein kranker Mensch im subjektiven Sinne Experte für seine Erkrankung ist). Es kommt auf das Ziel, die Fragestellung und daher auf die Rolle der Interviewten an. Ist es das Forschungsanliegen, etwas über die subjektive Bedeutung einer Krebserkrankung oder über das Erleben von chronischen Schmerzen bei Frauen mit rheumatischer Erkrankung herauszufinden, so stehen die Betroffenensicht, die subjektiven Deutung und das Erleben im Vordergrund. In diesem Fall wäre das Interview kein Experteninterview.

Weil das Experteninterview zur Ermittlung von Kontextwissen dient, wird es oft in der explorativen Phase eingesetzt, z. B. zur Entwicklung oder Überprüfung der Gültigkeit eines Konzepts. Meist handelt es sich dabei um halb standardisierte Interviews mit einem sehr konkreten Leitfaden.

Kernaussage

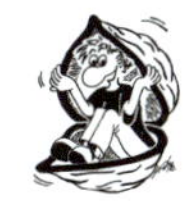

Bei den Interviewformen, die auf Erzählungen abzielen, steht freies Erzählen und Interpretieren von (Lebens-)Erfahrungen, Absichten und Einstellungen im Vordergrund. Ziel ist es, die subjektive Bedeutung des Erlebten zu erforschen. Dies ist die offenste Interviewform, zu der u. a. das narrative Interview zählt.

Kernaussage

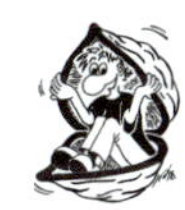

Ein Leitfadeninterview ist nicht oder halb standardisiert und orientiert sich flexibel an einem Interviewleitfaden mit offenen Fragen. Es empfiehlt sich, wenn das Ziel der Untersuchung nicht nur in der Erforschung subjektiver Erfahrungen, sondern auch in der Sammlung objektiver Informationen besteht. Dazu gehören u. a. das problemzentrierte Interview und das Experteninterview.

Interviewerverhalten

Will man mittels eines Interviews zu aussagekräftigen qualitativen Daten kommen, muss man sich sprachlich gut ausdrücken können und braucht Erfahrung im Führen von Interviews. Die Qualität eines Interviews hängt nicht nur von der Qualität der Fragen ab, sondern auch von der Qualität der Interviewerin!

Neben den sogenannten „Interviewtechniken", die die Gesprächsführung betreffen (sie werden unten ausgeführt), sind auch **Umgangsformen** für das Gelingen eines Interviews nicht unbedeutend. Sie betreffen das Betragen und das Auftreten. Die Interviewerin sollte immer einen seriösen Eindruck machen, da sie mit ihrer Person auch die Seriosität der Forschung verkörpert. Als Interviewerin sollte man zeigen, dass

- man das Interview ernst nimmt;
- man ernsthaftes Interesse an dem zeigt, was die Befragte sagt;
- das Gesagte für die Forschung wichtig ist.

Auch wenn hier von „Techniken" gesprochen wird, so handelt es sich eher um Verhaltensvorschläge, die mehr aus der Erfahrung stammen, als dass sie in ihrer Wirksamkeit empirisch abgesichert sind.

Mit seinem Ausdruck und seiner Haltung sollte man der Befragten vermitteln, dass man als Forscherin auf ihr Expertenwissen angewiesen ist.

Eine gute Interviewerin muss auch über gute **sprachliche Fähigkeiten** verfügen: Sie muss in der Lage sein, ein Gespräch zu führen, das Gegenüber zum Reden anzuregen, sich selbst dabei zurückzunehmen und aufmerksam zuzuhören. Neugierde und Interesse daran, Neues zu erfahren und zu lernen, sind wichtige Grundvoraussetzungen.
Man sollte sich darum bemühen,

- aufmerksam und interessiert zuzuhören;
- sich auf die Person zu konzentrieren, mit der man gerade spricht;
- der Befragten das Gefühl zu geben, „da“ zu sein;
- die Gesprächspartnerin zu ermutigen (mit Kopfnicken oder aufmunternden Zwischenbemerkungen);
- eine neutrale, angstfreie Umgebung zu schaffen (wobei einfühlsames Verhalten hilfreich ist);
- auf die Körpersprache (nonverbale Kommunikation) zu achten;
- die Gesprächspartnerin nicht anzutreiben, sondern auch Schweigen zuzulassen.

Vermeiden sollte man,

- zu viele Fragen oder mehrere Fragen auf einmal zu stellen;
- allzu simple oder geschlossene Fragen zu stellen (die mit ja oder nein beantwortet werden können);
- eigene Meinungen von sich zu geben;
- Beratung;
- Suggestionen.

Lisbeth Hockey öffnet auch zum Thema Interviewführung ihr Schatzkästchen an Erfahrungen:

Wenn man zur Informationsgewinnung Interviews durchführt, ist es wichtig, zu wissen, dass auch der Gesichtsausdruck und der Ton der Stimme einen überaus großen Einfluss auf die Antwort haben kann. Eine meiner Fragen lautete: „Warum wurden Sie Krankenschwester?“ In einer unserer Unterrichtsstunden hörte ich eine Angestellte, die keine Erfahrung in der Krankenpflege hatte, eine Krankenschwester fragen: „Warum wurden Sie Krankenschwester?“ Die Betonung, verbunden mit einer gerunzelten Stirn, genügte, und die arme Krankenschwester begründete beinahe entschuldigend ihre Berufswahl. Ein Interview zu führen, ist eine Fähigkeit, die man erlernen muss.

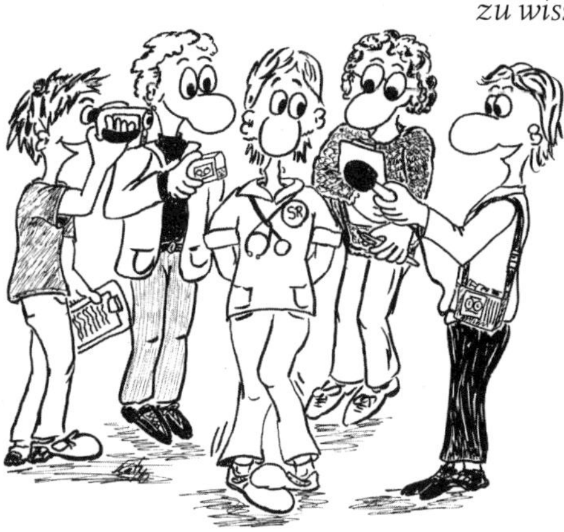

Hockey 1985, S. 42; Übersetzung: Johanna Athanasiadis

Kernaussage

Gute Umgangsformen der Interviewerin, insbesondere ernsthaftes Interesse und Respekt gegenüber der Befragten, sind wesentlich für das Gelingen des Interviews. Auch sprachliche Kompetenzen und die Einhaltung gewisser Regeln (wie aufmerksames Zuhören, Ermutigung zum Sprechen, Vermeidung von Beratung und Suggestion etc.) sind wesentlich.

Interviewleitfäden

Der Interviewleitfaden ist eine **Gedächtnisstütze** für die Interviewerin. Er soll sie daran erinnern, über welche Themen sie sprechen möchte und ein paar Formulierungen für ihre Fragen bieten. Im Leitfaden werden die Themen und Fragestellungen, die man vorher theoretisch ausgearbeitet hat, in die Praxis umgesetzt. Keinesfalls sollte man jedoch das Gespräch dem Leitfaden anpassen und die formulierten Fragen wörtlich so stellen, wie sie aufgeschrieben sind. Ein Interviewleitfaden ist kein Instrument, das man starr befolgen soll, sondern eine Hilfe, die dem Gesprächsverlauf flexibel angepasst werden kann (vgl. Morse/Field 1998).

Je nach Standardisierungsgrad, Thema oder persönlichen Vorlieben bestehen Interviewleitfäden aus mehreren konkreten Fragen oder nur aus einer großen Fragestellung mit Merkhilfen.

3.3.3 Die Beobachtung

Die Beobachtung wird im Allgemeinen als „ursprünglichste“ Form der Datenerhebung bezeichnet, denn sie ist sozusagen eine alltägliche Technik zur Sammlung von Informationen. Wir alle setzen die Beobachtung im täglichen Leben mehr oder weniger gezielt ein, um Vorgänge in der Umgebung oder das Verhalten von Menschen zu verstehen.

Wissenschaftliche Beobachtung unterscheidet sich von Alltagsbeobachtung dadurch, dass sie systematisch geplant (also nicht dem Zufall überlassen) ist und einem bestimmten Forschungszweck dient. Die beobachteten Ereignisse werden dabei systematisch aufgezeichnet. Gegenstand der Beobachtung sind Handlungen und Verhaltensweisen.

Kernaussage

Wissenschaftliche Beobachtung dient einem bestimmten Forschungszweck und ist systematisch geplant. Gegenstand der Beobachtung sind Handlungen und Verhaltensweisen, die systematisch aufgezeichnet werden.

Formen der Beobachtung

Es gibt verschiedene Beobachtungsformen, die man nach folgenden Kriterien unterscheiden kann:

- Wissen die beobachteten Personen, dass sie beobachtet werden?
  Von **offener Beobachtung** spricht man, wenn die Beobachteten wissen, dass sie beobachtet werden. Bei der **verdeckten Beobachtung** haben die Beobachteten keine Kenntnis davon.
- Beteiligt sich die Beobachterin an den Handlungen und Gesprächen der beobachteten Person oder nicht?
  Bei der **teilnehmenden Beobachtung** befindet sich die Forscherin selbst in der Situation, die sie beobachten möchte. Sie ist ein Teil davon und arbeitet mit den beteiligten Personen. Bei der **nicht teilnehmenden Beobachtung** hat die Forscherin ausschließlich die Rolle der Beobachterin inne und verfolgt die Ereignisse und Handlungen, ohne daran beteiligt zu sein.
- Wird mithilfe eines standardisierten Beobachtungsschemas beobachtet oder gibt es nur eine relativ grobe Anweisung, was beobachtet werden soll?
  Strukturierte Beobachtungen sind solche, denen ein Schema von Kategorien zugrunde liegt. Es wird gezielt beobachtet, was mit dem Schema erfasst werden kann (d. h. was darin enthalten ist). Diese Beobachtungen werden entweder durch Zeichen oder durch Beschreibungen im Schema festgehalten. Bei **unstrukturierten Beobachtungen** werden alle Ereignisse, Handlungen etc., die während der Beobachtung stattfinden, mittels Beschreibung festgehalten, ohne dass man dabei einem Schema folgt.
- Findet die Beobachtung unter natürlichen oder unter „Laborbedingungen" statt?
  Feldbeobachtungen sind Beobachtungen in der natürlichen Umgebung der Beobachteten. **Laborbeobachtungen** finden im „Labor" statt, d. h. die beobachteten Situationen werden künstlich herbeigeführt und die Umgebung wird für die Beobachtung verändert.
- Beobachtet man sein eigenes Verhalten oder das einer anderen Person?
  Bei der **Fremdbeobachtung** beobachtet man fremdes, bei der **Selbstbeobachtung** eigenes Verhalten. Hier sind Beobachterin und Beobachtete identisch.

vgl. Lamnek 2005, S. 565

Beispiel für eine standardisierte Beobachtung (quantitativ)

Christen und ihre Kolleginnen (2005) führte eine kontrollierte quantitative Beobachtungsstudie im stationären Bereich durch, deren Ziel es war, konventionelle und kinästhetische Pflege zu vergleichen, und zwar hinsichtlich ihrer Wirkung auf die Bewegung und Körperorientiertheit der Gepflegten sowie hinsichtlich der Interaktionsfähigkeit mit den Pflegenden. Die Beobachtungen wurden bei drei Pflegeinterventionen (Waschen, Umbetten und Mobilisieren) von einer erfahrenen Pflegenden, die nicht zum jeweiligen Pflegeteam gehörte, durchgeführt. Sie benutzte dazu eine Checkliste. Diese bestand aus den operationalisierten Kriterien eines Kinästhetikkonzeptes.

Beispiel für eine teilnehmende Beobachtung (qualitativ)

Bräutigam und seine Kolleginnen (2005) gingen der Frage der Versorgungs*kontinuität* durch Pflegeüberleitung nach. Sie führten qualitative teilnehmende Beobachtungen durch. Die Beobachterinnen waren also Teil der beobachteten Situation, wenn sie sich auch tendenziell eher passiv verhielten. Das heißt, sie reagierten zwar darauf, wenn die Beobachtete sie ansprach, um ihr im Einzelfall auch beispielsweise einen Gegenstand zu reichen, jedoch übernahmen sie im Geschehen keine aktive Rolle. Aufzeichnungen über die beobachtete Situation machten sie mittels eines halb strukturierten Erhebungsinstruments (Beobachtungsleitfaden).

Kontinuität

(lat.) = Stetigkeit, Fortdauer

Kernaussage

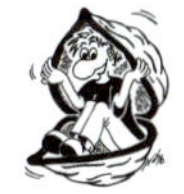

Man unterscheidet 1. offene und verdeckte, 2. teilnehmende und nicht teilnehmende, 3. strukturierte und unstrukturierte Beobachtungen, 4. Feld- und Laborbeobachtungen sowie 5. Fremd- und Selbstbeobachtungen.

Eine Beobachtung kann mit oder ohne den Einsatz von **Medien** (z. B. Videogeräten) erfolgen. Der Einsatz einer Videokamera hat den Vorteil, dass die beobachtete Situation festgehalten wird. So kann sie wiederholt betrachtet werden. Das erleichtert die systematische Erfassung und vollständige Beschreibung der Szene und beugt Verfälschungen vor.

Verfälschungen können z. B. durch selektive Wahrnehmung entstehen. Das bedeutet, dass die Beobachterin nur bestimmte Dinge wahrnimmt, während anderes ihr regelmäßig entgeht.

In der quantitativen Forschung ist die Beobachtung standardisiert, strukturiert, idealerweise verdeckt und nicht teilnehmend. Damit soll größtmögliche Objektivität gewährleistet werden.

Ziel der **quantitativen Beobachtung** ist es, Handlungen oder Verhaltensdimensionen auf ihr Vorkommen und ihre Häufigkeit hin zu erforschen. Dazu wird theoriegeleitet ein Kategorienschema erarbeitet, das die wichtigsten Verhaltensdimensionen enthält. Zu ihrer Aufzeichnung werden Zeichensysteme verwendet. Quantitative Beobachtungen können sowohl als Labor- als auch als Feldbeobachtungen angelegt werden. Meist handelt es sich um Fremdbeobachtungen, in seltenen Fällen kommen Selbstbeobachtungen vor.

Die klassische **qualitative Beobachtung** ist die teilnehmende, unstrukturierte Feldbeobachtung. Dadurch soll möglichst große Offenheit und Nähe zum Gegenstand gewährleistet werden. Ziele der qualitativen Beobachtung sind die Beschreibung eines Handlungsfeldes sowie die Beschreibung der dort *agierenden* Personen und ihrer Interaktionen.

agieren
(lat.) = handeln

Durch eine Teilnahme an der Situation kann die Forscherin den beobachteten Personen so nahe wie möglich kommen – sie kann die Innenperspektive einer Situation erfassen. Weil kein vorgegebenes Schema verwendet wird, kann man in Bezug auf das, was man beobachtet, offen sein. Man kann jedoch auch bei qualitativen Beobachtungen halb standardisiert vorgehen. (Ähnlich wie bei einem halb standardisierten Interview wird auch hier ein Leitfaden mit den wichtigsten Bereichen der Beobachtung entwickelt; vgl. Mayring 2002, S. 81.)

Kernaussage

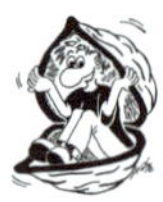

Quantitative Beobachtungen sind standardisiert, strukturiert, wenn möglich verdeckt und nicht teilnehmend. Ihnen liegt ein Kategorienschema mit den wichtigsten Verhaltensdimensionen zugrunde. Qualitative Beobachtungen sind teilnehmend, unstrukturiert und finden im Feld statt, können aber auch halb standardisiert sein und anhand eines Leitfadens stattfinden.

Möglichkeiten und Grenzen der Beobachtung als Forschungsmethode

Die Beobachtung ist eine wichtige Methode, um etwas über das **tatsächliche Verhalten** der Patientinnen und der Pflegenden zu erfahren – im Gegensatz zur Befragung, mit der man das Verhalten der Menschen nicht direkt untersuchen kann, sondern nur indirekt, indem man sie darüber sprechen lässt. (Die Angaben der Befragten müssen jedoch mit ihrem tatsächlichen Verhalten nicht übereinstimmen.) Die Beobachtung bringt aber auch Probleme mit sich und ist deshalb in der Praxis manchmal schwieriger durchzuführen als z. B. die Befragung.

Ein Problem besteht darin, dass die Beobachterin die Beobachtung nicht nur durchführt, sondern zugleich auch das **Messinstrument** ist. Welche Daten erfasst und aufgezeichnet werden, hängt davon ab, was sie wahrnimmt. Die Wahrnehmung kann jedoch auf verschiedene Weisen beeinflusst werden: Wenn man z. B. mit einer Situation vertraut ist, nimmt die Zuverlässigkeit der Beobachtung ab, etwa indem sie selektiv wird. Das bedeutet, dass man nur bestimmte Dinge registriert, andere aber übersieht. Es ist auch schwierig, Beobachtungen neutral (objektiv) wiederzugeben, ohne sie gleich zu interpretieren.

Eine Problematik der Beobachtung besteht darin, dass die Beobachterin selbst das Messinstrument ist: Ihre Wahrnehmung ist beeinflussbar und kann selektiv sein. Auch ist es schwierig, die beobachteten Daten und ihre Interpretation zu trennen.

Kernaussage

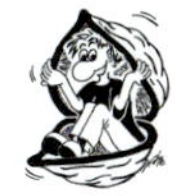

Eine Beobachtung – in erster Linie die verdeckte Beobachtung – wirft auch **ethische Fragen** auf. Es ist eine sehr heikle Frage, ob, wie und in welchem Ausmaß die Beteiligten über die Beobachtung informiert werden können, ohne dass das Ergebnis zu stark beeinflusst und ohne dass der Grundsatz der freiwilligen Zustimmung verletzt wird (siehe Kap. 2.2.7).

Es wird immer wieder diskutiert, inwieweit Informationen über die Beobachtung das Verhalten der Teilnehmerinnen an sich bereits beeinflussen. Schon das Wissen darum, dass man beobachtet wird, kann die Situation verfälschen. Einige Autorinnen weisen darauf hin, dass das Verhalten der Beobachteten nur in der Anfangsphase stark beeinflusst werde; die Beobachterin würde nach relativ kurzer Zeit „vergessen". Die **Beeinflussung der Situation** durch die Beobachterin – vor allem bei offenen Formen der Beobachtung – ist somit ein weiterer kritischer Punkt, den man in der Diskussion um die Beobachtung als Möglichkeit, tatsächliches Verhalten zu erforschen, nicht ausschließen darf.

Weiß die betreffende Person, dass sie beobachtet wird, so stellt sich die Frage, inwieweit diese Tatsache bereits auf ihr Verhalten einwirkt. Je kleiner die Beobachtungseinheit und je spezifischer die Handlungen, die man beobachtet (z. B. die Händehygiene beim Vorbereiten von Infusionen), desto mehr wird sich das Verhalten der Beobachteten verändern und damit verzerren. Je größer und je zahlreicher die Beobachtungseinheiten sind und je unspezifischer der Beobachtungsgegenstand ist (z. B. die Interaktion mit der Patientin), desto weniger wird es zu *gravierenden* Verhaltensänderungen kommen. Auch bei der teilnehmenden Beobachtung, wo man als Beobachterin „Teil des Feldes" ist, muss man davon ausgehen, dass die Beobachterin als neue Person im Feld die Situation beeinflusst. Das bedeutet, dass jede Art der offenen Beobachtung das Feld und die handelnden Personen verändert, heißt jedoch nicht, dass die Beobachtung als Forschungsmethode wertlos wäre. Die unausweichlichen Veränderungen, die durch die Beobachtung hervorgerufen werden, sind zum einen eine Frage des Ausmaßes und zum anderen ein Phänomen, das in der qualitativen Forschung Bestandteil der Forschungslogik und der Erkenntnisweise ist und als solches mit einbezogen werden muss.

gravierend
(lat.) = schwerwiegend

Kernaussage

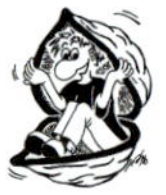

Die Beobachtung wirft auch ethische Fragen auf, vor allem die Forderung nach umfassender Information und freiwilliger Zustimmung der Teilnehmerinnen. Dies kann problematisch werden, da es möglicherweise die Situation beeinflusst.

3.3.4 Inhalts- und Dokumentenanalyse

Die Inhaltsanalyse ist eine Technik, die ursprünglich aus der Kommunikationswissenschaft stammt. Ihr Ziel ist die systematische Bearbeitung von Kommunikation.

Streng genommen ist die Inhaltsanalyse eine Methoden zur *Auswertung* von Daten. Handelt es sich um eine Dokumentenanalyse, kann man sie aber auch zu den Methoden der Daten*erhebung* zählen. Ob eine Inhalts- oder eine Dokumentenanalyse vorliegt, ist letztlich abhängig von der Art der Dokumente. Es können akzidentale und systematische Dokumente analysiert werden.

Akzidentale Dokumente sind Dokumente, die unabhängig von der Dokumentenanalyse entstanden sind. Das sind z. B. Bücher, Filme, Tagebücher, Briefe, aber auch eine Pflegedokumentation u. Ä. In diesem Fall spricht man meist von einer Dokumentenanalyse und zählt sie zu den Methoden der Daten*erhebung*.

Systematische Dokumente sind Dokumente, die eigens für die Forschung (bzw. für die Analyse) produziert wurden (z. B. Tonbandaufnahmen von Interviews). In diesem Fall spricht man von einer Inhaltsanalyse, die eine reine Methode der Auswertung von Daten ist.

Man untersucht z. B. nicht die Situation, in der die Pflegende einer Patientin beim Essen hilft, sondern Fotos, auf denen diese Situation abgebildet ist.

Gegenstand der Inhalts- und Dokumentenanalyse ist Kommunikation, die in irgendeiner Form gespeichert ist: z. B. Tonbandaufnahmen, Texte, Akten, Briefe, Dokumente, Tagebücher, Protokolle, Bilder, Filme, Videos u. Ä. Analysiert wird also nicht die Handlung selbst, sondern ihre konservierte Form.

Inhalts- und Dokumentenanalysen können sowohl quantitativ als auch qualitativ sein. **Quantitative** Analysen gehen Fragen nach der Häufigkeit bestimmter Elemente in einem „Dokument“ nach. Sie sind theoriegeleitet und standardisiert, d. h. es wird vorab bestimmt, wonach ein Dokument abgesucht wird. Meistens handelt es sich dabei um akzidentale Dokumente; man spricht daher von Dokumentenanalysen. Bei **qualitativen** Analysen hingegen geht es um das „Was?“, um den Inhalt eines Dokuments, nicht um das Feststellen von Häufigkeiten. Zur Analyse werden keine standardisierten Instrumente verwendet, und das Vorgehen ist – gemäß den Grundprinzipien qualitativer Forschung – offen oder höchstens halb standardisiert. Man spricht in diesem Zusammenhang eher von Inhaltsanalysen.

Kernaussage

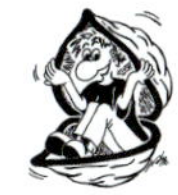

Bei einer Dokumentenanalyse werden akzidentale Dokumente untersucht, d. h. Dokumente, die nicht eigens für Forschungszwecke hergestellt wurden. Werden hingegen systematische Dokumente bearbeitet, d. h. Dokumente, die eigens zu Forschungszwecken hergestellt wurden, spricht man eher von einer Inhaltsanalyse. Gegenstand der Inhalts- und der Dokumentenanalyse sind Formen gespeicherter Kommunikation. Quantitative Analysen sind standardisiert, untersuchen Häufigkeiten; qualitative Analysen sind offen und gehen der Frage nach dem „Was?", dem Inhalt nach.

Die Dokumentenanalyse

Im folgenden Abschnitt wird auf die Analyse akzidentaler Dokumente (**Dokumentenanalyse**) näher eingegangen. Die Methode der Inhaltsanalyse als Auswertungstechnik wird in Kap. 3.4.2 vorgestellt.

Bei einer Dokumentenanalyse wird Material analysiert, das von der Forscherin nicht eigens für die Forschung geschaffen wurde. Für die Pflegeforschung sind hier vor allem Pflegedokumentationen interessant, aber auch Lehrbücher, Tagebücher von Patientinnen, historische Dokumente, Schulprospekte, Fachzeitschriften oder Druckwerke wie Tageszeitungen, Wochenschriften u. Ä. Dokumentenanalysen können sowohl **qualitativ** als auch **quantitativ** erfolgen.

Beispiel für eine Dokumentenanalyse

Krause (2005) untersuchte die Folgen von Stürzen bei geriatrischen Krankenhauspatientinnen. Ziel der Untersuchung war die Beschreibung von Verletzungen nach Sturzereignissen, die Lokalisation von Verletzungen und die Auswirkung auf die stationäre Verweildauer. Der Autor verwendete dazu die Daten der standardisierten Sturzprotokolle für alle Sturzereignisse einer geriatrischen Klinik. Der Untersuchungszeitraum betrug ein Jahr.

Bei einer Dokumentenanalyse in der quantitativen Forschung geht man systematisch in mehreren Schritten vor. Zuerst wird bestimmt, welche Dokumente für die Forschungsfrage von Bedeutung sind, d. h. man bestimmt die **Stichprobe** (vgl. Kap. 4.2.2). Danach werden Analyseeinheiten, Analysedimensionen und Analysekategorien festgelegt. Anhand dieser Kriterien werden die Dokumente systematisch untersucht.

Die **Analyseeinheit** bestimmt die Aufteilung des gesamten Materials. Sie kann **formal** festgelegt werden (z. B. jedes Wort, jeder abgeschlossene Satz, jeder Quadratzentimeter eines Bildes, bestimmte Zeitabschnitte bei Videos oder abgeschlossene Artikel), kann aber auch **interpretativ** bestimmt sein (spezifische Themen, bestimmte Wertungen etc.; z. B. jeder in der Zeitschrift „Pflege" publizierte Forschungsartikel).

Jede Analyseeinheit muss gleich behandelt, d. h. mit dem **gleichen Instrumentarium** abgesucht werden. Man kann eine oder mehrere Fragen an die Analyseeinheiten richten (man sagt: jede Einheit kann nach mehreren Dimensionen untersucht werden). Diese verschiedenen Fragestellungen nennt man **Analysedimensionen**. Welche Analysedimensionen ausgewählt werden, das richtet sich nach den Forschungsfragen, mit denen man in die Untersuchung geht. Jede Analyseeinheit muss auf alle gewählten Dimensionen abgefragt werden. Innerhalb jeder Dimension kann es nun eine Anzahl von Kategorien (**Analysekategorien**) geben, die konkret beschreiben, wonach man sucht. Das Kategorienschema muss nicht alle Inhalte erfassen, die im Text auftreten, es soll aber **alle Themen** erfassen, die für die Forschungsfrage von Bedeutung sind (vgl. Rössler 2005, S. 87–103; Lamnek 2005, S. 497).

Tabelle 4
Kategorienschema

Beispiel

Frage	*Welche Forschungsarbeiten werden in deutschsprachigen wissenschaftlichen Pflegezeitschriften veröffentlicht?*
Grundgesamtheit	*Zeitschrift „Pflege"*
(Stichprobe, Material)	*(von Beginn bis einschließlich 2005)*
Analyseeinheit	*Jeder Artikel, der eine Forschungsarbeit enthält*
Analysedimensionen	*Forschungsansatz – Designs – Methoden – Gebiete*
Analysekategorien	• *qualitative Ansätze – quantitative Ansätze* • *nichtexperimentelle Designs – experimentelle Designs* • *schriftliche Befragung – Interview – Beobachtung – Dokumentenanalyse – biophysikalische Messung* • *Pflegepraxis – Management – Beruf – Ausbildung*

3.3.5 Vertiefung des Lernstoffs

Zum Wiederholen

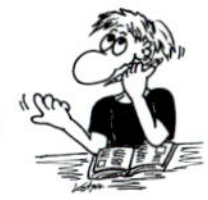

- Operationalisierung
- Item
- Skala
- Alternativvorgaben
- Hybridfragen
- Mehrfachvorgaben mit/ohne Rangfolge
- Rangreihen
- Standardisierungsgrad
- narratives Interview
- problemzentriertes Interview
- Experteninterview
- offene Beobachtung
- verdeckte Beobachtung
- teilnehmende Beobachtung
- nichtteilnehmende Beobachtung
- strukturierte Beobachtung
- unstrukturierte Beobachtung
- Feldbeobachtung
- Laborbeobachtung
- Fremdbeobachtung
- Selbstbeobachtung
- akzidentale Dokumente
- systematische Dokumente

Zusammenfassung

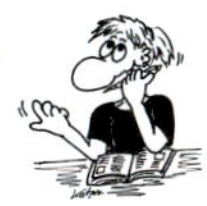

1. Führen Sie mit zwei Kolleginnen ein Interview durch (Fragen Sie sie z. B. nach ihrer Erfahrung mit Krankheit). Bereiten Sie zuerst ein standardisiertes Interview vor, d. h. schreiben Sie sich alle Fragen wörtlich auf. Benutzen Sie dabei v. a. geschlossene Fragen und geben Sie auch Antworten vor. Dann machen Sie ein offenes Interview und notieren sich nur Stichworte zu den Themen, die Sie ansprechen wollen. Führen Sie zuerst das offene Interview durch (vergessen Sie nicht, Zwischenfragen zu stellen, nachzufragen etc. und stellen Sie keine geschlossenen Fragen!), danach mit der anderen Kollegin das standardisierte. Die Kollegin, die gerade nicht interviewt wird, beobachtet das Geschehen. Diskutieren Sie dann gemeinsam folgende Fragen:

- ▸ Wie haben sich die beiden Gespräche unterschieden?
- ▸ Welches war aufschlussreicher? Warum?
- ▸ Wie hat sich die Interviewerin verhalten, was könnte sie besser machen?

2. Besorgen Sie sich drei vollständige Jahrgänge der Zeitschrift Pflege und erstellen Sie eine Statistik zu der Frage „Welche Forschungsarbeiten wurden in den letzten drei Jahren in der Zeitschrift Pflege veröffentlicht?" Benutzen Sie dazu das auf S. 128 erstellte Beispiel als Vorlage. Machen Sie sich daraus ein Schema, das Ihnen hilft, jeden Artikel zu klassifizieren. Analysieren Sie nun jeden Forschungsartikel anhand dieses Schemas und erstellen Sie am Schluss eine Statistik. Dann erhalten Sie Antwort auf die eingangs gestellte Frage.

Zum Nachlesen

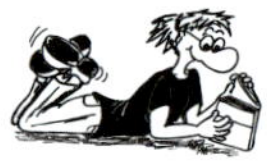

Porst Rolf: Fragebogen. Ein Arbeitsbuch. VS Verlag für Sozialwissenschaften, Wiesbaden 2009 (190 Seiten)

Dieses Buch zeichnet sich durch seinen Praxisbezug aus. Der Autor erklärt die wichtigen methodischen Aspekte eine Fragebogens (Arten von Fragen, Skalen, Formulierung von Fragen, Gestaltung von Titelseiten und Layout von Fragebögen) in gut verständlichen Worten. Einprägsame Beispiele illustrieren den Text.

Helfferich Cornelia: Die Qualität qualitativer Daten. Manual für die Durchführung qualitativer Interviews. VS Verlag für Sozialwissenschaften, Wiesbaden 2005 (193 Seiten)

Wenn Sie an der Durchführung von qualitativen Interviews interessiert sind, so bietet das Buch eine sehr gute Basis. Es vertieft unter anderem das Thema der Interviewführung und des Erstellens von Leitfäden. Das Manual „will den praktischen Nöten derjenigen abhelfen, die qualitative Einzelinterviews durchführen wollen". Es enthält neben gut verständlichem theoretischem Wissen und anschaulichen Beispielen auch praktische Übungen.

3.4 Methoden der Datenauswertung im Überblick

Lernziel

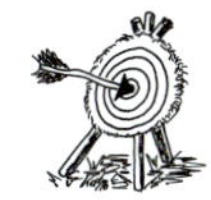

Warum ist es wichtig, dass Sie sich mit diesem Kapitel auseinandersetzen?

Damit Sie ...

... Forschungsergebnisse besser verstehen können. Dazu ist es notwendig, dass Sie
... die wichtigsten Begriffe der deskriptiven Statistik kennen und ihre Aussagen erklären können;
... den Begriff „Signifikanz“ verstehen;
... die Grundlagen der Analyse qualitativer Daten verstehen.

Wie aus dem letzten Kapitel ersichtlich geworden ist, gibt es in der Forschung unterschiedliche Methoden, Daten zu erheben. Damit ist aber nur der erste Schritt getan, denn das erhobene Material muss einer sorgfältigen Auswertung unterzogen werden, um zu sinnvollen wissenschaftlichen Aussagen zu gelangen.

Die Methoden zur Auswertung von Datenmaterial sind vielfältig und umfassend. Da es sich hier um ein Einsteigerbuch handelt, wird in diesem Kapitel nur ein erster Einblick in die wichtigsten Auswertungsverfahren gegeben.

3.4.1 Die Datenanalyse in der quantitativen Forschung

Zur Analyse quantitativer Daten werden mathematische – genauer: statistische – Verfahren eingesetzt, um die Daten zu strukturieren und ihr Verständnis zu erleichtern. Die Aufbereitung von Daten und der Umgang mit Statistikprogrammen setzt umfangreiche Statistikkenntnisse voraus.

Nicht jede Pflegende, die sich mit Forschung beschäftigt, muss darüber verfügen. Pflegende, die Forschungsergebnisse in erster Linie in der Praxis anwenden wollen, müssen nicht genau wissen, welche Berechnungen und Formeln hinter den statistischen Tests liegen, die in einem Bericht angeführt sind. Sie müssen auch keine Berechnungen durchführen können. Trotzdem sollten sie verstehen, welche Bedeutung ein Test hat und was er aussagt. Ohne dieses Wissen ist es schwierig, quantitative Forschungsberichte zu verstehen oder kritisch zu betrachten. Schon Lisbeth Hockey hat dies bemerkt:

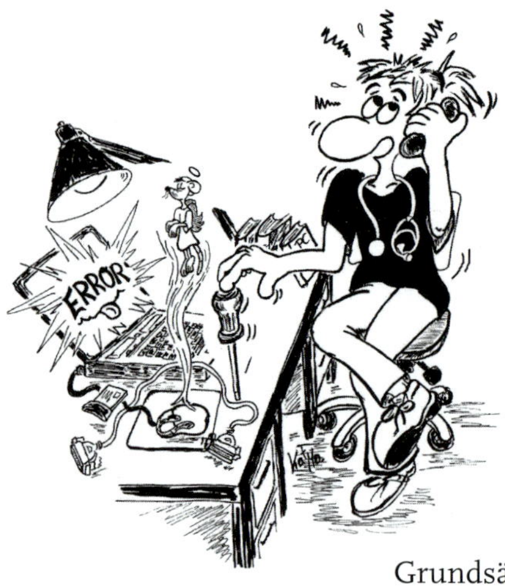

In meinen Notizen hielt ich fest: „Computerfachleute sind wie Automechaniker oder Uhrmacher. Sie wissen, dass du nicht viel weißt, und machen, was sie wollen. Ich wünschte, ich wüsste mehr, um ihnen kritischer begegnen zu können. Ich bin der Ansicht, dass alle Forscher die elementaren Prinzipien des statistischen Know-hows lernen sollten. Ich spreche nicht von den Details. Die sollten den Spezialisten überlassen werden. Ich spreche von den Grundlagen. Wenn ich nochmals auf die Welt käme, würde ich mich dessen vergewissern, denn jetzt ist es zu spät dafür."

Hockey 1985, S. 42; Übersetzung: Johanna Athanasiadis

Nun – für Sie ist es nicht zu spät. Machen Sie aber zunächst einmal den ersten Schritt und lesen Sie dieses Kapitel!

Grundsätzlich besteht eine quantitative Datenanalyse aus den folgenden drei Schritten:

1. Aufbereiten der Datenbestände
2. Erstellen einer deskriptiven Statistik
3. Anwendung analytischer statistischer Methoden

Aufbereiten der Datenbestände

Matrix

= ist ein Begriff aus der Mathematik und bezeichnet ein rechteckiges Schema von Zahlen, für das bestimmte Rechenregeln gelten

Die Analyse quantitativer Daten ist eine Zahlenanalyse: die Datenaufbereitung besteht aus der Übertragung der gewonnenen Zahlen in eine sogenannte Daten*matrix*.

Wenn man als Messergebnis keine Zahlen gewonnen hat (wie dies bei Messungen auf Nominal- oder Intervallniveau der Fall ist, müssen die Daten erst aufbereitet werden: Das vorhandene Material, z. B. die ausgefüllten Fragebögen, werden **kodiert**, d. h. Antworten (= Daten) in Zahlen verwandelt. Dafür muss eine Liste mit allen Fragen (Variablen) und allen möglichen Antworten erstellt werden. Jeder möglichen Antwort zu jeder Frage wird genau ein spezieller Wert (ein Kode) zugeordnet. Diese Liste bezeichnet man als Kodeplan oder Kodierungsliste. Zum Beispiel: Die Frage „Sind Sie verheiratet?" sei Variable 1. Wurde „ja" angekreuzt, sei das Kode 1, wurde „nein" angekreuzt, sei das Kode 2.

Die erhobenen Informationen müssen dann gemäß dem Kodeplan in die richtigen Kodes umgewandelt werden. Man nennt diesen Vorgang kodieren oder verkoden. Die kodierten Daten werden in Form einer Datenmatrix niedergeschrieben oder unter Verwendung eines entsprechenden Statistikprogramms in den Computer eingegeben und gespeichert. Erst nach der Kodierung ist eine sinnvolle Verarbeitung der Daten möglich.

Kernaussage

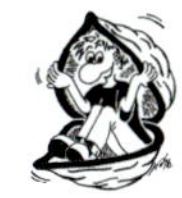

Die Analyse quantitativer Daten ist eine Zahlenanalyse. Liegen die Messergebnisse nicht in Form von Zahlen vor, müssen sie in Zahlen umgewandelt werden. Dies erfolgt im Zuge des Kodierens. Die kodierten Daten werden dann in eine Datenmatrix geschrieben oder direkt von einem Statistikprogramm verarbeitet.

Deskriptive Statistik
= beschreibende Statistik

Deskriptive Statistik

Mithilfe der deskriptiven Statistik werden die Daten nach unterschiedlichen Merkmalen beschrieben und zu leicht handhabbaren Größen zusammengefasst. Zu diesen Größen zählen die sogenannten **empirischen Verteilungen** wie

- Häufigkeitsverteilungen
- das Maß der zentralen Tendenzen
- Streuungen
- statistische Zusammenhänge zwischen Merkmalen (Korrelationen)

Häufigkeitsverteilungen

Häufigkeitsverteilungen sind die einfachste Möglichkeit, Daten zu ordnen. Man zählt dabei, wie oft ein Ereignis auftritt. Dargestellt werden diese Daten in absoluten Zahlen oder in Prozent.

Beispiel

n = 122 („n“ steht hier für die Gesamtmenge der Zahlen)

ja = 82 nein = 33 keine Antwort = 7

Das bedeutet: Von 122 Befragten haben 115 diese Frage beantwortet. Davon haben 82 mit „ja“ und 33 mit „nein“ geantwortet. In Prozent dargestellt sieht das Ergebnis folgendermaßen aus:

n	=	122 (= 100 %)
ja	=	67,21 %
nein	=	27,05 %
keine Antwort	=	15,74 %

Bei der Darstellung in Prozenten ist es wichtig, auf die Gesamtmenge zu achten; sie ist für die Interpretation des Ergebnisses ausschlaggebend (denn 50 % können 200 Antworten von 400 sein oder auch nur 2 von 4).

Achtung: Prozentangaben können Präzision vortäuschen und verzerren bei kleinen Datenmengen das Ergebnis! Nicht umsonst heißt es: „Mit Prozenten kannst du protzen!“

Kernaussage

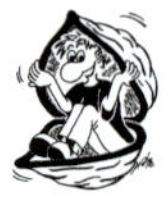

Häufigkeitsverteilungen stellen dar, wie oft ein Ereignis auftritt. Das Ergebnis wird in absoluten Zahlen oder Prozent dargestellt.

Maße der zentralen Tendenz (Mittelwerte)

Die sogenannten Mittelwerte fassen die Elemente einer Gruppe zusammen und geben den Durchschnittswert an. Man unterscheidet

- **Modus** oder Modalwert (= der häufigste Wert bzw. – wenn es mehrere gleich häufige Messwerte gibt – die häufigsten Messwerte)
- **Median** (Der Median halbiert die der Größe nach geordneten Messwerte [d. h. mindestens die Hälfte der Messwerte ist höchstens so groß und mindestens die Hälfte der Messwerte ist mindestens so groß wie der Median]. Bei einer ungeraden Anzahl von Messwerten, die der Größe nach geordnet sind, ist der Median genau der mittlere Wert, bei einer geraden Anzahl sind es die beiden mittleren Werte bzw. ist es der arithmetische Mittelwert dieser beiden Werte.)
- **arithmetisches Mittel** (= die Summe der Werte, geteilt durch die Anzahl der Werte; Abkürzung $\overline{X}$)

Beispiel

In einem Wohnhaus gibt es neun Familien, davon haben fünf Familien keine Kinder. Eine Familie hat ein Kind, zwei Familien haben drei Kinder und eine hat sechs Kinder. Der Modus wäre hier null, der Median ebenfalls null und das arithmetische Mittel 1,4. In Zahlen ausgedrückt:

	5 Familien = 0 Kinder
	1 Familie = 1 Kind
	2 Familien = 3 Kinder
	1 Familie = 6 Kinder
Median:	0 – 0 – 0 – 0 – **0** – 1 – 3 – 3 – 6
Arithmetisches Mittel:	5 x 0 = 0
	1 x 1 = 1
	2 x 3 = 6
	1 x 6 = 6
	13 : 9 = 1,4

Zentrale Tendenzen fassen große Datenmengen zusammen und geben einen Überblick. Sie können aber auch Ungleichheiten „verschwinden" lassen und dadurch die Realität verzerren. Ein alter Statistikerwitz, den Walter Krämer erzählt, veranschaulicht dies sehr gut:

Zwei Männer sitzen im Wirtshaus. Einer verdrückt eine ganze Kalbshaxe, der andere trinkt zwei Maß Bier. Statistisch gesehen ist dies für jeden eine halbe Kalbshaxe und ein Maß Bier, aber der eine hat sich überfressen und der andere ist betrunken.

Krämer 1994a, S. 48

Kernaussage

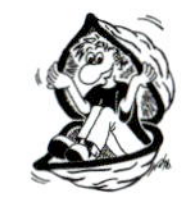

Mittelwerte geben Durchschnittswerte an. Zu ihnen gehören Modus, Median und arithmetisches Mittel. Unter Umständen jedoch werden durch sie Ungleichheiten unkenntlich gemacht.

Streuungsmaße

Streuungsmaße geben Aufschluss über die Verteilung von Daten. Das einfachste Streuungsmaß ist die sogenannte **Spannweite**. Sie zeigt den Unterschied zwischen dem höchsten und dem niedrigsten Wert an, d. h. man subtrahiert den kleinsten vom größten Wert. Zum Beispiel: Die älteste Befragte ist 78 Jahre alt, die jüngste 21. Die Spannweite beträgt demnach 57.

Das am häufigsten angegebene Streuungsmaß ist die **Standardabweichung**. Sie wird auch als durchschnittliche Streuung um den Mittelwert bezeichnet und zeigt den Bereich an, in dem die meisten Werte zu finden sind. Dadurch wird ersichtlich, wie weit die Werte vom Mittelwert (arithmetisches Mittel) abweichen. Aus diesem Grund wird die Standardabweichung immer zusammen mit dem Mittelwert angegeben. Ihre Abkürzung lautet s oder SD (= Standard Deviation).

Beispiel

Bei einem Test sind 100 Punkte zu erreichen. Die durchschnittliche Punkteanzahl aller ausgewerteten Tests beträgt 73 (= arithmetisches Mittel), die Standardabweichung ± 12,1. 68 % der Ergebnisse (dieser Wert ist aufgrund der Normalverteilungskurve bestimmt) liegen also zwischen 85,1 und 60,9 Punkten.

Kernaussage

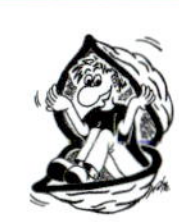

Streuungsmaße zeigen die Verteilung von Daten. Das einfachste Streuungsmaß, die Spannweite, gibt den Unterschied zwischen dem höchsten und dem niedrigsten Wert an. Das am häufigsten verwendete Streuungsmaß ist die Standardabweichung. Sie bezeichnet den Bereich, in dem die meisten Werte liegen.

Korrelation

Korrelation

= Wechselbeziehung, Entsprechung, Zusammenhang

Korrelationsberechnungen geben Antwort auf die Frage: „Wie stark ist die Beziehung zwischen Variablen?“ Mit ihnen kann man z. B. prüfen, ob es einen Zusammenhang zwischen der Beantwortung zweier Fragen in einem Fragebogen gibt. Der **Korrelationskoeffizient** ist das Maß für die Korrelation, d. h. für den Zusammenhang zweier Faktoren. Er kann eine Größe zwischen +1 und −1 haben und wird mit „r“ bezeichnet.

$r = +1$ vollständiger positiver Zusammenhang (d. h. ist ein Faktor groß, dann ist auch der andere Faktor groß und umgekehrt)

$r = -1$ vollständiger negativer Zusammenhang (d. h. ist ein Faktor groß, dann ist der andere klein und umgekehrt)

$r = 0$ kein Zusammenhang

Der Zusammenhang ist umso stärker, je näher der Korrelationskoeffizient bei 1 bzw. −1 liegt. Zum Beispiel: $r = 0{,}74$ ist stärker als $r = 0{,}3$. Man kann mithilfe von Formeln berechnen bzw. in Tabellen nachsehen, ob der Zusammenhang darüber hinaus auch signifikant (d. h. nicht zufällig) ist (siehe nächste Seite).

Es gibt verschiedene Arten, den Korrelationskoeffizienten zu berechnen. Diese sind durch das jeweilige Skalenniveau bestimmt.

Beispiel

Schopp und ihre Kolleginnen schreiben in ihrem Bericht zur Arbeit über Autonomie, Privatheit und die Umsetzung des Prinzips der „informierten“ Zustimmung:

„... Zwischen dem Alter des Teilnehmers und dem Erhalt von Informationen wurde eine negative Korrelation festgestellt ($r = -0{,}27$, $p = 0{,}009$). ... Zwischen dem Hilfsbedarf des Teilnehmers und Entscheidungsmöglichkeiten wurde eine negative Korrelation festgestellt ($r = -0{,}31$, $p = 0{,}003$).“

Schopp et al. 2001, S. 33

Das bedeutet: Je älter die Patientinnen waren, desto weniger Information erhielten sie, und je hilfsbedürftiger sie waren, desto weniger Entscheidungsmöglichkeiten hatten sie.

Achtung: Bei nichtexperimentellen Studiendesigns kann eine Korrelation zwar einen rechnerischen, aber keinen ursächlichen Zusammenhang nachweisen (siehe auch Kap. 3.2.2)!

Kernaussage

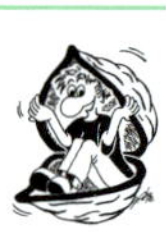

Die Korrelation, dargestellt durch den Korrelationskoeffizienten (−1 bis +1), gibt Aufschluss darüber, wie groß und welcher Art der Zusammenhang zwischen zwei Variablen ist.

Schließende (analytische) Statistik

Die schließende Statistik beruht auf den Grundprinzipien der Wahrscheinlichkeitstheorie. Diese ist, wie auch die Statistik, ein Teil der Mathematik, genauer gesagt der *Stochastik*, die sich mit der Beschreibung zufälliger Ereignisse beschäftigt.

Die Wahrscheinlichkeit hängt mit der **Zufälligkeit** zusammen. Von Zufall spricht man, wenn ein Ereignis nicht notwendigerweise oder unbeabsichtigt auftritt.

Trotz aller Bemühungen beim wissenschaftlichen Arbeiten kann der Zufall jedoch nicht sicher ausgeschaltet werden. Um in der Forschung eine Hypothese prüfen zu können (z. B.: Ist die Schmerzreduktion auf die Wirkung der Behandlung zurückzuführen?), muss man aber wissen, ob der Unterschied zwischen verschiedenen Datenreihen (z. B. den Daten vor und nach der Anwendung einer Behandlungstechnik) bedeutsam, d. h. nicht rein zufällig entstanden ist. Dazu benötigt man den Begriff der Signifikanz.

Mithilfe der *Signifikanz* stellt man die Aussagekraft einer statistischen Erhebung fest. Die Signifikanz zeigt an, wie wahrscheinlich es ist, dass das Ergebnis der Untersuchung zufällig zustande gekommen ist. Werden bei einer Untersuchung Unterschiede zwischen verschiedenen Gruppen (z. B. zwischen männlichen und weiblichen Befragten) oder Zusammenhänge zwischen unterschiedlichen Merkmalen (z. B. Alter und Sportlichkeit) festgestellt, muss man zunächst fragen, ob diese Unterschiede (Zusammenhänge) zufällig sind oder nicht (genauer: wie hoch die Wahrscheinlichkeit ist, dass sie auf Zufall beruhen).

Die Signifikanz wird mit „*p*" angegeben. Was noch als bedeutsamer (**signifikanter**) Unterschied bzw. Zusammenhang im wissenschaftlichen Sinn gelten darf, wird nach einer internationalen Vereinbarung mit einer Grenze von 5 % Zufallswahrscheinlichkeit (= Signifikanz) festgelegt. Das bedeutet: Die Wahrscheinlichkeit, dass das Ergebnis einer Erhebung auf Zufall beruht, darf nur 5 % betragen, wenn es als signifikant gelten soll. Das heißt umgekehrt: 5 % Signifikanz bedeutet, dass es sich bei dem festgestellten Unterschied (Zusammenhang) mit mindestens 95 % Wahrscheinlichkeit um keinen Zufall handelt ($p \leq 0{,}05$). (Eine hundertprozentige Sicherheit gibt es in der Realität nie, weil dies aufgrund der mathematischen Berechnungsregeln unmöglich ist.) Man spricht dann von einer Signifikanz von 5 %. Ist die Zufallswahrscheinlichkeit kleiner als 5 %, geht man üblicherweise daran, festzustellen, ob sie auch kleiner als 1 % ist. Ist dies der Fall, handelt es sich um eine „Signifikanz von 1 %" ($p \leq 0{,}01$). Man spricht in beiden Fällen von einem **signifikanten Ergebnis**.

Stochastik

(griech.) = eine Bezeichnung für mathematische Verfahren zur Untersuchung zufallsabhängiger Ereignisse (z. B. von Stichproben); stochastisch = zufallsabhängig

Signifikanz

= wörtlich „Bedeutsamkeit"

p

= *probability* (engl.) = Wahrscheinlichkeit

Kernaussage

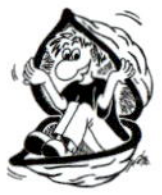

Die Signifikanz ist ein Maß dafür, wie wahrscheinlich es ist, dass das Ergebnis einer Untersuchung auf Zufall beruht. Sie wird mit „p“ angegeben. Als signifikant gilt ein Ergebnis, wenn die Wahrscheinlichkeit für die Zufälligkeit höchstens 5 % beträgt.

Bei der Berechnung der Signifikanz wird auch die Stichprobengröße mitberücksichtigt. Je größer die Stichprobe, desto eher beruht ein Ergebnis nicht auf Zufall. Je mehr sich die Gruppen, die man vergleicht, in ihrer Größe unterscheiden (also eine große und eine kleine Gruppe), desto eher wird der Unterschied zufällig sein.

Exkurs: Skalen- oder Messniveaus

Statistische Verfahren können nicht beliebig eingesetzt werden. Welche Verfahren man anwenden kann, hängt u. a. vom sogenannten **Skalen-** oder **Messniveau der Variablen** ab. Je höher dieses ist, desto mehr Freiheiten hat man bei der Auswahl der statistischen Methode. Bei Messungen unterscheidet man vier **Skalenniveaus**.

Tabelle 5
Überblick über die Skalen- oder Messniveaus

Skala	Charakteristik	Beispiel	Rechenoperationen (deskriptive Statistik)
Nominal	Klassifizierung	männlich – weiblich	Häufigkeitsverteilungen Modus Spannweite
Ordinal- oder Rang	relative Rangfolge	häufig – selten – nie Schulnoten	Häufigkeitsverteilungen Modus, Median Spannweite
Intervall	Rangfolge mit gleichen Intervallen	Temperatur	Häufigkeitsverteilungen Modus, Median, Mittelwert Spannweite, Standardabweichung
Ratio- oder Verhältnis	Rangfolge mit gleichen Intervallen und absolutem Nullpunkt	Körpergröße Gewicht Blutdruck	alle

Die Nominalskala

Bei der Nominalskala handelt es sich um Einteilungen gewisser Eigenschaften, die sich zwar gegenseitig ausschließen, für die sich aber **keine Rangordnung** aufstellen lässt. Typische Beispiele für nominalskalierte Variablen sind Fragen nach dem Geschlecht, nach Beruf, Familienstand, Religionszugehörigkeit etc.

z. B.: männlich – weiblich
ledig – verheiratet – geschieden – verwitwet

Die Nominalskala ist die Skala mit dem niedrigsten Niveau und gestattet die wenigsten statistischen Operationen.

Die Ordinal- oder Rangskala

Die Ordinalskala wird verwendet, um eine **Reihenfolge** von Objekten oder Ereignissen anzuzeigen. Die Antworten lassen sich in eine Reihenfolge bringen, in eine **relative Rangfolge**. Hier gibt es ein Mehr oder Weniger, die Abstände zwischen den verschiedenen Ausprägungen sind aber nicht zwangsläufig gleich groß. Das Unterscheidungskriterium heißt in diesem Fall nur „kleiner" und „größer" (bzw. „mehr" oder „weniger"). Das Maß der zentralen Tendenz ist hier der Median (siehe S. 138).

z. B.: häufig – selten – nie

sehr belastend – eher belastend – eher nicht belastend – nicht belastend

Schulnoten

Die Intervallskala

Bei der Intervallskala sind die Ausprägungen ebenfalls in Form einer **Rangfolge** geordnet, die Zwischenräume (*Intervalle*) zwischen den Ausprägungen sind jedoch gleich groß. Es existiert allerdings **kein absoluter Nullpunkt**. Die Messung der Temperatur in Celsius ist z. B. eine Messung auf Intervallniveau. Daten der Intervallskala lassen bereits mehr Rechenoperationen zu als Daten auf Nominal- und Ordinalskalen, nämlich Addition, Subtraktion, Multiplikation und Division. Die Berechnung des arithmetischen Mittels ist eigentlich erst bei Daten auf diesem Skalenniveau sinnvoll. Als Streuungsmaß kann hier die Standardabweichung berechnet werden (siehe S. 139).

Intervall

(lat.) = Abstand, Zwischenraum, Spanne

Bei der Temperaturskala in Celsius gibt es zwar einen Nullpunkt, jedoch ist dieser nicht absolut, denn unter dem Nullpunkt kann ebenfalls Temperatur gemessen werden.

Die Ratio- oder Verhältnisskala

Bei verhältnisskalierten Daten gibt es eine **Rangfolge** von Werten, die den gleichen Abstand haben und einen **absoluten Nullpunkt** besitzen. Es handelt sich hier um das höchste Skalenniveau, das aber gewöhnlich nur in den Naturwissenschaften Einsatz findet. Beispiele für Daten, die auf diesem Skalenniveau liegen, sind Gewicht, Größe, Puls, Blutdruck u. Ä. Beim rechnerischen Umgang mit diesen Daten können alle mathematischen Verfahren angewendet werden.

Kernaussage

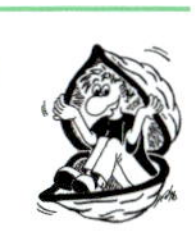

Die Wahl des statistischen Verfahrens hängt vom Skalenniveau der Variablen ab. Es gibt 1. Nominal-, 2. Ordinal-, 3. Intervall- und 4. Ratio- oder Verhältnisskalen.

3.4.2 Die Datenanalyse in der qualitativen Forschung

Die qualitative Untersuchung ist ein Prozess, der sich entwickelt. Hier ergänzen sich zwei Vorgänge, die sicherstellen, dass die qualitative Arbeit zuverlässig und aussagekräftig wird: die Sammlung ausreichender und angemessener Daten und die Kreativität bei ihrer Analyse.

Die Möglichkeiten, qualitatives Datenmaterial auszuwerten, sind so vielfältig wie die Möglichkeiten, es zu erheben. Die Art und Weise der Auswertung hängt mit den angewandten Erhebungsmethoden und der Zielsetzung der Untersuchung eng zusammen. Man bemüht sich stets, der jeweiligen Studie eine Auswertungsmethode „auf den Leib zu schneidern“, die dem Thema und der Erhebungsmethode gerecht wird. Im folgenden Kapitel werden daher nicht spezielle Methoden, sondern allgemeine Grundlagen der qualitativen Datenauswertung vorgestellt, damit Sie besser verstehen, wie die Ergebnisse qualitativer Forschungsarbeiten zustande kommen, wenn Sie solche Arbeiten lesen.

Auch bei der Analyse qualitativer Daten geht man schrittweise vor. Zuerst erfolgt das Aufbereiten der Datenbestände, dann erst die eigentliche Analyse.

Aufbereiten der Datenbestände

Der erste Schritt bei der Analyse qualitativer Daten ist die **Aufbereitung**. Da es sich meist um Material aus kommunikativen Situationen (Gesprächen, Interviews) handelt, muss dieses für eine qualitative Auswertung verschriftlicht werden. Den Vorgang der Verschriftlichung – beispielsweise von Interviews – nennt man **Transkription**. Für eine qualitative Analyse ist die wörtliche Transkription unbedingt notwendig; sie ist die Basis für eine ausführliche interpretative Auswertung.

Auswertung der Daten

pragmatisch
(griech.) = auf praktisches Handeln gerichtet, sachbezogen

Das Auswerten qualitativer Daten ist kein *pragmatischer* Prozess, wie dies bei einer statistischen Analyse der Fall ist, sondern ein kreativer.

Für qualitative Auswertungsverfahren existieren keine fixen Standards, wie z. B. die mathematischen Verfahren für quantitative Daten. Man muss – im Geiste der Offenheit und mit Rücksicht auf die Tatsache, dass bei qualitativer Forschung nicht die Theorie, sondern das Datenmaterial den Prozess bestimmt – diejenigen Auswertungsverfahren anwenden, mit denen man die Forschungsfrage am besten beantworten kann. Die **Systematik der Datenanalyse** sollte bei jedem qualitativen Forschungsprojekt sorgfältig beschrieben werden (weil es eben keine Standards gibt), um den Gütekriterien Nachvollziehbarkeit und Regelgeleitetheit (siehe Kap. 3.1) gerecht zu werden.

Betrachtet man die verschiedenen Ansätze oder Verfahren zur Auswertung qualitativer Daten, so lassen sich im Groben zwei verschiedene Richtungen unterscheiden: die interpretativ-explikativen Verfahren und die interpretativ-reduktiven Verfahren.

Interpretativ-*explikative* Verfahren sind deutende Verfahren. Man geht dabei in die Tiefe und begibt sich auf die Suche nach verborgenen Strukturen und Bedeutungen, die zwar vorhanden, aber auf den ersten Blick nicht sichtbar sind.

explikativ
(lat.) = erklärend

Die **interpretativ-*reduktiven* Verfahren** hingegen sind deskriptiv. Hier bleibt man bei der offen zu Tage liegenden, sichtbaren Bedeutung, also nur bei dem, was tatsächlich gesagt bzw. niedergeschrieben wurde. Der Text wird reduziert, umschrieben und in Kategorien zusammengefasst, die dann miteinander verknüpft und interpretiert werden

reduktiv
(lat.) = hier: einschränkend, vermindernd

Kernaussage

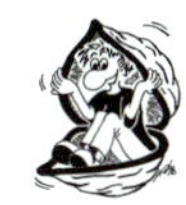

Da die Auswertung qualitativer Daten vom Material bestimmt wird und ein kreativer Prozess ist, gibt es keine allgemeinen Vorgaben dafür. Die Auswertung muss jedoch den Gütekriterien qualitativer Forschung entsprechen und das gewählte Verfahren daher systematisch und konsequent angewendet werden.
Man unterscheidet 1. interpretativ-explikative Verfahren, die deutend vorgehen und verborgene Strukturen und Bedeutungen suchen, und 2. interpretativ-reduktive Verfahren, die deskriptiv sind und beim offen zu Tage liegenden Inhalt bleiben.

Nachfolgend werden nur die Grundzüge interpretativ-reduktiver Verfahren exemplarisch vorgestellt.

Wie bereits oben erwähnt, gibt es verschiedene Arten interpretativ-reduktiver Verfahren. Einige zentrale Punkte finden sich aber bei allen reduktiven Analyseverfahren wieder. Diese sind **Kodierung**, **Kategorisierung** und **Synthetisierung**. Pragmatisch gesehen kann man das prinzipielle Vorgehen bei reduktiven Analysen (unabhängig von der einzelnen Methode) folgendermaßen beschreiben:

- **Schritt 1: Vertrautmachen mit dem Material, Erkennen inhaltlich wichtiger Stellen**
  Nach mehrmaligem Durchlesen der Transkripte (= der niedergeschriebenen Interviews) ist man in der Lage, die für die Beantwortung der Forschungsfrage wichtigen Worte und Redewendungen bzw. Informationen zu erkennen. Man markiert dann diese inhaltstragenden Stellen (bzw. streicht die unwichtigen Abschnitte).
- **Schritt 2: Verkodung und Bildung von Kategorien**
  Die inhaltstragenden Stellen werden verkodet, d.h. man versucht Überbegriffe zu finden, die die Bedeutung der Inhalte wiedergeben. Diese Überbegriffe werden auch als Kategorien bezeichnet. Zu Beginn des Prozesses versucht man allgemein gehaltene, große Kategorien zu formulieren. Nimmt der Umfang des Materials zu, werden die Kategorien ausdifferenziert, d.h. ihrerseits in kleinere Kategorien aufgeteilt (= Bildung von Unterkategorien). Sollten die

Wenn auf die Frage nach den Gründen für den Spitalseintritt Antworten kommen wie „Ich konnte zu Hause nichts mehr alleine tun“ oder „Ich konnte mich nicht mehr alleine waschen“, so könnten sie unter den Überbegriff (die Kategorie) „mangelnde Selbstversorgung“ subsummiert werden.

differenzieren
(lat.) = unterscheiden, abstufen

Kategorien zu klein und zu *differenziert* ausfallen, muss man sie wiederum zusammenfassen.

- **Schritt 3: Synthese aller Interviews in ein Kategorienschema**
  Nachdem das Datenmaterial einzeln verkodet wurde, legt man im nächsten Schritt die verkodeten Einzelinterviews zusammen. Man entwickelt also ein Kategoriensystem, in dem sich das gesamte Material findet.
- **Schritt 4: Herstellen von Zusammenhängen**
  Das Herstellen von Zusammenhängen zwischen den einzelnen Kategorien ist der letzte Schritt in den reduktiven Datenauswertungsprozessen. Hier kann es nützlich sein, eine Matrix zu entwickeln, um die Beziehungen zwischen den Kategorien zu veranschaulichen (siehe Kap. 4.4.2). Derartige Beziehungen herzustellen, ist wichtig für die Interpretation der Daten und für die Bildung von Theorien.

Kernaussage

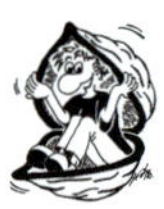

Bei allen interpretativ-reduktiven Verfahren erfolgen die Schritte Kodierung, Kategorisierung und Synthetisierung. Sie bestehen 1. im Erkennen wichtiger Stellen, 2. in der Verkodung und Bildung von Kategorien, 3. in der Synthese aller Interviews in ein Kategorienschema und 4. im Herstellen von Zusammenhängen.

3.4.3 Vertiefung des Lernstoffs

Zum Wiederholen

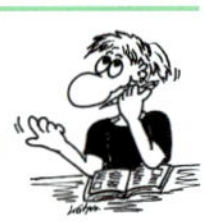

- deskriptive Statistik
- analytische Statistik
- Skalenniveau (Messniveau)
- Nominalskala
- Ordinalskala
- Intervallskala
- Ratioskala
- Häufigkeitsverteilung
- Median
- Mittelwert
- Standardabweichung
- Korrelation
- Signifikanz
- Transkription
- Inhaltsanalyse
- reduktives Verfahren
- explikatives Verfahren

Zum Üben 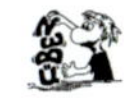

Sie finden nachfolgend eine Tabelle mit Angaben zu Berechnungswerten. Versuchen Sie diese zu interpretieren. Am besten, Sie schreiben Ihre Interpretation auf und überprüfen dann, ob Sie sie verständlich wiedergeben können, indem Sie sie einer Kollegin vorstellen. Wenn Sie unsicher sind, lesen Sie in Kap. 3.4.1 nach.

Tabelle 6
Berechnungswerte

Pränatale und demografische Faktoren in ländlichen und urbanen Stichproben

	ländlich (n = 364)		**urban (n = 415)**			
Variable	**MSD**		**MSD**		**t**	**p**
Alter der Mutter	22,03	4,88	23,61	5,33	18,08	<0,001
Schwangerschaftswochen bei der ersten Visite	17,55	8,09	20,13	7,57	20,80	<0,001
Schwangerschaftswochen bei der Geburt	39,06	2,05	39,37	1,84	14,65	1<0,03
Pränatale Visiten insgesamt	18,34	4,30	18,86	3,33	13,56	1<0,06

Form Alexy B. et al. (1997), zit. nach Burns/Grove 1999, S. 317; Übersetzung der Verfasserin

Zum Nachlesen

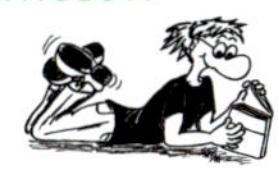

Es ist schwierig, Statistik allein aus Büchern zu lernen; daher sind alle Statistikbücher, so gut die Werke auch sind, oft nur im Rahmen des Statistikunterrichts verständlich.

Wenn Sie jedoch ein bisschen mehr über Statistik wissen und zugleich etwas Amüsantes lesen wollen, so kann ich Ihnen das Buch von Walter Krämer empfehlen:

Krämer Walter: So lügt man mit Statistik. Campus, Frankfurt 1994 (142 Seiten)

Dabei handelt es sich keinesweg um ein Statistiklehrbuch. Der Autor zeigt vielmehr – ebenso sachkundig wie humorvoll – auf, wo beim Lesen von statistischen Daten Vorsicht angebracht ist. Dass man dabei aber einiges über die statistischen Grundbegriffe lernt, ist ein angenehmer Nebeneffekt. Und – Vorkenntnisse sind für dieses Buch nicht erforderlich: die vier Grundrechnungsarten und eine Portion Neugierde genügen.

4 Der Forschungsprozess

Lernziel

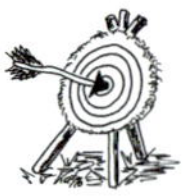

Warum ist es wichtig, dass Sie sich mit diesem Kapitel auseinandersetzen?

Damit Sie ...

... einen Überblick über den Ablauf einer Forschungsarbeit bekommen;

... die Bedeutung der einzelnen Schritte des Forschungsprozesses kennen (um Forschungsarbeiten besser lesen und verstehen zu können);

... Forschungsfragen formulieren können (für eine zukünftige Zusammenarbeit mit den Wissenschaftlerinnen oder klinischen Forschungsstellen).

Eine Forschungsarbeit folgt einem logischen Ablauf, den man als Forschungsprozess bezeichnet. Er besteht aus verschiedenen Schritten, die in Form und Anzahl unterschiedlich dargestellt werden können: geradlinig (linear) oder als Regelkreis, in mehr oder weniger Abschnitten, je nachdem, wie detailliert man den Forschungsprozess aufgliedert. Bei quantitativen Forschungsarbeiten geht man zum Teil anders vor als bei qualitativen; daher unterscheiden sich die Schritte manchmal voneinander. Das Grundprinzip bleibt jedoch immer gleich. Im folgenden Kapitel werden die einzelnen Schritte des Forschungsprozesses allgemein beschrieben, wobei auf Unterschiede zwischen qualitativem und quantitativem Vorgehen hingewiesen wird.

Der Ablauf einer Forschungsarbeit gliedert sich in

▸ das **„Erforschbar-Machen" von Fragestellungen** (dazu gehören das Analysieren der Ausgangslage, das Formulieren des Forschungsziels und der Forschungsfragen sowie das Operationalisieren von Begriffen) ▸ die Bearbeitung der dafür notwendigen **Fachliteratur**	= theoretische Phase
▸ das Erstellen eines **Untersuchungsplans**	= Vorbereitungsphase
▸ die **Datenerhebung**	= Durchführungsphase
▸ die **Datenauswertung**	= Auswertungsphase
▸ die **Datenverbreitung**	= Publikationsphase

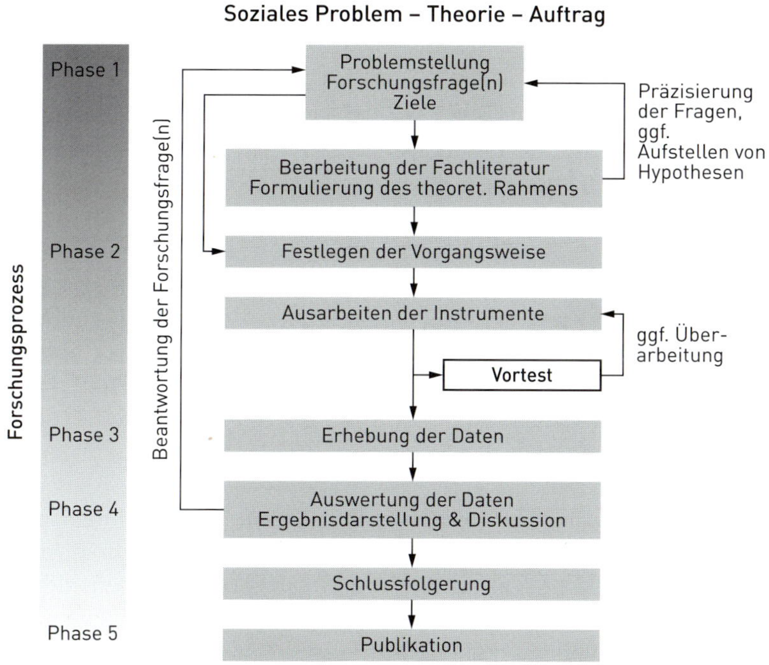

Abbildung 17
Der Forschungsprozess

4.1 Theoretische Phase: Erforschbar-Machen von Fragestellungen und Bearbeitung der Fachliteratur

In der ersten, der sogenannten theoretischen Phase, beginnt man ein Thema, ein Problem überhaupt erst „erforschbar zu machen". Forschungen entstehen nicht im luftleeren Raum. So leiten sich Forschungen von einem bestimmten Erkenntnisinteresse ab, das man an einem Thema hat. Die Ausgangslage eines Problems, das man durch Forschung zu lösen beabsichtigt, kann unterschiedlich sein:

- **Praktische Erfahrungen**: In der Pflege ist Forschung häufig mit der eigenen beruflichen Praxis verbunden. Man stellt sich Fragen wie „Warum wird etwas so gemacht und nicht anders?", „Wie ist die Wirkung von ... und welche Auswirkungen zeigt es auf die Patientin?", „Warum reagieren die Patientinnen immer so oder so?" Diese und andere Fragen sind häufig die Ausganglage, um die Praxis kritisch zu hinterfragen und ein Forschungsvorhaben zu beginnen, z. B.: Sie sind aufgrund Ihrer Erfahrungen davon überzeugt, dass die Anwendung bestimmter Aromaöle auf einer postoperativen Überwachungsstation eine entspannende Wirkung auf die Patientinnen hat und wollen nun überprüfen, ob sich dies auch empirisch nachweisen lässt.

- **Literaturstudien**: Forschungsideen entstammen oft dem kritischen Lesen von bereits existierenden Forschungsarbeiten. Durch das Lesen von Literatur zu einem bestimmten Thema ergeben sich oft Fragen, die nicht ausreichend geklärt oder widersprüchlich sind oder Zweifel an Studienergebnissen begründen. So können neue Problembereiche entstehen, und durch das Lesen der Literatur angeregt, entschließt sich jemand zur Durchführung einer Studie.
- **Auftragsforschung**: Ein Auftraggeber ist mit einem Problem oder mit einer Frage konfrontiert und beauftragt eine Forschungsgruppe damit, diese Frage für ihn zu bearbeiten. Auftraggeber sind meist private oder öffentliche Geldgeber. Dies können Ministerien oder Länder, aber auch wohlfahrtsstaatliche Organisationen sein. Häufig wird ein Forschungsthema öffentlich ausgeschrieben, für dessen Durchführung sich wiederum verschiedene Forschungsgemeinschaften bewerben, z. B.:
  In einem Bundesland erhält jeder pflegebedürftige Mensch, der Pflegegeld bezieht, einen „Scheck", der bei Inanspruchnahme mit ausführlichen pflegerischen Beratungsleistungen seitens der professionellen Pflege verbunden ist. Erste Erfahrungen zeigen, dass nur wenige Personen die Beratung in Anspruch nehmen. Der Auftraggeber will wissen, welche Gründe die geringe Inanspruchnahme hat und beauftragt ein Forschungsinstitut, sich der Sache anzunehmen.
- **Persönliche Betroffenheit**: Es gibt ein Thema, das die Forscherin aufgrund persönlicher Betroffenheit oder aufgrund der eigenen Lebensgeschichte besonders interessiert, z. B.:
  In Ihrer Umgebung lernen Sie eine Familie kennen, in der das 10-jährige Kind für die an multipler Sklerose erkrankte Mutter wesentliche Pflegeaufgaben übernimmt und sich auch um die Geschwister und um den Haushalt kümmert. Beeindruckt und betroffen von dieser Situation, möchten Sie nun wissen, wie Kinder grundsätzlich in solchen Situation agieren, was sie belastet und wie sie professionell unterstützt werden könnten.

Forschung geht also immer eine Idee oder ein erlebtes praktisches Problem voraus, und sie dient dem Gewinn von neuen Erkenntnissen. Aus der Sicht der Pflege soll das beforschte Thema in erster Linie pflegerelevant sein, das heißt, Grundlagen- oder Anwendungswissen bereitstellen, um die Pflege weiterzuentwickeln und ihre Qualität voranzutreiben.

Um ein geplantes Forschungsanliegen möglichst plausibel zu machen, ist es wichtig, bei seiner Durchführung auf seinen pflegerischen oder gesellschaftlichen Nutzen aufmerksam zu machen – besonders dann, wenn es darum geht, Fördergelder für die Forschung einzuwerben. Der Nutzen, der durch die Durchführung der Forschung erzielt werden kann, bezieht sich beispielsweise auf (Panfil 2007, S. 33):

- die Häufigkeit eines Problems: Wie viele Menschen leiden oder versterben an einer bestimmten Krankheit oder Beeinträchtigung? (z. B. Morbidität, Mortalität)
- Kosten: Welche Kosten sind mit einem bestimmten Zustand verbunden (z. B. Therapiekosten, Spitalsaufenthalte, Wiedereinweisungen etc.)
- Konsequenzen für die Betroffenen (z. B. vermehrte Pflegeabhängigkeit, Schmerzen, Immobilität)

Kernaussage

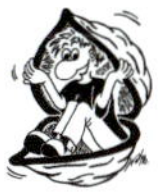

Jede Forschungsarbeit beginnt mit einem bestimmten Erkenntnisinteresse. Anstoß dazu können praktische Erfahrungen, die Ergebnisse einer Literaturrecherche, persönliche Betroffenheit oder auch ein Auftrag sein. Aus der Sicht der Pflege soll das beforschte Thema in erster Linie pflegerelevant sein, das heißt Grundlagen- oder Anwendungswissen bereitstellen, um die Pflege weiterzuentwickeln und ihre Qualität zu verbessern.

4.1.1 Forschungsfragen entwickeln

Das Erkenntnisinteresse muss nun genau erfasst (präzisiert) werden, damit man weiß, was man erforschen und welchen Weg man dazu einschlagen möchte. Zu diesem Zweck werden Forschungsfragen formuliert. „Eine Forschungsfrage ist die ausdrückliche Frage nach einem bestimmten Problem. Dieses soll also in Frage gestellt, untersucht und analysiert werden, sodass neue, nützliche Informationen erzielt werden können" (Brink/Wood 1988, zit. nach Holloway/Wheeler 1997, S. 26). Die Fragestellung ist ein entscheidender Faktor für das Gelingen oder Scheitern einer Untersuchung, und sie bestimmt den weiteren Weg der ganzen Arbeit: die Wahl von Forschungsansatz, Design und Methoden, die Vorgangsweise bei der Datenerhebung und bei der Auswertung der Daten.

Es ist nicht einfach, zu erkennen, was eine Forschungsfrage ist und was nicht. Alltagsfragen wie „Wo soll ich die Stiefmütterchen pflanzen?" sind keine Forschungsfragen, aber auch Fragen wie „Was essen Kinder am liebsten zu Mittag?" oder „Wo essen alte Menschen am liebsten?" sind noch zu einfach, um als Forschungsfragen gelten zu können. Forschungsfragen schließen immer an irgendeinem Erkenntnisaspekt der Wissenschaft an. Sie sind theoretische Fragen, deren Beantwortung einen Beitrag zur Entwicklung von Theorie darstellen muss.
Forschungsfragen sollten

- *relevant* sein (die Relevanz bezieht sich auf den Gegenstandsbereich, auf das pflegewissenschaftliche Wissen, d. h. die Fragen sollten einen Nutzen für die Praxis haben oder zur Weiterentwicklung einer bestimmten Theorie beitragen) und

relevant
(lat.) = wichtig, bedeutsam, erheblich

- erforschbar sein (d.h. sie müssen im Rahmen der Untersuchung, unter den gegebenen Umständen und mit den vorhandenen Mitteln beantwortet werden können).

Forschungsfragen **quantitativer Arbeiten** sollten weiters
- begrenzt sein (auf einen kontrollierbaren Bereich),
- präzise sein (es sollte klar sein, welche Variablen untersucht werden) und
- operationalisierbare Begriffe enthalten (das bedeutet, dass alle Variablen, die man in der Untersuchung erfassen möchte, genau definiert werden müssen, damit sie – z. B. in einem Fragebogen – umgesetzt werden können bzw. damit die richtige physikalische Messmethode gewählt wird).

Forschungsfragen in **qualitativen Arbeiten** hingegen können offener gehalten werden. Sind sie zu eng formuliert, blockiert man die Entdeckung von Neuem, und die in der qualitativen Forschung notwendige Offenheit beim Herangehen an ein Thema würde dadurch zu sehr eingeschränkt. Außerdem möchte man ja vom subjektiven Erleben ausgehen und induktiv arbeiten. Man muss jedoch auch in der qualitativen Forschung darauf achten, dass die Forschungsfragen nicht zu groß und breit gehalten sind, da sie sonst zu wenig Orientierung bei der Planung und Umsetzung der Studie bieten.

Kernaussage

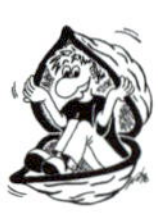

Forschungsfragen sind theoretische Fragen nach einem (pflege-) wissenschaftlichen Problem. Sie sollten grundsätzlich relevant und erforschbar sein. Forschungsfragen quantitativer Studien sollten auch begrenzt und präzise sein und operationalisierbare Begriffe (Variablen) enthalten. Forschungsfragen qualitativer Untersuchungen sind offener und können im Laufe des Forschungsprozesses weiter konkretisiert oder eingegrenzt werden.

Nachfolgend ist je ein Beispiel für quantitative und qualitative Forschungsfragen angeführt.

Beispiel für Forschungsfragen in der quantitativen Forschung

Thema: „**Die Erfassung des Pflegaufwandes bei Patientinnen mit der medizinischen Diagnose Myokardinfarkt**“

- Welcher Pflegeaufwand und welche Aufenthaltsdauer zeigen sich bei Patientinnen mit der medizinischen Diagnose Myokardinfarkt und wie groß sind hierbei die Streuungen?

- Gibt es Zusammenhänge der Variablen Geschlecht, Alter und Nebendiagnosen mit dem Pflegeaufwand und der Aufenthaltsdauer?
- Gibt es typische Verläufe im Pflegeaufwand bei Patientinnen mit der medizinischen Diagnose Myokardinfarkt?

Eberl et al. 2005, S. 365

Beispiel für Forschungsfragen in der qualitativen Forschung

Thema: „**Selbst- und Lebensgestaltung von Breast Cancer Survivors unter besonderer Berücksichtigung der Rollenverschiebung**"

- Wie wird das Leben von Breast Cancer Survivors nach wie vor durch Krebs beeinflusst? Wie gehen die Frauen damit um?
- Erleben sich die Frauen als chronisch krank?
- Gibt es eine Rollenverschiebung von der kranken Patientin zur „gesunden Krebskranken"?
- Inwieweit kann aus der Sicht von Breast Cancer Survivors Krebs als chronische Krankheit angesehen werden?

Breuer 2010, S. 12

4.1.2 Erarbeiten des theoretischen Rahmens

Bei der Suche nach geeigneten Forschungsfragen und bei ihrer Formulierung, Eingrenzung und Operationalisierung ist die Lektüre von **Fachliteratur** notwendig und hilfreich. Die Bearbeitung der Literatur ist unumgänglicher Bestandteil einer Forschungsarbeit. Man erarbeitet sich damit die theoretischen Grundlagen, auf denen die Arbeit aufbaut.

Ein Zweck des Literaturstudiums (siehe Kap. 5.1) ist es, bereits existierende Forschungsarbeiten zum gewählten Thema zu finden. Das ist wichtig, um sich einen Überblick zu verschaffen, welche Fragen rund um das Thema bereits beantwortet sind (denn das Rad neu zu erfinden, ist ein überflüssiges Unterfangen). Für den Fall, dass zum betreffenden Thema bereits gearbeitet wurde, sollte man an das bereits Erforschte sinnvoll anknüpfen. Außerdem kann das Lesen von Fachliteratur wichtig sein, um Ideen zu entwickeln, das Thema abzugrenzen oder die Forschungsfrage(n) zu präzisieren.

In der **quantitativen Forschung** ist die Bearbeitung entsprechender Fachliteratur für die Definition von Begriffen (Variablen) und ihre Operationalisierung unumgänglich. Durch das Aufarbeiten der Literatur soll außerdem der theoretische Rahmen einer quantitativen Arbeit festgelegt werden. Er bildet das Fundament, die Basis für jede Forschungsarbeit und bestimmt sowohl das Vorgehen innerhalb der Untersuchung als auch die Ergebnisinterpretation.

Ohne theoretische Bearbeitung des Themas ist es u. a. nicht möglich, Messindikatoren zu entwickeln. Zum Beispiel: Wenn man die Qualität der Pflegedokumentation überprüfen möchte, so muss man vorher Merkmale suchen, die diese Qualität anzeigen (Indikatoren) und ihre „Messung" ermöglichen.

Das Festlegen eines **theoretischen Rahmens** ist Teil des quantitativen Forschungsprozesses und soll im Einzelnen Folgendes leisten:

- Innerhalb des theoretischen Rahmen werden wichtige Erkenntnisse aus den bereits vorhandenen einschlägigen Forschungsarbeiten gesammelt;
- der theoretische Rahmen soll die Forschungsfrage und ihre Beantwortung in einen übergreifenden theoretischen Ansatz einbinden;
- er soll die Operationalisierung der Forschungsfrage leiten und bestimmt die Methode, die angewendet werden darf;
- er muss den Rahmen für die Interpretation der Ergebnisse stellen;
- er dient der Erörterung, ob und inwiefern die Ergebnisse verallgemeinert werden können (vgl. Bartholomeyczik 1996, S. 23).

Kernaussage

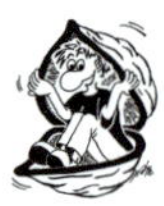

> Das Literaturstudium ist unumgänglicher Bestandteil einer Forschungsarbeit und dient dazu, einen Überblick über den Stand der Forschung zum betreffenden Thema zu gewinnen. In der quantitativen Forschung ist das Literaturstudium auch für die Definition von Begriffen (Variablen), ihre Operationalisierung und für die Festlegung des theoretischen Rahmens *essenziell*.

essenziell

(franz.) = wichtig, wesentlich

In diesem Zusammenhang stellt sich die Frage, ob der Schritt „Literaturstudium" für quantitative und qualitative Forschung gleichermaßen gilt. Widerspricht er nicht den Grundprinzipien der qualitativen Forschung? Wird hier nicht völlige Offenheit beim Herangehen an die Datensammlung gefordert?

In den Anfängen der **qualitativen Forschung** wurden die Forscherinnen tatsächlich dazu aufgefordert, auf das Literaturstudium zu Beginn einer Forschungsarbeit zu verzichten, da es Verlauf und Inhalt der Forschungsarbeit beeinflusse. Mittlerweile hat sich jedoch eher die Meinung durchgesetzt, dass die Auseinandersetzung mit Literatur zu Beginn einer Untersuchung wichtig sei und den Prinzipien qualitativer Forschung nicht widerspreche. In der qualitativen Forschung beginnt man eine Studie zwar weder mit einem fixen Konzept, noch stellt man Hypothesen oder ausgefeilte Theorien auf. Jedoch ist auch hier ein grober Entwurf, ein Gerüst notwendig, denn die Studie soll ja mit anderen Arbeiten und Gedanken zum betreffenden Thema in Verbindung stehen. Einen Überblick über die bestehende Literatur muss man sich daher auch verschaffen, wenn man mit einer qualitativen Arbeit beginnt.

Spätestens bei der Interpretation der Ergebnisse ist es dann notwendig, einen Bezug zum aktuellen Stand der theoretischen Diskussion zum Thema herzustellen und die neuen Erkenntnisse aus der eigenen Forschung damit zu verknüpfen (vgl. Holloway/Wheeler 1997).

Auch in der qualitativen Forschung findet ein Literaturstudium statt, jedoch ist die Festlegung des theoretischen Rahmens nicht sein Ziel.

Kernaussage

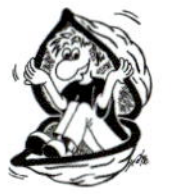

4.1.3 Konkretisieren der Forschungsfrage, Aufstellen von Hypothesen

Das Konkretisieren der Forschungsfrage ist in erster Linie in der quantitativen Forschung wichtig, denn obwohl man auch in der qualitativen Forschung – angeregt durch das Literaturstudium – die Forschungsfrage konkretisieren oder den Fokus anders setzen kann, treffen die weiteren hier beschriebenen Schritte nicht darauf zu.

In der quantitativen Forschung können Forschungsfragen erst im Anschluss an das Literaturstudium konkretisiert und festgelegt werden. Danach werden die Begriffe (Variablen), die in den Fragen vorkommen, geklärt und definiert. (Werden z. B. in der Forschungsfrage die Begriffe „Selbstbestimmung“ oder „therapeutische Maßnahme“ oder auch „Verbesserung“ usw. verwendet, so muss man erklären, was man darunter versteht, d.h. man muss die theoretische Bedeutung der Begriffe beschreiben.) Man spricht dabei von **konzeptueller Definition**.

Erst wenn dies geschehen ist, erfolgt die **operationale Definition**. Dabei bestimmt man – ausgehend von der konzeptuellen Definition – die Verfahrensweisen oder Handlungen, mit deren Hilfe man die Variable erfassen kann.

Beispiel

Will man den Einfluss eines Schulungsprogramms auf das Copingverhalten von Diabetikerinnen erforschen, so muss man zunächst die Variable „Copingverhalten“ theoretisch beschreiben. Die Frage lautet: Was bedeutet der Begriff? Dies ist die konzeptuelle Definition. Daran schließt die Überlegung an, wie man das Copingverhalten erforschen (messen) kann; dies ist die operationale Definition.

In der quantitativen Forschung müssen alle Variablen einer Studie definiert werden. Man unterscheidet konzeptuelle Definition (= theoretische Bedeutung der Variablen) und operationale Definition (= eine Reihe von Verfahrensweisen oder Handlungen, mit denen die Variable erfasst werden kann).

Kernaussage

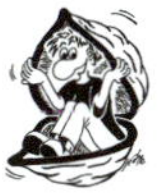

Bei zusammenhangprüfenden (Ursache-Wirkungs-Zusammenhänge) quantitativen Untersuchungen muss nun die Fragestellung nach bestimmten logischen Erfordernissen als Aussage, sprich: als Hypothese formuliert werden (vgl. Raithel 2008). Hypothesen sind wissenschaftliche Vermutungen, d. h. theoretisch begründete Aussagen über die Beziehung zwischen zwei oder mehreren Variablen (siehe dazu auch Kap. 3.1.1). Eine Hypothese wandelt ein Forschungsproblem oder eine Forschungsfrage in eine Feststellung um, die das erwartete Ergebnis voraussagt (prognostiziert).

Beispiel

Forschungsproblem: Patientinnen mit Fluro-Uracil-Therapie leiden unter Mukositis.
Forschungsfrage: Hilft Kryotherapie bei Fluro-Uracil-Therapie, Mukositis zu mildern oder zu verhindern?
Hypothese: Patienten mit Fluro-Uracil-Therapie, die eine Kryotherapie erhalten, weisen einen signifikant niedrigeren Grad an Mukositis auf als solche, die keine Kryotherapie erhalten.

Eine gute, wissenschaftlich korrekte Hypothese enthält immer folgende Elemente:

- die Variablen (Welche Variablen werden untersucht?)
- das vorausgesagte Ergebnis (Was sollen die Variablen bewirken?)
- die Population (Für welche Gruppe wird das Ergebnis prognostiziert?)

Beispiel

„Patienten nach abdominalen chirurgischen Eingriffen, die eine patientenkontrollierte Schmerzpumpe haben, berichten weniger über Schmerzen und haben einen geringeren Schmerzmittelverbrauch als solche, die auf eigenes Verlangen vom Pflegepersonal Schmerzmittel bekommen."
Diese Hypothese beschreibt die unabhängige Variable (patientenkontrollierte Schmerzpumpe), die abhängigen Variablen (Schmerzen, Schmerzmittelverbrauch), die Population, für die diese Behauptung zutreffen soll (Patientinnen nach abdominalen chirurgischen Eingriffen) und die Art der Beziehung zwischen abhängiger und unabhängiger Variable (weniger Schmerzen, geringerer Schmerzmittelverbrauch).

Das Erstellen von Hypothesen zu Beginn des Forschungsprozesses ist kennzeichnend für das deduktive Vorgehen. Daher werden in qualitativen Untersuchungen auch nie zu Beginn Hypothesen erstellt und überprüft (induktives Vorgehen!). Das Überprüfen von Hypothesen ist außerdem charakteristisch für experimentelle Methoden und für jene nichtexperimentellen Designs, bei denen es um die Untersuchung von Zusammenhängen zwischen Variablen geht. Eine Hypothese wird also überall dort aufgestellt, wo eine Beziehung zwischen den abhängigen und den unabhängigen Variablen untersucht wird. Bei rein deskriptiven quantitativen Studien hingegen begnügt man sich häufig nur mit einer Forschungsfrage.

Kernaussage

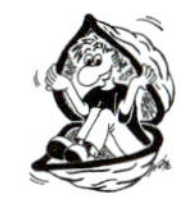

> Eine Hypothese ist eine theoretisch begründete Aussage über die Beziehung zwischen zwei oder mehreren Faktoren (Variablen). Hypothesen gibt es nur bei experimentellen Designs und bei Designs, die eine Beziehung zwischen abhängiger und unabhängiger Variable untersuchen. Bei qualitativen Studien gibt es keine Hypothesen!

4.2 Vorbereitungsphase: Das Erstellen eines Untersuchungsplans

Das Festlegen der Vorgangsweise, also das **Erstellen eines Untersuchungsplans**, ist ein wichtiger Schritt, ehe die Datenerhebung vorbereitet wird. Hier müssen wichtige Einzelheiten, die das weitere Vorgehen bestimmen, überlegt und geplant werden. Ein Untersuchungsplan berücksichtigt folgende Punkte:

1. **Untersuchungsdesign/ Wahl der Methode**
2. Bestimmung der **Stichprobe**
3. **ethische Aspekte**
4. finanzielle und personelle **Ressourcen**
5. Erlangen von **Erlaubnissen**

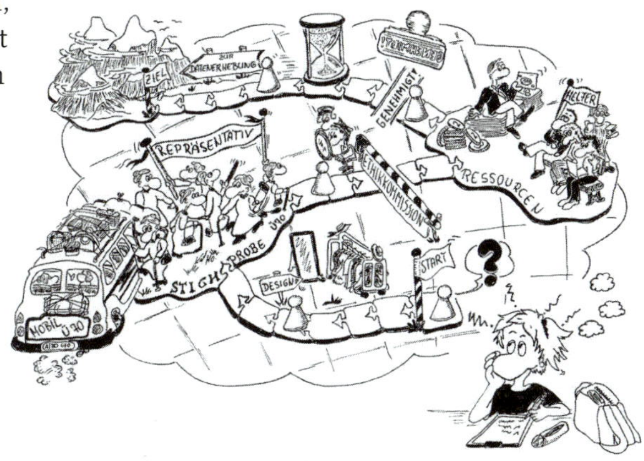

Kernaussage

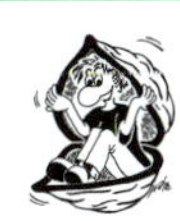

> Der Untersuchungsplan umfasst 1. das Design bzw. die Wahl der Methode, 2. die Bestimmung der Stichprobe, 3. ethische Aspekte, 4. Ressourcen und 5. die Erlangung von Erlaubnissen. Die Forschungsfragen und das Ziel der Studie sind bei der Wahl des Designs leitend.

4.2.1 Festlegung von Untersuchungsdesign/Methode/Vorgangsweise

Wenn die Forschungsfragen (bzw. Hypothesen) feststehen, wird ersichtlich, ob man einen qualitativen oder einen quantitativen Ansatz verfolgt. Nun kann man das Design (vgl. Kap. 3.2) der Untersuchung festlegen. Leitend sind dabei die Fragestellungen und das Ziel der Forschungsarbeit. Schließlich wird die Methode der Datenerhebung (die Messmethode) bestimmt (vgl. Kap. 3.3). Auch sie ist von der (den) Forschungsfrage(n) abhängig.

4.2.2 Bestimmung der Stichprobe

Ein weiterer Schritt beim Festlegen der Vorgangsweise ist die Überlegung, wer untersucht werden soll, d. h. die Bestimmung der Stichprobe. Dabei muss zwischen quantitativen und qualitativen Studien deutlich unterschieden werden.

Stichprobenbildung in der quantitativen Forschung

Handelt es sich um eine Stichprobengewinnung im Rahmen quantitativer Untersuchungen, so sind die Begriffe Population, Stichprobe und Repräsentativität von Bedeutung.

Mit **Population** oder Grundgesamtheit wird die Gesamtheit aller Personen (oder Dinge, z. B. Zeitschriften) bezeichnet, die ein bestimmtes Merkmal aufweisen (z. B. „alle diplomierten Pflegepersonen Österreichs“ oder „alle an Diabetes erkrankten Personen in Hessen“). Um die Population zu begrenzen, werden Auswahlkriterien definiert, d. h. man legt fest, welche Merkmale eine Person (oder ein Ding) besitzen muss, um zur Population zu gehören. Da man in der Praxis nicht jedes Element (z. B. jede Pflegeperson oder jede Diabetikerin) einer Population untersuchen kann, untersucht man nur einen Teil davon, die sogenannte Stichprobe.

Stichprobenziehung
= der Prozess, in dem ein Teil einer Population ausgewählt wird

Stichproben können nach unterschiedlichen Gesichtspunkten ausgewählt (*gezogen*) werden. In der quantitativen Forschung strebt man eine möglich repräsentative Stichprobe an. Das bedeutet, dass das Ergebnis, das mithilfe der Stichprobe gewonnen wurde, auf die Population übertragen werden kann. **Repräsentativität** bezeichnet das Ausmaß, in dem die Stichprobe der Grundgesamtheit (Population) ähnlich ist (vgl. Polit et al. 2004, S. 234).

Kernaussage

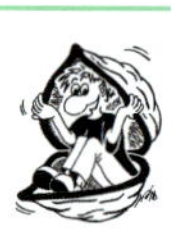

Mit Population oder Grundgesamtheit wird die Gesamtheit aller Personen (oder Dinge) bezeichnet, die ein bestimmtes Merkmal aufweisen. Eine Stichprobe ist ein Teil der Population und besteht nur aus einigen ihrer Elemente. Repräsentativität bezeichnet das Ausmaß, in dem eine Stichprobe der Grundgesamtheit ähnlich ist.

Grundsätzlich unterscheidet man zwei Arten von Stichprobenziehung: die Zufallsauswahl (Wahrscheinlichkeitserhebung) und die Nicht-Zufallsauswahl. Repräsentativ im strengen Sinn sind nur Stichproben, die nach dem Zufallsprinzip gebildet wurden.

Nicht-Zufallsstichproben werden auch als nonprobabilistische Stichproben bezeichnet.

Man kann nun verschiedene Verfahren einsetzen, um **Zufallsstichproben** zu gewinnen. Das Hauptmerkmal von Zufallserhebungen ist die Auswahl nach dem Zufallsprinzip, d.h. man geht so vor, dass jedes Element einer Population die gleiche Chance hat, in die Stichprobe aufgenommen zu werden. Es gibt:

- **einfache Zufallserhebungen**, die nach dem Prinzip des Lottos funktionieren (man wählt die Personen aus der Grundgesamtheit nach einem Zufallsschema aus) oder
- **geschichtete Zufallserhebungen**: Hier wird die Gesamtpopulation zuerst geschichtet – z.B. nach der prozentuellen Verteilung von Männern und Frauen –, dann wird aus jeder Schichtung eine Zufallsstichprobe gezogen. Weiters gibt es
- **systematisch gebildete Stichproben**: Dabei handelt es sich um eine Zufallsauswahl der Teilnehmerinnen nach ganz bestimmten Regeln, z.B. jede zehnte registrierte Pflegeperson.

Kernaussage

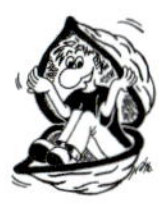

Es gibt Verfahren zur Stichprobenbildung, die auf dem Zufallsprinzip beruhen. Dabei unterscheidet man einfache Zufallserhebungen, geschichtete Zufallserhebungen und systematisch gebildete Stichproben.

Bei der so genannten **Nicht-Zufallsstichprobe** (oder auch gesteuerten Erhebung) sind die Regeln weniger streng als bei der Wahrscheinlichkeitserhebung. Hier geht man nicht mehr von der gesamten Population aus. Deshalb ist die gesteuerte Erhebung auch weniger genau und weniger repräsentativ. Sie ist jedoch leichter durchzuführen und in der Praxis das häufigste Verfahren. Unter die Nicht-Zufallsverfahren fallen u.a.:

- **Gelegenheitserhebung**: Hier wählt man diejenigen Personen aus, die für diese Studie am leichtesten zugänglich sind (z.B. die nächsten 100 Patientinnen, die mit der Diagnose Brustkrebs auf die chirurgische Abteilung kommen)

- **Gezielte Erhebung**: Bei der gezielten Erhebung werden Versuchspersonen ausgewählt, die typisch für eine bestimmte Population sind oder eine ungewöhnliche Gruppe repräsentieren

Kernaussage

Zufalls- oder Wahrscheinlichkeitserhebungen besitzen ein höheres Ausmaß an Repräsentativität als die sogenannten Nicht-Zufallsstichproben. Bei diesen unterscheidet man u.a. Gelegenheitserhebungen und gezielte Erhebungen.

Die Schätzung der Stichprobengröße bei Experimenten ist mittels eines statistischen Verfahrens (= Power Analyse) möglich.

Bezüglich der Größe einer Stichprobe gibt es keine fixen Regeln. Die Frage, wie groß eine Stichprobe denn sein müsse, um aussagekräftig zu sein, ist nicht leicht zu beantworten, denn dies ist von vielen Faktoren abhängig (z. B. von der Anzahl der Variablen, der Genauigkeit/Empfindlichkeit des Messinstruments oder den statistischen Tests). Prinzipiell könnte man sagen: Je größer die Stichprobe ist, desto höher ist die Wahrscheinlichkeit, dass sie ein Abbild der Gesamtpopulation darstellt; deshalb sollte man sich bemühen, die größtmögliche Stichprobe zu bekommen (vgl. Polit et al. 2004, S. 242–243; Haber 2005a, S. 404).

Kernaussage

Für die Größe einer Stichprobe gibt es keinen fixen Wert, da sie von verschiedenen Faktoren abhängt wie Anzahl der Variablen, Genauigkeit des Messinstruments oder Sensitivität der statistischen Tests. Je größer die Stichprobe, desto höher die Wahrscheinlichkeit, dass sie repräsentativ ist.

Doch gleich, welchen Weg zur Gewinnung der Stichprobe man schließlich wählt, und gleich, wie groß diese letztendlich ist – wichtig ist, dass in der Forschungsarbeit selbst die Stichprobe (der Weg ihrer Gewinnung, die Größe, eventuelle Berechnungen dazu, die Zusammensetzung etc.) genau beschrieben wird. Nur dann können die Leserinnen einschätzen, ob die Ergebnisse verallgemeinert werden können bzw. ob man sie auf das eigene Umfeld umlegen kann. Denn: Verallgemeinerbarkeit hat nicht nur mit der Repräsentativität der Stichprobe zu tun.

Stichprobenbildung in der qualitativen Forschung

In qualitativen Untersuchungen geht es um die Erforschung der persönlichen (subjektiven) Wirklichkeit der Befragten mit dem Ziel, Theorien aufzustellen. Daher sind hier Begriffe wie Verallgemeinerbarkeit oder gar Repräsentativität fehl am Platz. Sinn und Zweck der qualitativen Forschung ist es nicht, die Häufigkeit gewisser Handlungen zu bestimmen, sondern typische Handlungen herauszufiltern, die in einer bestimmten Situation stattfinden. Dafür sucht die Forscherin nach ihrem Wissensstand und ihren Erkenntnissen typische Fälle für die Befragung aus.

Die Auswahl der Probandinnen in der qualitativen Forschung muss sowohl nützlich als auch angemessen sein. Der Begriff **Nützlichkeit** bedeutet, dass man es sich wegen der geringen Größe der Stichproben nicht erlauben kann, alles dem Zufall zu überlassen. Man muss sich daher vorher überlegen, welche Teilnehmerinnen die gewünschten Informationen liefern können. **Angemessenheit** bedeutet, dass die gesammelten Informationen so umfangreich sein sollen, dass man das Phänomen, das erforscht werden soll, umfassend und detailliert beschreiben kann (vgl. Morse/Field 1998, S. 76).

Die Stichprobenbildung in der qualitativen Forschung ist zweckgebunden, d. h. die Auswahl der Teilnehmerinnen ist von bestimmten Kriterien abhängig: Es handelt sich um Personen, die ein ähnliches Erlebnis hatten (z. B. Frauen nach einer Brustoperation), aus einem bestimmten Umfeld stammen (z. B. Therapeutinnen eines Rehabilitationszentrums für querschnittgelähmte Jugendliche) oder einer gemeinsamen Kultur angehören (z. B. bolivianische Migrantinnen) u. Ä.

Man kann Extremfälle, Regelfälle oder Einzelfälle auswählen.

Diese Art der Stichprobengewinnung ist am ehesten mit der gezielten Erhebung zu vergleichen; sie wird auch **kriterienbezogen** genannt. Anders als in der quantitativen Forschung ist bei qualitativen Studien auch die Strategie der Stichprobengewinnung vorab nicht genau festgelegt, sondern stellt einen Prozess dar, der sich im Laufe der Forschung und der Erkenntnisse, die daraus gewonnen wurden, verändern kann. In der Praxis geht man oft nach dem sogenannten **„Schneeballverfahren"** vor, da der Zugang zu ganz speziellen Personen oft nicht einfach ist (z. B. zu Kindern, die für ihre drogenabhängigen Mütter sorgen, oder zu Frauen, die sich bewusst dagegen entschieden haben, ein Kind zu bekommen). Dabei nützt man die Interviewpartnerinnen und deren Netzwerke oder Bekanntenkreise, um zu weiteren Menschen zu kommen, die sich in ähnlichen Situationen befinden. Eine besondere Art der Stichprobengewinnung ist das sogenannte **theoretical sampling**. Dies ist ein typisches Vorgehen bei der Grounded Theory (vgl. Kap. 3.1.2). Es bedeutet dass die Ergebnisse der Auswertung der ersten Interviews die theoretische Information liefern, die die weitere Auswahl der Teilnehmerinnen beeinflusst.

Was die Stichprobengröße betrifft, so kann man sagen, dass die qualitative Forschung im Allgemeinen mit kleinen Stichproben arbeitet, die eingehend studiert werden. Es gibt keine Richtlinien für die Größe einer Stichprobe. Manche Studien beschäftigen sich mit sechs Probandinnen, manche mit 20 oder 40, manche – nämlich die Einzelfallstudien – nur mit einer einzigen. Die sogenannte **Datensättigung** ist ein Leitprinzip, an dem man sich in Bezug auf den Umfang von Stichproben in der qualitativen Forschung orientieren kann.

Datensättigung bedeutet, dass durch neuerliche Datenerhebungen keine neuen Informationen mehr gewonnen werden können.

Kernaussage

> Eine Stichprobe in der qualitativen Forschung muss angemessen und nützlich sein. Die Auswahl erfolgt zweckgebunden und gezielt (kriterienbezogen). Der Begriff „theoretical sampling" bedeutet, dass die Ergebnisse der Auswertung der ersten Daten Ausgangspunkt für die weitere Auswahlstrategie sind. Die Größe der Stichprobe ist für die qualitative Forschung nicht ausschlaggebend. Leitprinzip für die Stichprobengröße ist die Datensättigung.

4.2.3 Berücksichtigung ethischer Belange

Spätestens an diesem Punkt des Forschungsprozesses ist es notwendig, sich mit den ethischen Fragestellungen der geplanten Untersuchung auseinanderzusetzen. Dabei stehen drei Fragen im Mittelpunkt, die sich an den grundlegenden Elementen des **Persönlichkeitsschutzes** orientieren (siehe Kap. 2.2.7):

- Ist es möglich, eine **aufgeklärte** und **freiwillige Zustimmung** von den Untersuchungsteilnehmerinnen zu bekommen? Wann, wie und worüber genau werden sie informiert?
- Wie kann die **Anonymität** gewährleistet werden?
- Welche **Risiken** bestehen für die Teilnehmerinnen, körperlichen oder emotionalen Schaden zu erleiden, wie hoch sind die Risiken und wie können sie ausgeschaltet werden? Wie groß ist der Nutzen der Studie im Vergleich zum Risiko?

In manchen Fällen (z. B. bei Experimenten oder wenn die Patientinnen nicht in der Lage sind, ihre Zustimmung zu geben) muss eine Ethikkommission eingeschaltet werden. Erst wenn die Untersuchung als ethisch unbedenklich eingestuft werden kann, ist es möglich, die endgültige Entscheidung über ihre Durchführung zu treffen.

Kernaussage

> Jede Studie muss vor ihrer Durchführung auf ethische Unbedenklichkeit geprüft werden. Die Prüfung kann durch eine Ethikkommission erfolgen, die ethische Verantwortung jedoch liegt immer bei der Forscherin selbst.

4.2.4 Formale Belange: Ressourcen und Erlaubnisse

Jede Forschungsarbeit kostet Zeit und Geld. Daher ist es bereits im Stadium der Planung wichtig, sich Gedanken über mögliche Kosten und den zeitlichen und personellen Aufwand zu machen. **Kosten** können durch Material (z. B. Papier, Kopien, Briefmarken, Anschaffung von Ge-

räten oder Computerprogrammen etc.) oder Personal (eigene Arbeitsstunden, Beratung durch Expertinnen, Arbeitsstunden von Hilfskräften, z. B. für Schreibarbeiten oder Administratives, etc.) entstehen. Der personelle Aufwand hängt davon ab, wer an dem Forschungsprojekt mitarbeitet bzw. in irgendeiner Form beteiligt ist und wie viel Zeit diese Personen investieren müssen. Dabei kann es sich um eine aktive Mitarbeit bei der ganzen Untersuchung handeln oder auch nur um teilweise Mithilfe – z. B. bei der Datensammlung, beim Austeilen von Fragebögen, beim Führen von Aufzeichnungen oder Protokollen sowie bei der Durchführung bestimmter pflegerischer Interventionen, die Teil der Forschungsarbeit sein können.
Auch das Erstellen eines groben **Zeitplans** ist wichtig, und zwar um

1. das **Ausmaß** der Forschungsarbeit ungefähr abschätzen zu können und
2. sich selbst **Grenzen** zu stecken und sich nicht im Forschungsprozess zu verlieren.

Bevor man ein Forschungsprojekt in der Praxis starten darf, muss man von den offiziell zuständigen Stellen im Krankenhaus oder auf der Gesundheitsbehörde eine **Erlaubnis** einholen. Diese Erlaubnis sollte in schriftlicher Form vorliegen. Um sie von den offiziellen Stellen zu bekommen, muss man in den meisten Fällen einen Forschungsantrag einreichen. Manchmal ist auch das Gutachten einer Ethikkommission notwendig, um die Erlaubnis zur Durchführung einer Studie zu erhalten.

Kernaussage

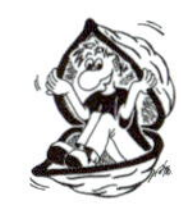

Zu Beginn einer Forschungsarbeit müssen die Kosten für Material und Personal kalkuliert und ein Zeitplan erstellt werden. Weiters muss bei der zuständigen Stelle um eine offizielle Erlaubnis zur Durchführung des Projekts angesucht werden.

4.3 Durchführungsphase: die Datenerhebung

Die Datengewinnung ist der nächste Schritt im Forschungsprozess. Sie besteht aus dem Ausarbeiten der Instrumente zur Datenerhebung (Fragebögen, Interviewleitfäden, Beobachtungsleitfäden, Messskalen etc.; siehe Kap. 3.3), dem Vortest und der Datengewinnung selbst.

Wurde das Erhebungsinstrument erarbeitet, sollte ein **Vortest** (**Prätest**, engl. Pretest) durchgeführt werden (siehe auch Kap. 3.3.1). Er dient zur formalen und inhaltlichen Überprüfung des Forschungsinstruments, aber auch der Umgang mit dem Instrument kann zu diesem Zeitpunkt bereits geübt und seine Handhabbarkeit überprüft werden. Bei einem Fragebogen z. B. ist es wichtig, zu testen, ob die Fragen von den Probandinnen verstanden werden (sind sie unmissverständlich, können sie beantwortet werden etc.) und ob der Fragebogen leicht aus-

„Prätest" darf nicht mit „Pilotstudie" verwechselt werden. Eine Pilotstudie zu machen bedeutet, die ganze Studie mit einer kleinen Stichprobe durchzuführen.

zufüllen ist (sind die Anweisungen verständlich, ist die Zeit, die man zum Ausfüllen braucht, nicht zu lang etc.).

Auch bei Interviews kann sich ein Probelauf als sinnvoll herausstellen. Hier geht es in erster Linie darum, ob die Interviewerin fähig ist, das Interview in entsprechender Weise zu führen, und ob die Fragen, so wie sie gestellt werden, die Inhalte hervorbringen, die berührt werden sollen. Bei Beobachtungen kann man mithilfe eines Vortests überprüfen, ob der Beobachtungsleitfaden tauglich und leicht zu handhaben ist, ob das Kategoriensystem erschöpfend ist und ob die ausgewählte Beobachtungssituation sich eignet, um die Forschungsfrage zu beantworten. Aufgrund der Erfahrungen im Vortest kann das Erhebungsinstrument verändert oder der Versuchsplan verbessert werden. Normalerweise werden Daten, die im Vortest erhoben werden, nicht in das Ergebnis miteinbezogen.

Ein Vortest reicht jedoch nicht aus, um ein Instrument auf seine wissenschaftliche Güte zu überprüfen (vgl. Kap. 3.1.4). Die Prüfung der Reliabilität und Validität von Messinstrumenten stellt einen eigenen Schritt, oft sogar eine eigene Studie dar.

Wenn der Vortest abgeschlossen ist, werden die Daten mit der jeweiligen Methode und dem gewählten Instrument erhoben.

Kernaussage

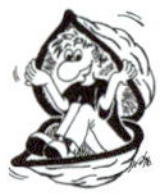

Wenn die Instrumente ausgearbeitet worden sind, wird ein Prätest durchgeführt. Dieser dient der formalen und inhaltlichen Überprüfung des Forschungsinstruments. Der Umgang mit dem Instrument und seine Handhabbarkeit werden dabei ebenfalls getestet. Nach einer Überarbeitung des Instruments kann man an die Datenerhebung gehen.

4.4 Auswertungsphase: die Datenauswertung

Einer der letzten Schritte des Forschungsprozesses ist die Auswertung und Analyse der Ergebnisse. Dazu ist sowohl in der quantitativen als auch in der qualitativen Forschung ein hohes Maß an kritischem Denken und Kreativität nötig. Hier sollen Zusammenhänge zwischen den nummerischen Ergebnissen oder den qualitativen Kategorien und dem theoretischen Rahmen, der Literatur, der Methodik, den Hypothesen und der Problemdarstellung hergestellt werden (ein Überblick über die Methoden der Datenauswertung erfolgte bereits in Kap. 3.4).

Wie man den „Sumpf der Daten" bewältigen kann, zeigt uns hier Lisbeth Hockey auf sehr kreative Weise:

Als ich meinen ersten Ausdruck [einen Computerausdruck der statistischen Daten eines Forschungsprojekts; Anm. d. Verf.] in Besitz nahm, wäre ich bei-

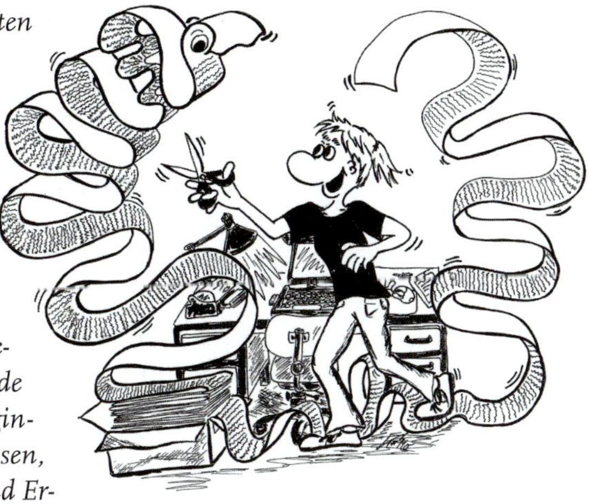

nahe in Ohnmacht gefallen. Ich erhielt ihn in Form einer riesigen Rolle Papier, ähnlich einem Treppenläufer, der für eine sechsstöckige Villa gereicht hätte. Was, bitte, sollte ich nun damit anfangen? Zumal es auch schwierig war, das Mysterium des Ausdrucks zu entfalten angesichts dessen, dass man eine außerordentlich schwere Menge an Papier entrollen musste. Mit einiger Mühe befestigte ich den Ausdruck mithilfe eines Schrankes im obersten Stockwerk des Gebäudes und behandelte ihn wie einen Teppichläufer. Also, ich entrollte ihn langsam und umständlich über die Treppen dreier Stockwerke, nachdem ich in der Eingangshulle eine Notiz angebracht hatte, welche die Leute bat, den Aufzug zu benutzen, da die Treppen „vorübergehend gestört" waren. Danach ließ ich mich auf Hände und Knie nieder, um mir, im untersten Stockwerk beginnend, meinen Weg hinauf zu bahnen, nur um zu lesen, was auf dem Papierteppich stand. Zu meiner Freude und Erleichterung fand ich schließlich einige Zeilen mit Seitennummern, offensichtlich Hinweise dafür, dass man das Monster an diesen Punkten auseinanderschneiden und so zähmen konnte. Heute, 20 Jahre später, erhalten wir Computerausdrucke in einer annehmbareren Form – beinahe betriebsbereit.

Hockey 1985, S. 42; Übersetzung: Johanna Athanasiadis

Ergebnisse, Interpretationen, Schlussfolgerungen und Empfehlungen für die Praxis und für zukünftige Forschungsarbeiten werden in einer Studie als **Befunde** bezeichnet. Diese werden meist in zwei größeren Abschnitten dargestellt: in der Ergebnisdarstellung und der Ergebnisdiskussion.

Die **Ergebnisdarstellung** beschäftigt sich mit den konkreten Ergebnissen der Studie: Man versucht, die Daten so darzustellen, wie sie sich aufgrund der Auswertung präsentieren. Eine gute Ergebnisdarstellung ist systematisch, logisch, nicht länger als nötig und geht auf alle analysierten Daten ein. Ihr Schwerpunkt liegt auf der Beantwortung der Forschungsfrage. Die **Ergebnisdiskussion** hingegen hat das Ziel, die Resultate zu interpretieren, d. h. ihre Bedeutung darzulegen und ihnen einen Sinn zu geben.

Zunächst soll jedoch auf die Ergebnisdarstellung eingegangen werden. Die Möglichkeiten und Formen der Darstellung von Forschungsergebnissen unterscheiden sich je nachdem, ob man eine quantitative oder eine qualitative Forschungsarbeit durchgeführt hat.

Kernaussage

Ergebnisse einer Studie werden in der Ergebnisdarstellung und in der Ergebnisdiskussion behandelt.

4.4.1 Darstellung quantitativer Ergebnisse

Quantitative Ergebnisse werden in Form von Daten oder Zahlen dargestellt, die mithilfe deskriptiver oder analytischer Statistik gewonnen wurden. Bei der Darstellung quantitativer Daten muss man um höchste Objektivität bemüht sein. Interpretationen (die Teil der Ergebnisdiskussion sind) müssen deutlich von der Darstellung der Ergebnisse getrennt werden.

Häufig wird zuerst die Grundauszählung (Häufigkeitsverteilungen, Mittelwerte, Streuungsmaße) dargestellt. Daran anschließend werden Zusammenhänge zwischen verschiedenen Variablen oder Unterschiede zwischen verschiedenen Gruppen (z. B. zwischen Männern und Frauen oder verschiedenen Altersgruppen) beschrieben. Es gibt dafür jedoch keine einheitliche Regel. Wichtig ist, dass die Darstellung **logisch**, **nachvollziehbar** und für die Leserin verständlich ist. Man muss in der Ergebnisdarstellung auch auf die Forschungsfragen und die Hypothesen Bezug nehmen, die zu Beginn einer Untersuchung aufgestellt wurden. Hypothesen werden dann anhand der Ergebnisse entweder verifiziert (bestätigt) oder falsifiziert (nicht bestätigt).

Quantitative Daten können verbal beschrieben werden, so wie es im folgenden Beispiel dargestellt ist. Hier geht es um eine Untersuchung über die bewegungsbezogene Selbstpflege bei Menschen mit einem Ulcus cruris venosum:

Beispiel

„Für die einzelnen Tätigkeiten konnten zum Teil erhebliche Selbstpflegedefizite festgestellt werden. Nur 59,6 % der Befragten gehen täglich mehr als eine halbe Stunde spazieren, 40,7 % legen ihre Beine so hoch, dass die Füße höher als das Herz liegen und 56 % schlafen mit erhöhtem Fußteil. (...) Befragte, die akut an einem Ulcus cruris venosum leiden, führen eine schlechtere Selbstpflege hinsichtlich der Bewegung durch als Befragte mit geschlossener Wunde. (...) Patienten mit einem akut offenen Bein sitzen häufiger ($p < 0{,}01$), schlafen seltener mit erhöhtem Fußteil ($p < 0{,}05$), beugen und strecken weniger oft gezielt die Füße und Zehen ($p < 0{,}01$) und gehen weniger häufig täglich eine halbe Stunde spazieren ($p < 0{,}01$).“

Panfil 2004, S. 44–45

Wenn quantitative Ergebnisse ausschließlich verbal beschrieben werden, verliert man beim Lesen umfangreicher Studien leicht den Überblick. Daher werden solche Ergebnisse häufig in Tabellen und Diagrammen dargestellt, um einen besseren Überblick über die Zahlen zu bekommen.

Eine **Tabelle** ist eine kurze, übersichtliche Darstellung und Ergänzung zum Text. Titel und Überschriften müssen dabei präzise formuliert und alle dargestellten Werte dementsprechend gekennzeichnet sein.

Beispiel Tabelle

Präferenz und Erleben der drei Formen der Entscheidungsfindung

		Erleben				
		paternalistisch	gemeinsam	informiert	missing	gesamt
Präferenz	paternalistisch	273 (28,2 %)	64 (6,6 %)	23 82,4 %)	12 (1,2 %)	372 (38,5 %)
	gemeinsam	154 (15,9 %)	201 (20,8 %)	42 (4,3 %)	10 (1,0 %)	407 (42,1 %)
	informiert	8 (0,8 %)	14 (1,4 %)	31 (3,2 %)	2 (0,2 %)	55 (5,7 %)
	missing	29 (3,0 %)	14 (1,4 %)	12 (1,2 %)	78 (8,1 %)	133 (13,8 %)
	gesamt	464 (48,0 %)	293 (30,3 %)	108 (11,2 %)	102 (10,5 %)	967 (100 %)

Smoliner et al. (2009)

Grafiken oder **Diagramme** können ebenfalls in den Text eingefügt werden, um Zahlen anschaulicher darzustellen. Hier gilt im Großen und Ganzen dasselbe wie für eine Tabelle: Eine Grafik soll dazu beitragen, große Zahlenmengen übersichtlich darzustellen und das Erfassen und Lesen zu erleichtern. Grafiken und Diagramme werden im fortlaufenden Text beschrieben oder kommentiert. Die drei einfachsten Diagrammarten sind:

- Balken- oder Säulendiagramm
- Kreis- oder *Sektoren*diagramm
- Kurvendiagramm

Sektor
(lat.) = (Sach-)Gebiet, Abschnitt, Ausschnitt

Das **Balken-** oder **Säulendiagramm** ist am besten dazu geeignet, Ergebnisse mit einer Rangfolge darzustellen (z. B. sehr zufrieden – eher zufrieden – eher nicht zufrieden – nicht zufrieden) oder Gruppen zu vergleichen (z. B. die verschiedenen Arten der schulischen Vorbildung), da die unterschiedlichen Anteile sehr gut und deutlich betont werden. Stefan Görres (2002) verwendet ein Balkendiagramm, um die Inhalte, die bei der Pflegevisite angesprochen werden, nach Häufigkeiten gereiht darzustellen.

Beispiel Balkendiagramm

Inhalte, die in der Pflegevisite besprochen werden

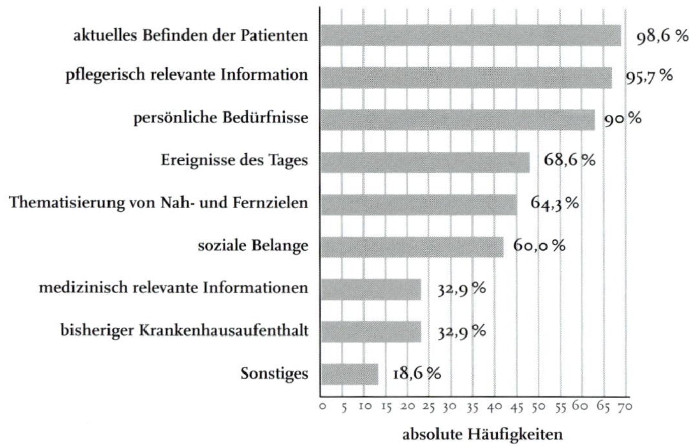

Görres et al. 2002, S. 30

Kreis- oder **Sektorendiagramme** sind besonders geeignet für die Darstellung von Informationen, die sofort Aufmerksamkeit erregen sollen. Sie sind nützlich, um Prozentdarstellungen ohne Rangordnung, aber mit nur wenigen Ausprägungen zu veranschaulichen (zu viele Sektoren lassen schnell die Übersicht verlieren).

Beispiel Kreisdiagramm

Die häufigsten Tumorlokalisationen bei Frauen (2007)

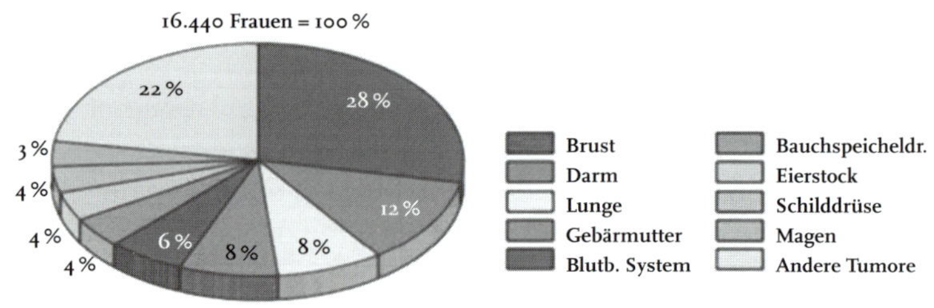

Österreichische Krebsregister (2009)

Kurvendiagramme eignen sich für die Zusammenfassung von Durchschnittswerten und für die Darstellung von Verläufen und Trends. Auch ein Vergleich mehrerer Gruppen lässt sich mit ihnen gut zur Geltung bringen. Osterbrink und Evers zeigen mittels eines Kurvendiagramms die unterschiedliche Intensität des postoperativen Inzisionsschmerzes bei Patientinnen, die die Technik der tiefen Atementspannung regelmäßig angewendet haben (siehe Abb. 20).

Beispiel Kurvendiagramm

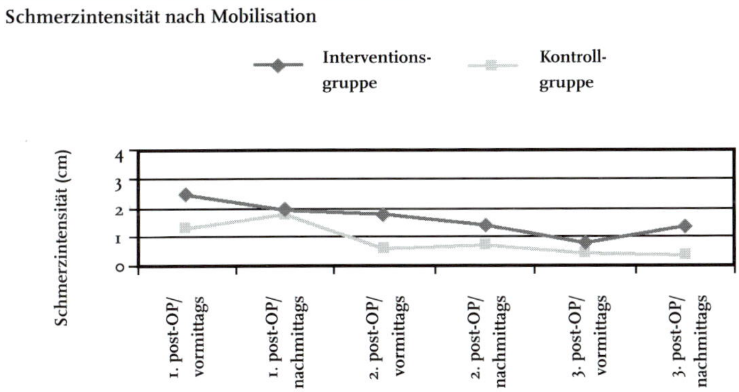

Haasenritter et al. (2009)

Tabellen und Grafiken dienen aber nicht nur der Auflockerung und besseren Übersichtlichkeit des Textes. Sie bieten vor allem die Möglichkeit, eine Fülle von Daten in *komprimierter* Form darzustellen, während im Text (aus Platzgründen) oft nicht alle Daten beschrieben, sondern nur wichtige Ergebnisse herausgegriffen werden können.

komprimieren
(lat.) = zusammenpressen, verdichten

Kernaussage

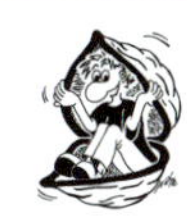

Ergebnisse der quantitativen Forschung können sowohl verbal als auch mittels Tabellen und Diagrammen dargestellt werden. Zu den wichtigsten Diagrammarten zählen das Säulen- oder Balkendiagramm, das Kreisdiagramm und das Kurvendiagramm. Sie dienen dazu, große Datenmengen komprimiert darzustellen und eine bessere Übersicht zu gewährleisten.

4.4.2 Darstellung qualitativer Ergebnisse

Die Präsentation qualitativer Daten unterscheidet sich erheblich von der Präsentation quantitativer Daten. Zum einen sind qualitative Daten oft auf sehr vielfältigen (von Projekt zu Projekt unterschiedlichen) Wegen entstanden und zum anderen liegen sie in einer gänzlich anderen Form vor. Das heißt, man hat in der Regel völlig anderes Material: keine Zahlen, sondern verbale Daten – Kategorien, Beschreibungen, Falldarstellungen, Zitate etc. Die Entscheidung darüber, wie die Ergebnisse qualitativer Forschung präsentiert werden, hängt vom Erkenntnisinteresse der Forscherin, von der Art des Materials und von der Art der Auswertung ab.

Im Englischen werden die Ergebnisse qualitativer Untersuchungen „findings“ genannt (im Gegensatz zu den quantitativen Ergebnissen, die „results“ genannt werden).

Ergebnisse qualitativer Studien werden verbal beschrieben. Die Gliederung des Textes orientiert sich an der Logik, die durch die Forschungsfrage(n), das Datenmaterial und die Art der Auswertung vorgegeben ist. Meistens wird der Text anhand des zuvor entwickelten Kategoriensystems gegliedert. Die Darstellung qualitativer Daten sollte daher dem Gegenstand angemessen und möglichst vielfältig sein, um das Verstehen zu erleichtern.

Zu Beginn der Darstellung sollte man einen Überblick über die gebildeten Kategorien und ihre Verbindungen und Zusammenhänge geben. Dazu eigenen sich **Übersichten** oder **Tabellen**, in denen die Kategorien nach Themen geordnet sind, oder **Modelle**, die Beziehungen zwischen den Kategorien aufzeigen bzw. Abläufe darstellen (in Form einer Grafik oder eines Schaubildes).

Anneliese Lilgenau, deren Untersuchung sich mit der Perspektive hörbenachteiligter Menschen im Krankenhaus beschäftigt, gibt zu Beginn ihrer Ergebnisdarstellung eine grafische Darstellung der Hauptkategorien und ihrer Verbindungen zueinander. Diese erläutert sie anschließend verbal.

Beispiel Modell

Modell der Kommunikation schwerhöriger Menschen im Krankenhaus

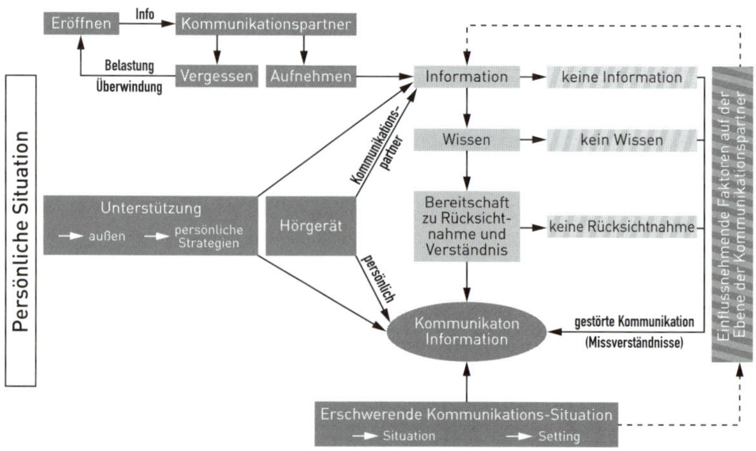

Lilgenau (2010), S. 99

Grafiken oder Modelle zur Präsentation qualitativer Daten erklären sich selten von selbst; sie können erst durch eine Beschreibung der Inhalte und Beziehungen der Daten zueinander verstanden werden, erleichtern dann aber – gerade wenn es viele Kategorien gibt – den Überblick.

Im weiteren Verlauf wird jede Kategorie inhaltlich beschrieben. Ergebnisdarstellung und Diskussion fließen bei qualitativen Arbeiten manchmal ineinander und können hier nicht so exakt getrennt werden wie in der Darstellung quantitativer Ergebnisse.

Zur Verdeutlichung einer Aussage, zur Veranschaulichung einer Kategorie oder einfach nur zur Auflockerung werden oft **Originalzitate** aus Interviews oder aus Beobachtungsprotokollen in den Text eingebaut. Bei der Verwendung von Originalzitaten ist es wichtig, darauf zu achten, dass die Anonymität der Probandinnen (oder der Personen, die in den Zitaten vorkommen) gewahrt bleibt. Wenn es verschiedene Personen gibt und man kennzeichnen möchte, wer was gesagt hat, kann man Pseudonyme verwenden. Dazu ordnet man z. B. den Interviewpartnerinnen fiktive (erfundene) Namen oder Initialen zu und kennzeichnet die Zitate damit.

Als Beispiel für die verbale Beschreibung qualitativer Ergebnisse soll hier ein kurzer Ausschnitt der Studie von Breuer (2010) dargestellt werden. Die Studie beschäftigt sich mit der Selbst- und Lebensgestaltung von Breast Cancer Survivors und mit der Frage, inwieweit aus der Sicht von Breast Cancer Survivors Krebs als chronische Krankheit angesehen wird. Es handelt sich im Folgenden um den Beginn der Beschreibung der Kategorie „Diagnose Krebs als Eintritt in eine neue Realität“:

Beispiel verbale Beschreibung qualitativer Daten

„Die Diagnose Krebs bedeutet für die betroffenen Frauen einen plötzlichen Bruch mit ihrem bisherigen Leben. Die interviewten Frauen berichten über den unglaublichen Schock und den Schrecken, den sie durch die Diagnosemitteilung erfahren. Vor allem die Gewissheit, nun selbst betroffen zu sein, ist für viele Frauen schwer zu fassen: ‚... es ist so ein Gefühl ein bisschen ... wie im Film, also man steht so neben sich und schaut sich zu von außen (...) es hat so was ganz Unwirkliches an sich ... das passiert einem selbst nicht ... das passiert anderen Leuten, und da ist man dann erschüttert und so ... aber bei einem selbst ... das ist ganz komisch gewesen ...‘ (IP3/50–55)

Durch die Unerwartetheit und das plötzliche Konfrontiertsein mit der Krankheit fällt es den Frauen schwer, sich mit der Gewissheit auseinanderzusetzen, an Krebs erkrankt zu sein. Sie befinden sich in einer Ausnahmesituation, müssen sich jedoch zeitgleich mit der Rettung des eigenen Lebens und der Möglichkeit des Sterbens befassen: ‚... dass man Dinge entscheiden muss, die man einfach nicht entscheiden kann ... und gleichzeitig soll man auch rational überlegen ...‘ (IP1/391)“

Breuer 2010, S. 62 f.

Kernaussage

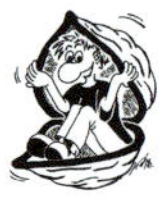

> Die Ergebnisse qualitativer Studien werden verbal beschrieben. Zu Beginn stellt man die Kategorien oft in einer Übersicht dar oder gibt einen grafisch aufbereiteten Überblick. Originalzitate werden eingesetzt, um die Beschreibung zu veranschaulichen.

4.4.3 Interpretation/Diskussion der Ergebnisse

Die Daten (Resultate), die in Form von Zahlen, Beschreibungen oder Kategorien vorliegen, werden erst bei der Interpretation und Diskussion „zum Leben erweckt". Interpretation und Diskussion gehen oft ineinander über; manchmal werden diese Begriffe auch *synonym* verwendet.

synonym
(griech.) = sinnverwandt, gegenseitig austauschbar

Bei der **Interpretation** der Ergebnisse beschäftigt man sich mit der Bedeutung der Resultate. Im Falle von quantitativen Studien wird daher den Zahlen, bei qualitativen Studien den Konzepten oder Kategorien Bedeutung zugeordnet.

Wenn man die Resultate interpretiert, fragt man: „Was heißt das?" Man setzt sich also mit den gewonnenen Daten auseinander, indem man sie wieder in Zusammenhang mit der Fragestellung bringt. Man kann sich z. B. fragen, warum gerade diese und jene Belastungsfaktoren so deutlich aufgetreten sind, warum sich Männer von Frauen in diesem und jenem Punkt unterscheiden, es jedoch keine Unterschiede zwischen den Altersgruppen gibt. Zur Diskussion der Ergebnisse greift man auf die Problemstellung, die Forschungsfrage und den theoretischen Rahmen zurück. Dadurch schafft man Verbindungen zu allen anderen Teilen der Studie und bindet die neuen Erkenntnisse in das bestehende Wissen ein.

Bei der quantitativen Forschung muss man die Interpretation der Daten streng von der Darstellung trennen. Bei der qualitativen Forschung ist dies oft nicht möglich, da der Interpretationsprozess bereits bei der Auswertung der Daten begonnen hat. Trotzdem versucht man in qualitativen Forschungsberichten, die Ergebnisse auf zwei Ebenen zu präsentieren: Erstens auf der Ebene der Darstellung der gefundenen Kategorien, Konzepte, Typisierungen, Verläufe etc. und zweitens auf der Ebene der Diskussion dieses aus den Daten entwickelten Materials. Zur Interpretation der Forschungsergebnisse zieht man die Theorie heran, um diese in das bestehende Wissen einzubetten.

Als Beispiel für die Ergebnisdiskussion wird hier nochmals ein Ausschnitt aus der Studie von Breuer (2010) dargestellt.

Beispiel für Interpretation/Diskussion

„Ein weiteres Charakteristikum für Krebs als eine chronische Krankheit, das sich aus den Ergebnissen ergibt, ist die Präsenz der Krank-

> heitsspuren und das Vorhandensein der Erinnerungen an die Krankheitsphase. Für Breast Cancer Survivors ist die Erkrankung zwar nicht die zurzeit vorherrschende Realität, aber die Spuren der Krankheit und die Erinnerungen prägen das alltägliche Leben massiv. Durch diese Verhaftung in der Erkrankung hat es durchaus den Anschein, als ob mit einer Krebserkrankung eine chronische Krankheit vorliegt. Auch in der Literatur wird dieses Thema diskutiert und es scheint, als würde sich diese Annahme bestätigen (Foster et al. 2009)."
>
> *Breuer 2010, S. 115 f.*

Es ist durchaus sinnvoll, am Ende einer Studie nicht nur die Ergebnisse, sondern auch die gewählten Methoden zu diskutieren. Man stellt sich selbst dabei die kritische Frage, inwieweit den Gütekriterien Rechnung getragen werden konnte. Zum Beispiel: War das Instrument reliabel und valide (siehe Kap. 3.1.4)? War das Vorgehen insgesamt geeignet, die Fragen zu beantworten? Mit diesem Vorgehen zeigt man also auf, wo die Schwächen einer Studie liegen. „Es macht nichts, wenn eine Studie misslingt, solange man das Misslingen bemerkt und diskutiert. Misserfolge sind ein Teil der Wissenschaft, aber man muss auch mit Misserfolgen wissenschaftlich, d. h. sachlich umgehen" (Käppeli 1985, S. 3).

Die Kritik an den Methoden oder an der Studie selbst wird oft in einem eigenen Kapitel „Kritik an der Studie" oder „Kritische Auseinandersetzung" oder einfach nur „Kritik" dargestellt.

Kernaussage

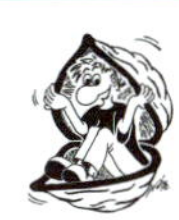

> In der Ergebnisinterpretation setzt man sich mit der Bedeutung der Resultate auseinander und schafft Verbindungen zur Fragestellung und zum theoretischen Rahmen. Auch die Schwächen der eigenen Studie können und sollen diskutiert werden.

4.4.4 Schlussfolgerungen

Am Ende des Forschungsprozesses steht der Auftrag, die aus der Untersuchung gewonnenen Erkenntnisse einer **sinnvollen Verwertung** zugänglich zu machen. Dabei steht die Überlegung im Mittelpunkt, was die Ergebnisse für die Praxis bedeuten können, welche Empfehlungen für die Praxis gegeben werden können und wie dieses Wissen praktisch am besten umzusetzen oder zu integrieren ist. Die Empfehlungen können unterschiedlich aussehen, können konkret oder abstrakter sein, je nachdem, ob es sich um eine quantitative oder um eine qualitative Studie handelt.

Die Art der Empfehlungen und die Möglichkeit, überhaupt Empfehlungen zu geben, variiert auch je nach Thema und Forschungsansatz. Am Ende quantitativer (vor allem experimenteller) Studien können oft konkrete Schlussfolgerungen gezogen werden. Qualitative Ergebnisse haben eine andere Art der Verwertbarkeit (siehe dazu auch Kap. 2.2.6). Hier geht es weniger um konkrete Handlungsanweisungen, sondern um Anregungen zur Integration des erweiterten pflegerischen Wissens in die Praxis oder um Anstöße zur Konzept- oder Theorieentwicklung. Vergegenwärtigt man sich noch einmal die unterschiedlichen Ziele, die die beiden Forschungsansätze verfolgen (siehe Kap. 3.1), so ist es auch einsichtig, ja logisch, dass die Schlussfolgerungen ganz unterschiedlicher Art sein müssen.

In manchen Studien werden auch **Empfehlungen für weitere Forschungsarbeiten** gegeben, denn eine Studie wirft erfahrungsgemäß mehr Fragen auf, als sie beantwortet. Angelika Zegelin gibt am Ende ihrer Arbeit, die sich mit dem Prozess des Bettlägerigwerdens beschäftigt, beispielsweise folgende Empfehlungen ab:

Beispiel

„In der wissenschaftlichen Bearbeitung sind zahlreiche Folgestudien denkbar, zunächst sind *Replikationen* wünschenswert. Ergebnisse können für einzelne PatientInnengruppen, z. B. Schlaganfallkranke, spezifiziert werden; außerdem könnte die Sichtweise aller Beteiligten (...) erhoben werden. Durch Längsschnittstudien lassen sich die Verläufe zeitnah aufzeichnen. Die Transfersituationen sollten näher untersucht werden. (...) Schließlich sollte ein differenziertes Einschätzungs- und Interventionsverfahren entwickelt werden, um der drohenden Ortsfixierung vorzubeugen."

Zegelin 2005, S. 288

Replikation
(lat.) = Wiederholung der Studie

Kernaussage

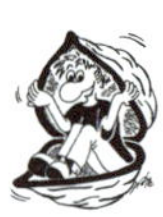

Am Ende einer Forschungsarbeit stehen Überlegungen, was die Ergebnisse in der Praxis bedeuten und welche Empfehlungen für die Praxis gegeben werden können. Sie sind für die Pflege ein wichtiger Brückenschlag zur Praxis und bilden den ersten Schritt zur Umsetzung der Ergebnisse und zur Erweiterung des praktischen Wissens. Empfehlungen für weitere Forschungsarbeiten können ebenfalls am Ende einer Studie stehen.

Wenn man sich an Hockeys Definition hält, dass Forschung dazu beitragen soll, die Praxis nutzbringend zu gestalten, so darf dieser Schritt nicht fehlen – denn er erleichtert den Pflegenden die Anwendung des neuen Wissens.

4.5 Publikationsphase: die Datenverbreitung

Publikation (publizieren)
(lat.) = Veröffentlichung (veröffentlichen)

In der letzten Phase schließlich geht es um die Datenverbreitung, d. h. um die Rückführung der Ergebnisse in die Praxis. Forschung und Forschungsergebnisse sollten auch eine Wirkung nach außen haben, d. h. sie sollten Anwendung in der Praxis finden und zur Lösung eines Problems beitragen. Es ist daher notwendig, die Forschungsarbeit zu veröffentlichen, d. h. anderen Personen zugänglich zu machen, die die Erkenntnisse nutzen können. Die Veröffentlichung kann mündlich in Form einer Präsentation und/oder schriftlich stattfinden. Die schriftliche Veröffentlichung ist jedoch derjenige Weg, auf dem das Wissen großflächiger verbreitet werden kann und als bestehendes Gut ständig abrufbar ist.

4.5.1 Mündliche Präsentationen von Forschungsarbeiten

Die Personen, denen die Forschungsarbeit als erstes zugänglich gemacht werden soll, sind jene, die an der Untersuchung beteiligt waren – z. B. die Kolleginnen, die bei der Datensammlung mitgeholfen haben, oder all jene, bei denen die Datenerhebung durchgeführt wurde und die selbst Informantinnen waren. Die erste Präsentation der Ergebnisse und somit auch die erste Möglichkeit der Praktikerinnen, sich damit auseinanderzusetzen, erfolgt am besten in Form einer **mündlichen Präsentation** vor Ort. Denn es vergeht oft viel Zeit, bis ein schriftlicher Bericht aufliegt bzw. bis dieser in einer Fachzeitschrift publiziert wird.

Eine sehr effektive Möglichkeit, Forschungsergebnisse einer breiten Allgemeinheit zugänglich zu machen, ist die Präsentation von Forschungsarbeiten bei Kongressen. Auf fast allen **Kongressen** werden Forschungsarbeiten auch als Poster präsentiert. Dazu werden die wichtigsten Ergebnisse auf einem **Poster** dargestellt, der in einem dafür vorgesehenen Bereich des Tagungsortes angebracht wird. Meist haben die Autorinnen die Möglichkeit, in einer eigenen Sitzung ein kurzes Statement zu ihrer Untersuchung abzugeben. Die Kongressbesucherinnen können die Poster jederzeit betrachten.

Der Besuch von Forschungskongressen im In- und Ausland ist nicht nur für Wissenschaftlerinnen, sondern gerade für Praktikerinnen von enormer Wichtigkeit. Meist wird hier eine Fülle an aktuellen Ergebnissen geboten, die in die Praxis umgesetzt werden könnten oder anhand derer man über die eigene Praxis zumindest nachdenken sollte.

Kernaussage

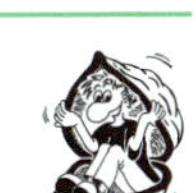

Forschungsergebnisse können mündlich präsentiert werden, entweder vor Ort (vor den beteiligten Personen) oder im Rahmen eines wissenschaftlichen Kongresses als Vortrag oder Poster.

Wichtige internationale Fachzeitschriften für Pflege sind z. B. „Pflege. Die wissenschaftliche Zeitschrift für Pflegeberufe", „Journal of Advanced Nursing", „Western Journal of Nursing Research" oder „International Journal of Nursing Studies".

Referee

(engl.) = Schiedsrichter; Referee Journals = Zeitschriften, deren Artikel nur publiziert werden, wenn sie zuvor von einer Fachkommission begutachtet und positiv bewertet wurden

Board of consultants

(engl.) = Fachgutachterkommission

4.5.2 Schriftliche Publikationen

Die meisten Forschungsarbeiten werden am Ende in Form eines **Forschungsberichts** verschriftlicht. Bei Auftragsarbeiten ist der schriftliche Bericht in fast allen Fällen Bestandteil des Auftrags. Er wird jedoch nicht immer veröffentlicht und ist daher nur einer kleinen Personengruppe zugänglich.

Fachzeitschriften sind ein gutes Publikationsmedium für Forschungsarbeiten, da sie eine große Leserschaft erreichen und die Veröffentlichung rascher vor sich geht als bei Büchern. Wissenschaftliche Zeitschriften (sogenannte *Referee* Journals) verfügen über ein Gremium wissenschaftlicher Expertinnen (*Board of Consultants*). Jeder Artikel, der zur Veröffentlichung in einem solchen Journal eingereicht wurde, wird von ein bis zwei Expertinnen nach festgelegten Richtlinien auf seinen wissenschaftlichen Anspruch geprüft und nur dann publiziert, wenn er dieser Prüfung standhält.

Eine **Veröffentlichung in Form eines Buches** ist die ausführlichste Form der Publikation einer Forschungsarbeit. Kleinere Projekte, Artikel oder Studien werden oft in einem Sammelband veröffentlicht. Oft werden auch Referate oder Kongressbeiträge in Form von Sammelbänden herausgegeben.

Kernaussage

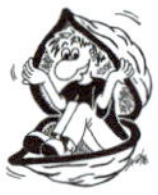

Forschungsberichte können in Form eines Artikels in einer Fachzeitschrift, in Buchform oder als Beitrag in einem Sammelband veröffentlicht werden. Beim Verfassen des jeweiligen Artikels oder Beitrags ist die Zielgruppe zu berücksichtigen.

4.6 Vertiefung des Lernstoffs

Zum Wiederholen

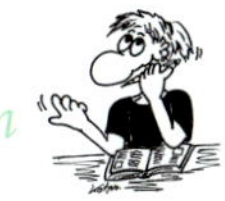

- Forschungsfrage
- Hypothese
- konzeptuelle Definition
- operationale Definition
- theoretischer Rahmen
- Population
- Stichprobe
- repräsentativ
- Wahrscheinlichkeitsstichprobe
- einfache Zufallserhebung
- geschichtete Zufallserhebung
- systematische Stichprobenbildung
- nonprobabilistische Stichprobe
- Gelegenheitserhebung (Gelegenheitsstichprobe)
- gezielte Erhebung (gezielte Stichprobe)
- theoretical sampling
- Datensättigung
- Vortest (Prätest)

Zum Üben

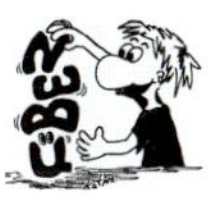

Lesen Sie folgendes Fallbeispiel durch:

Sie arbeiten auf der Station eines Krankenhauses, wo auch viele alte und gebrechliche Menschen aufgenommen werden. Schon oft haben Sie sich Gedanken darüber gemacht, was die Ursache dafür sein könnte, dass Stürze so häufig vorkommen, und überlegen, wie man das Sturzrisiko senken kann. So glauben Sie z. B., beobachtet zu haben, dass das Sturzrisiko von der körperlichen, aber auch von der psychischen Verfassung der Patientinnen abhängig ist, und Sie denken auch, dass es wichtig wäre, der Sehschwäche alter Menschen bei der Sturzprophylaxe mehr Rechnung zu tragen. Als eine alte Frau, zu der Sie ein besonders herzliches Verhältnis hatten, am Tag vor ihrer geplanten Entlassung am Gang des Krankenhauses ausgleitet und sich den Oberschenkel bricht, beschließen Sie, den Ursachen für die Stürze auf den Grund zu gehen. Wie könnten Sie das anstellen?

Erarbeiten Sie nun alleine oder in einer Kleingruppe mögliche Forschungsfragen, die sich in dieser Situation stellen. Vielleicht wagen Sie auch den Versuch, zu einer dieser Fragen eine fiktive Forschungsarbeit zu planen. So können Sie überprüfen, ob Sie alle Schritte des Forschungsprozesses verstanden haben (lesen Sie bei Bedarf die einzelnen Schritte nochmals nach). Sie werden aber auch sehen, wie schwierig es ist, eine Forschungsarbeit, die Hand und Fuß haben soll, zu planen (geschweige denn, sie durchzuführen).

Zum Nachlesen

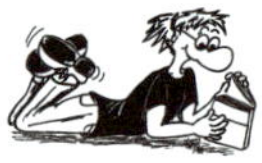

Wenn Sie sich näher in die einzelnen Schritte des Forschungsprozesses vertiefen wollen, so sollten Sie ein „großes“ Forschungslehrbuch zur Hand nehmen. Zum Beispiel:

Burns Nancy, Grove Susan K.: Understandig Nursing Research. Saunders, Philadelphia 1999 (509 Seiten)

In dieser Publikation wird der Forschungsprozess in der quantitativen Forschung von dem Vorgehen in der qualitativen Forschung getrennt behandelt. Einen Überblick bekommt man in den Kapiteln 2, S. 29 ff. (quantitativer Forschungsprozess), und 11, S. 413 ff. (qualitativer Forschungsprozess). Da das Buch prinzipiell nach den Schritten des (quantitativen) Forschungsprozesses aufgebaut ist, ist eine Vertiefung zu den einzelnen Themen möglich.

LoBiondo-Wood Geri, Haber Judith: Pflegeforschung. Methoden, Bewertung, Anwendung. Urban & Fischer, München 2005 (811 Seiten)

Der Aufbau des Buches folgt – jeweils getrennt für quantitative und qualitative Forschung – der Logik des Forschungsprozesses und bietet dadurch weniger einen Überblick als vielmehr kapitelweise eine Vertiefung der einzelnen Themen (Schritte) des Forschungsprozesses.

5 Forschungsarbeiten finden, lesen und anwenden

Dieses Kapitel beschäftigt sich mit der Kernaufgabe aller diplomierten Pflegenden bezüglich Forschung: mit der Nutzung von Forschungsergebnissen für die pflegerische Praxis. Damit Forschungsergebnisse für die Praxis nutzbar gemacht werden können, sind im Vorfeld drei Arbeitsschritte notwendig:

1. Die Forschungsergebnisse müssen gefunden werden (siehe Kap. Literaturrecherche);
2. sie müssen gelesen und verstanden werden;
3. sie müssen kritisch beurteilt werden.

5.1 Forschungsarbeiten finden

(verfasst unter Mitarbeit von Veronika Kleibel)

Lernziel

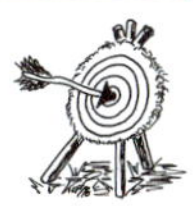

Warum ist es wichtig, dass Sie sich mit diesem Abschnitt auseinandersetzen?

Damit Sie ...

... eine einfache Literaturrecherche zu einem bestimmten Thema durchführen können. Dazu müssen Sie
... wissen, welche Publikationsformen es gibt und sie aus Literaturzitaten erkennen können;
... verschiedene Suchhilfen kennen;
... aus einer Frage Suchbegriffe entwickeln können;
... mit Unterstützung eine Literaturrecherche in einer Fachdatenbank durchführen können.

5.1.1 Grundlagen

Für die Anwendung von Forschungsergebnissen ist die Literatursuche die Basis, auf der man aufbaut. Man verfolgt damit das Ziel, den aktuellen Stand der Forschung zu einem bestimmten Thema zu erfassen; erst dann können weitere Schritte zur Anwendung in der Praxis geplant werden.

Das Wort Literatur kommt von „litera" (lat.) = Buchstabe

Unter Literatur wird jeder Text verstanden, der auf der Basis eines (Schrift-)Zeichensystems festgehalten und lesbar ist. Die verschiedenen Typen von Publikationen können nach Publikationsform und Publikationsart unterschieden werden.

Die **Publikationsform** ist charakterisiert durch den Informationsträger, auf dem sich die jeweilige Information befindet (z. B. Bücher, Zeitschriften, Internet, CD-Rom). Die **Publikationsart** hingegen bestimmt

Monografie

(griech.) = wissenschaftliche Darstellung eines bestimmten Problems; es wird ein einzelnes Thema umfassend behandelt

Review

(engl.) = Zusammenfassung des aktuellen Wissensstandes zu einem bestimmten Thema

sich durch die Art der Darstellung und durch die Inhalte (z. B. Nachschlagewerke, Lehrbücher, *Monografien*, wissenschaftliche Fachartikel usw.).

Innerhalb der wissenschaftlichen Fachliteratur unterscheidet man aber auch noch **konzeptbezogene Literatur**, deren Thema die Theorie ist, und **datenbezogene Literatur**, d. h. Forschungsliteratur. Bei datenbezogener Literatur wiederum unterscheidet man primäre und sekundäre Literatur. Unter **Primärliteratur** versteht man Forschungsarbeiten, die von den Verfasserinnen (Forscherinnen) selbst publiziert wurden (Originalstudien). In der **Sekundärliteratur** werden verschiedene Arbeiten (d. h. Primärliteratur) zu einem Thema verarbeitet und diskutiert (dazu gehören z. B. Lehr- und Fachbücher oder Reviews).

Kernaussage

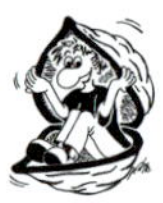

Man unterscheidet Publikationsformen und Publikationsarten. Die Publikationsform bezieht sich auf den Informationsträger, die Publikationsart auf die Art der Darstellung und die Inhalte. Weiters wird zwischen konzeptbezogener und datenbezogener Literatur unterschieden. Konzeptbezogene Literatur wiederum umfasst Primär- und Sekundärliteratur.

5.1.2 Die Literaturrecherche

Die Literaturrecherche selbst ist mehr als eine ungezielte Suche nach Informationen im Internet, mehr als das Aufsuchen einer Fachbuchhandlung oder Bibliothek. Es handelt sich dabei vielmehr um einen komplexen Prozess, in dessen erste Schritte Sie im Rahmen dieses Buches eingeführt werden.

Festlegen der Frage

Bevor man eine Literaturrecherche beginnt, sollte man wissen, wonach man sucht. Je genauer man sich darüber im Klaren ist, umso erfolgreicher ist die Recherche. Daher muss man noch vor der eigentlichen Recherche die **Fragestellung** festlegen. Soll ein konkretes klinisches Problem gelöst oder erforscht werden, ist die Vorstellung von den Variablen oder Begriffen, nach denen man suchen muss, meist sehr genau.

Beispiel

Sie möchten wissen, ob es einen klinischen Nachweis für die Wirkungsweise von Aromaölen auf Angst, Anspannung oder Schmerz gibt. Dann könnten Sie z. B. folgende Frage formulieren: „Gibt es Forschungsarbeiten, die die Wirkung von Aromaölen auf Angst oder Schmerz untersucht haben?“

Wenn Sie wissen wollen, ob es pflegerische Interventionen gibt, die schmerzlindernd und abschwellend auf eine Episotomie wirken, dann könnten Sie folgende Frage stellen: „Welche lokalen pflegerischen Maßnahmen gibt es zur Linderung der Schmerzen und Schwellungen bei einer Episotomie?“
Sie können aber auch eine Frage formulieren, die nicht unbedingt auf eine konkrete Intervention abzielt; z. B. könnte Sie interessieren, was alte Menschen unter dem Begriff Lebensqualität verstehen: „Wie wird Lebensqualität aus der Sicht von alten Menschen beschrieben?“

Suche nach Literatur

Der zweite Schritt besteht in der eigentlichen Suche (Recherche) nach Forschungsarbeiten zu der zuvor festgelegten Frage. Zuerst muss man überlegen, wo man sucht; dann muss man eine (oder mehrere) sogenannte Suchhilfen wählen.

Unter Suchhilfen versteht man Instrumente, mit denen man zu den gewünschten Literaturangaben kommt. Darunter fallen u. a.:

- die Freihandaufstellung einer Bibliothek
- Bibliothekskataloge, z. B.
  - Universitätsbibliothek Medizinische Universität Wien
    Diese Bibliothek bietet den größten Bestand an medizinischer und gesundheitsrelevanter Literatur in Österreich.
    http://ub.meduniwien.ac.at/
  - Aufsatzkatalog der Gesundheits- und Krankenpflegeschule Rudolfinerhaus
    Dieser Aufsatzkatalog umfasst ca. 18.000 Aufsatztitel aus Pflegezeitschriften.
    http://www.rudolfinerhaus.at

Onlinekataloge haben die früheren Zettelkataloge in den Bibliotheken oft schon abgelöst.

- Datenbanken, z. B.
  - MEDLINE
    Medline ist die weltweit größte medizinische Datenbank und beinhaltet Literaturhinweise und Abstracts u. a. aus den Bereichen Humanmedizin und Pflege. Freier Zugang zu Medline über PubMed:
    http://www.ncbi.nlm.nih.gov/PubMed/
  - CINAHL
    Große englischsprachige Datenbank mit über zwei Millionen Literaturzitaten aus der Pflege und angrenzenden Gesundheitsbereichen. Für die Pflege ist dies die bedeutendste internationale Literaturdatenbank.
    http://www.cinahl.com
  - Care-Lit
    Datenbank zur Kranken- und Altenpflege sowie zu Krankenhaus- und Heimmanagement. Enthält Angaben zu Fachartikeln aus

MEDLINE
= Medical Literature Online

CINAHL
= Cumulative Index to Nursing and Allied Health Literature

deutschsprachigen Zeitschriften, dazu allgemeine Berichte, Kongressberichte, Firmenberichte usw.
http://www.carelit.de

- Suchmaschinen im Internet

Weitere Möglichkeiten, wie die Sichtung von Literaturangaben in Fachpublikationen und Expertenbefragungen, können zwar nicht für eine gezielte Suche benutzt werden, bringen aber manchmal wichtige oder ergänzende Hinweise und sollten deshalb ebenfalls verwendet werden.

Komponente
(lat.) = Bestandteil eines Ganzen

Synonyme
(griech.) = Worte mit gleicher (oder fast gleicher) Bedeutung. Das Wort „Hilfe" ist z. B. ein Synonym für „Unterstützung"

Um in einer Datenbank die gewünschte Literatur zu finden, müssen Sie zuallererst **Suchbegriffe** finden. Suchbegriffe sind Worte, die den gesuchten Inhalt repräsentieren und mit deren Hilfe man zu den gewünschten Literaturzitaten kommt. Man findet sie, indem man die Frage oder das Thema in einzelne *Komponenten* zerlegt, denen man Begriffe zuordnet. Für eine Suche in Datenbanken muss man meist (auch) die englische Bezeichnung dieser Begriffe verwenden. Außerdem müssen zu den Begriffen weitere Bezeichnungen, d. h. *Synonyme* gesucht werden, auch in den verschiedenen Flexionsformen.

Beispiel

Suche nach geeigneten Begriffen zum Thema „Unterstützung von Angehörigen bei der Pflege von Demenzkranken"

Tabelle 6
Beispielhafte Suche nach geeigneten Suchbegriffen
Kleibel/Mayer 2004, S. 21

deutsch	***englisch***
Komponente „Angehörige"	
Angehörige, Angehöriger, Angehörigen	*relatives*
pflegende Angehörige, pflegender Angehöriger, pflegenden Angehörigen	*Caregiver(s), carer(s), family care-giving, family caregiving, caregiving relative(s)*
Familie	*family, family member(s)*
Tochter	*daughter(s)*
Partner, Ehepartner	*spouse(s)*
Mann, Männer	*male, man, men*
Frau(en)	*woman, women, caregiving wives*
Kinder	*children*
Komponente „Demenz"	
Demenz, Demente(r), Demenzkranke(r), demenzkrank	*dementia, dementias, demented*
Alzheimer	*Alzheimer disease*
Verwirrtheit	*confusion*
Desorientiert(e)(r), Desorientiertheit, Desorientierung	*desoriented*

Die **Suche** selbst wird mittels Suchhilfen und gewählten Suchbegriffen durchgeführt. Die Suchstrategie hängt von der Art der Suchhilfe ab. Vor allem die Bedienung von Fachdatenbanken ist anfangs nicht einfach; es bedarf dazu einiger Kenntnisse und Erfahrung, um zu befriedigenden Suchergebnissen zu kommen. Expertinnen wie Bibliothekarinnen oder rechercheerfahrene Lehrerinnen und Wissenschaftlerinnen können bei der Suchstrategie Hilfestellung geben.

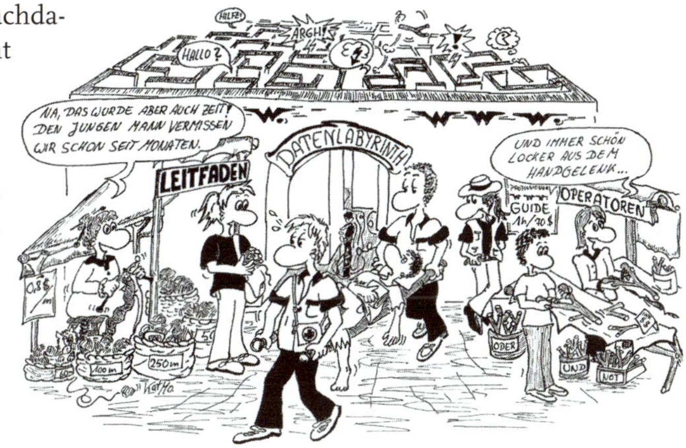

Bei der Suche nach Literatur bedient man sich verschiedener Suchhilfen wie Bibliothekskataloge, Datenbanken oder Suchmaschinen. Die Nutzung mehrerer Suchhilfen ist für eine umfassende Recherche unbedingt notwendig. Passende Suchbegriffe findet man, indem man das Thema in einzelne Komponenten zerlegt und ihnen Begriffe zuordnet.

Kernaussage

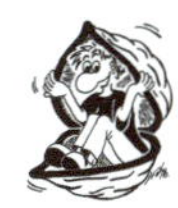

Die **Schnellsuche** ist ein erster möglicher Schritt. Sie dient dazu, rasch etwas über ein Thema zu erfahren. Beim Öffnen einer Datenbank erscheint in der Regel ein Suchformular mit mindestens einer Eingabezeile. Man kann nun aus der Begriffssammlung Wörter auswählen und eingeben, z. B. „Angehörige", „pflegende Angehörige", „Familie" für eine Komponente, „Demenz" und den Unterbegriff „Alzheimer" für die zweite Komponente.

Die Suche kann z. B. durch **Trunkierungen** spezifiziert werden. Unter *Trunkierung* versteht man die Verwendung eines Symbols direkt im Anschluss an einen abgekürzten Suchbegriff. Damit wird das Wortende bei einer Suchanfrage offen gelassen und im Ergebnis der Suchbegriff mit verschiedenen Wortenden zugelassen. Versieht man beispielsweise das Wort „Demenz" mit einer Trunkierung (z. B.: Demenz? oder Demenz*), so werden im Ergebnis auch Wörter wie „Demenzkranke" und „demenzkrank" zugelassen. Mögliche Trunkierungszeichen sind „*" oder „?".

Trunkierung
(engl.) = Verkürzung

Man kann Suchbegriffe auch mit **Operatoren** verknüpfen. Die sogenannten Bool'schen Operatoren stammen aus der mathematischen Logik und verknüpfen bei Datenbankrecherchen verschiedene Suchbegriffe logisch miteinander. Dadurch werden bestimmte Dokumente in

Die Bool'schen Operatoren sind benannt nach dem Mathematiker George Bool.

die Suche einbezogen oder aus ihr ausgeschlossen. Die Verbindung von zwei Suchbegriffen mit dem Operator „UND“ sucht nach Dokumenten, die beide Suchbegriffe enthalten. Der Operator „ODER“ sucht nach Dokumenten, die entweder den einen oder den anderen oder beide Begriffe enthalten. „NOT“ schließt Dokumente mit einem bestimmten Suchbegriff aus.

Man kann aber auch eine Phrasensuche, eine Feldsuche oder eine Suche nach Schlagworten durchführen. Bei der Phrasensuche werden die eingegebenen Worte in der angeführten Reihenfolge gesucht. Die Feldsuche ist eine Suche in einzelnen Feldern wie z. B. in den Feldern „Autor“ oder „Titel“. Schlagworte sind Begriffe, die zentrale Aspekte eines Textes beschreiben. Das Schlagwort kann nicht willkürlich gewählt werden, sondern stammt aus einem standardisierten Schlagwortverzeichnis (einem sogenannten Index oder *Thesaurus*).

Thesaurus

= ein Ordnungssystem von Schlagworten, das systematisch für ein bestimmtes Fach entwickelt wurde

Je nach Erfolg wird die Recherche nun ausgeweitet oder eingegrenzt. Dieser Teil des Suchprozesses funktioniert wie ein kleiner Regelkreis: Ist man bei der ersten Recherche noch nicht erfolgreich, geht man wieder einen Schritt zurück, wählt neue Suchbegriffe oder andere Verknüpfungen und startet die Suche aufs Neue. Ein **Suchprotokoll**, das unbedingt geführt werden sollte, dient zur Dokumentation dieser Prozesse und hilft, den Faden nicht zu verlieren und die Suche auch später noch nachvollziehen zu können.

Kernaussage

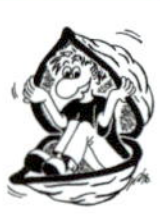

Die Suche kann durch verschiedene Suchstrategien wie die Nutzung von Trunkierungen und Bool'schen Operatoren verfeinert werden. Phrasensuche, Feldsuche oder die Suche nach Schlagworten, die einem Index oder Thesaurus entstammen, sind weitere Möglichkeiten, die Suche zielführend und erfolgreich zu gestalten. Ein Suchprotokoll hilft, die angewendeten Suchstrategien und ihre Ergebnisse nachzuvollziehen.

Die gefundenen Literaturzitate werden dann in eine **Ordnung** gebracht, damit man sich einen Überblick verschaffen und überprüfen kann, ob es noch Lücken in der Recherche gibt. Ordnen kann man nach inhaltlichen Kriterien, nach Autorinnen, Land, Erscheinungsjahr etc.

Schließlich muss man sich die gewünschte Literatur auch **beschaffen**. Selbst im Internetzeitalter ist nicht jede Publikation im Volltext zum Herunterladen verfügbar und muss auf anderen Wegen besorgt werden. Literatur, die in keiner Bibliothek vorhanden oder im Buchhandel nicht erhältlich ist, bekommt man über sogenannte Literaturdienste wie z. B. Subito. Nach einem ersten **Querlesen** wird noch einmal aussortiert, und die brauchbaren Quellen werden ausgewählt.

Subito (http://www.subito-doc.de) ist ein Dokumentenlieferdienst von deutschsprachigen Bibliotheken. Hier können Kopien von Zeitschriftenaufsätzen und Teile von Büchern bestellt werden.

Damit man jederzeit **Zugriff** auf die Informationen aus der Literatur hat, ist es ratsam, sich ein „Gedächtnis“ zu organisieren. Dies kann man mithilfe von Karteikarten oder mittels eines Computerprogramms. Hier wie dort hält man die wichtigsten Inhalte in Stichworten fest und ordnet sie nach Themen.

Kernaussage

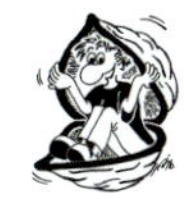

Nach dem Ordnen der Literaturzitate müssen die gewünschten Publikationen über Bibliotheken, den Buchhandel oder Literaturdienste beschafft werden. Das Querlesen dient der letzten Auswahl. Die Anfertigung eines Karteikartensystems hilft, gelesene Texte wiederzufinden und Inhalte zuzuordnen.

5.1.3 Vertiefung des Lernstoffes

Zum Wiederholen

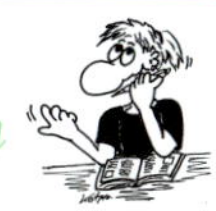

- Suchhilfe
- Bibliothekskatalog
- Datenbank
- Literaturzitat
- Schlagwort
- Thesaurus
- Bool'sche Operatoren
- Trunkierung
- Phrasensuche
- Feldsuche

Zum Üben

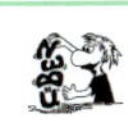

1. Lernen Sie Bibliotheken kennen!
   Gehen Sie in eine größere Bibliothek mit einem gesundheitsbezogenen Schwerpunkt oder suchen Sie eine solche online auf (z. B. eine Universitätsbibliothek). Suchen Sie dann nach folgenden Informationen:
   a) Welche Sammelschwerpunkte hat die Bibliothek?
   b) Welche Medien bietet die Bibliothek an? (Bücher, Zeitschriftenabonnements, Datenbanken, elektronische Zeitschriften etc.)
   c) Was bietet die Bibliothek für die Pflege? (Suchen Sie im Bibliothekskatalog den Schlagwortindex und finden Sie heraus, wie oft die Schlagworte – und somit die Themen – „Pflege“ und „Krankenpflege“ im Katalog vorkommen.)
   d) Welcher Art sind die Benutzungsmodalitäten der Bibliothek?
      - Öffnungszeiten des Lesesaales (der Lesesäle)
      - Ist eine Entlehnung der Medien möglich oder handelt es sich um eine Präsenzbibliothek? Wenn eine Entlehnung möglich ist: Wie sind die Entlehnbedingungen (wer ist ent-

lehnberechtigt, Entlehnfrist etc.)? Welche Dokumente müssen Sie vorweisen, wenn Sie eine Entlehnberechtigung ausstellen lassen wollen und wann können Sie diese lösen?

2. Überlegen Sie sich, in welche Komponenten das Thema „Anwendung von Aromaölen zur Verminderung von Angst, Schmerz und zur Entspannung" zerlegt werden kann. Suchen Sie in einer Fachdatenbank oder in einem Bibliothekskatalog geeignete Suchbegriffe (sowohl in Englisch als auch in Deutsch) zu jeder Komponente. Wenn Sie ganz mutig sind, dann starten Sie auch gleich eine Suche in einer Fachdatenbank, die Ihnen zur Verfügung steht. Beraten Sie sich dabei aber mit Ihrer Lehrerin, das kann Ihnen viel Zeit sparen!

Zum Nachlesen

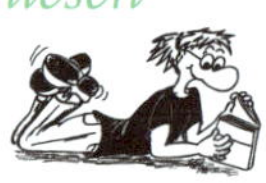

Kleibel Veronika, Mayer Hanna: Literaturrecherche für Gesundheitsberufe. Facultas, Wien 2004 (152 Seiten)

Wenn Sie mit einer Fachdatenbank wie z. B. MEDLINE arbeiten wollen, dann finden Sie in diesem Manual eine kompakte Einführung. Im ersten Teil lernen Sie die Schritte der Literatursuche, diverse Suchhilfen und Suchstrategien genauer kennen. Im zweiten Teil können Sie anhand praktischer Beispiele die Suche in Fachdatenbanken (speziell in der MEDLINE) nachvollziehen. Darüber hinaus finden Sie im dritten Teil Qualitäts- und Beurteilungskriterien von Literatur und gesundheitsbezogenen Websites.

5.2 Forschungsarbeiten lesen

Lernziel

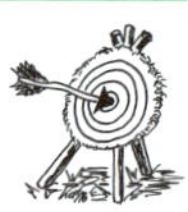

Warum ist es wichtig, dass Sie sich mit diesem Abschnitt auseinandersetzen?

Damit Sie ...

... wissen, wie publizierte Forschungsarbeiten aufgebaut sind;

... eine Forschungsarbeit systematisch (z. B. nach dem EMED-Format) zusammenfassen können;

... eine Forschungsarbeit anhand von einfachen Fragen einer kritischen Betrachtung unterziehen können.

Um eine Forschungsarbeit wirklich kritisch beurteilen zu können, braucht man umfangreiches Wissen über Forschung – mehr, als im Rahmen der Grundausbildung vermittelt werden kann. Hier geht es zunächst um die ersten Schritte, nämlich das verstehende Lesen einer Forschungsarbeit und die erste kritische Betrachtung.

Die Publikation einer Forschungsarbeit beinhaltet normalerweise fünf Schwerpunkte:

- **Einleitung**
- **theoretischer Teil**
- **Methodologie**
- **Ergebnisdarstellung**
- **Diskussion**

In der Einleitung werden die Ausgangslage bzw. die Problemstellung, die Forschungsfrage(n) (bei quantitativen und vor allem experimentellen Untersuchungen: die Hypothesen) und die Ziele der Arbeit geschildert. Im theoretischen Teil wird kurz der theoretische Hintergrund beschrieben. (Dieser Teil wird in vielen Forschungsartikeln aus Platzgründen stark gekürzt dargestellt oder sogar weggelassen.) Der Methodenteil dient dazu, die Vorgangsweise bei der Arbeit nachvollziehbar zu machen. Hier sollten die Methode der Datenerhebung und -auswertung, die Vorgangsweise bei der Erhebung der Daten und die Stichprobe geschildert werden. In den letzten beiden Abschnitten werden die Ergebnisse dargestellt, diskutiert und schließlich Schlussfolgerungen aus ihnen gezogen. Eine Zusammenfassung bildet meist das Ende eines Forschungsartikels.

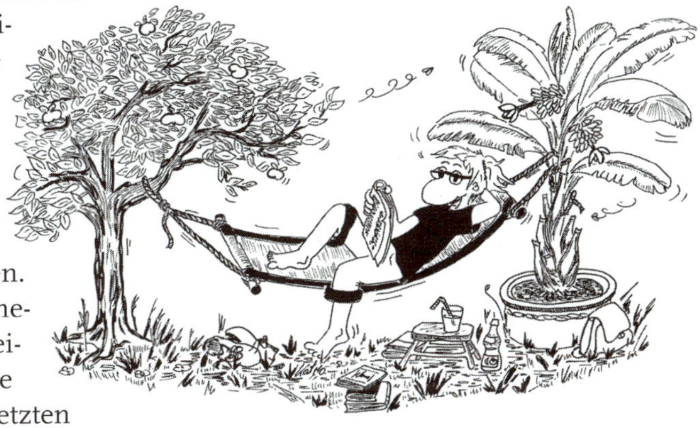

Wenn Sie eine Forschungsarbeit verstehen und ihre Ergebnisse weiter nutzen wollen, so sollten Sie eine Zusammenfassung erstellen. Diese können Sie nach dem EMED-Format (EMED = **E**inleitung – **M**ethoden – **E**rgebnisse – **D**iskussion) durchführen:

- **Einleitung** (Warum haben die Autorinnen diese Fragestellung gewählt?)
  - Wer ist die Autorin der Studie?
  - Was war das Problem, der Anstoß zu dieser Studie?
  - Welches Ziel wurde mit der Studie verfolgt?
  - Wie lautet (lauten) die Forschungsfrage(n), die Hypothese(n)?
- **Methoden** (Wie wurde die Fragestellung bearbeitet?)
  - Welcher Forschungsansatz wurde gewählt?
  - Welches Design wurde gewählt?
  - Mit welchen Methoden wurden die Daten erhoben?
  - Wer wurde beforscht (Stichprobe)?
  - Wie wurden die Teilnehmerinnen rekrutiert (Stichprobengewinnung)?
  - Mit welchen Methoden wurden die Daten ausgewertet?

- **Ergebnisse** (Was wurde gefunden?)
- **Diskussion** (Was bedeuten die Ergebnisse?)

vgl. Greenhalgh 2000, S. 55

Leider ist nicht überall, wo „Forschung draufsteht", „Wissenschaft drin", d. h. nicht alles, was publiziert wird, ist von hoher Qualität. Die Frage, die man sich beim Lesen einer Forschungsarbeit immer stellen muss, ist: **„Wie viel Vertrauen kann ich in diesen Forschungsbericht haben**? Wie ist seine wissenschaftliche Qualität?" Diese Frage zu beantworten, d. h. die kritische Beurteilung von wissenschaftlichen Arbeiten, setzt gute Kenntnisse über Wissenschaft und Forschung voraus. Sie können jedoch mithilfe einiger erster Fragen, die Sie an die inhaltliche Qualität einer Forschungsarbeit richten, bereits einen ersten kritischen Blick darauf werfen. Folgende Fragen zur wissenschaftlichen Qualität einer Untersuchung können Ihnen dabei helfen:

- Bildet der Forschungsbericht ein Ganzes (Sind die Zusammenhänge logisch?) und erscheint er sinnvoll?
- Erscheinen die zugrunde liegenden theoretischen Betrachtungen sinnvoll?
  - Ist die Untersuchung sorgfältig begründet?
  - Besteht ein Zusammenhang zwischen der Begründung und den Fragen, auf die eine Antwort gesucht wurde?
  - Ist der theoretische Hintergrund, auf dem die Studie (bzw. die Frage) aufbaut, verständlich und nachvollziehbar erklärt?
- Besteht ein logischer Zusammenhang zwischen der benutzten Methode und den gestellten Fragen?
- Ist der Gang der Studie nachvollziehbar?
- Beantwortet die Forscherin die Fragen, die sie stellt?

vgl. Kirkevold 2002, S. 126 ff.

Weiters sind natürlich auch die wissenschaftlichen Gütekriterien (vgl. Kap. 3.1.4) und deren Nachvollziehbarkeit in der Forschungsarbeit eine wichtige Hilfe bei der Beurteilung der wissenschaftlichen Qualität. Vergessen Sie dabei aber nicht, dass quantitative und qualitative Arbeiten nach unterschiedlichen Gesichtspunkten betrachtet und bewertet werden müssen. Sie vergleichen sonst Äpfel mit Bananen – denken Sie an den Obstsalat (siehe S. 81)!

Kritisches Lesen von Forschungsarbeiten ist wichtig, wenn man seine Praxis auf seriösem Wissen aufbauen will. Dabei ist sicher Vorsicht geboten, jedoch auch Toleranz vonnöten: denn keine Forschungsarbeit ist immer in allen Punkten perfekt (vor allem, wenn bei Publikationen in Zeitschriften durch Kürzungen Abstriche gemacht werden müssen). Das muss aber noch lange nicht bedeuten, dass die Studie schlecht oder nicht aussagekräftig ist. Man kann im Gegenteil gerade dann, wenn man kritisch liest – sich also die Stärken und Schwächen einer Studie vor Augen hält –, fast jeder Arbeit etwas abgewinnen bzw. aus jeder Untersuchung Erkenntnisse oder Nutzen ziehen.

5.3 Forschungsergebnisse nutzen

Lernziel

Warum ist es wichtig, dass Sie sich mit diesem Abschnitt auseinandersetzen?

Damit Sie …

… die Begriffe Forschungsanwendung (Research Utilisation), RBN und EBN kennen;

… die Anwendung von Forschungsergebnissen als Teil Ihrer zukünftigen Aufgaben und Verantwortung ansehen;

… Forschungsanwendung als Prozess verstehen, dessen einzelne Schritte Sie kennen;

… Hindernisse bei der Umsetzung von Forschungsergebnissen in die Praxis und Strategien zu ihrer Überwindung kennen.

Wenn Pflegeforschung dazu beitragen soll, die Praxis weiterzuentwickeln und die Qualität des pflegerischen Handelns zu verbessern, kann dies nur geschehen, wenn die Ergebnisse von Forschungsarbeiten Einzug in die Praxis halten. Dies ist aber der Punkt, an dem nicht mehr in erster Linie die „Produzentinnen" der Forschungsergebnisse, nämlich die Forscherinnen, sondern auch die Praktikerinnen aktiv werden müssen. Seitens der Forscherinnen besteht die Verpflichtung, den Praktikerinnen ihre Forschungsergebnisse zugänglich zu machen, d. h. sie zu publizieren – und zwar in einer Art und Weise, die es auch Nicht-Wissenschaftlerinnen ermöglicht, die Ergebnisse zu verstehen. Die Praktikerinnen haben nun die Aufgabe, dieses Wissen in ihre tägliche Arbeit einzugliedern. Man kann in diesem Zusammenhang sogar von einer Verpflichtung gegenüber den Konsumentinnen (das sind in diesem Fall die Patientinnen) sprechen, ihr Tun und ihre pflegerischen Entscheidungen auf wissenschaftliche Erkenntnisse aufzubauen.

Kernaussage

> Forschungsanwendung heißt, eine wissenschaftlich fundierte, durch Forschungsergebnisse gestützte Erkenntnis systematisch in die Praxis zu integrieren. Ziel dabei ist eine Praxis, die sich an Forschung orientiert.

Es ist aber durchaus eine Fehlannahme, zu glauben, allein weil Forschungsarbeiten durchgeführt werden und Ergebnisse vorliegen, würden diese in die Praxis integriert (eingegliedert) und dort umgesetzt. Es ist im Gegenteil relativ schwierig, dies zu erreichen. Ob Forschungsergebnisse in die Praxis Eingang finden, kann jedoch nicht dem Zufall oder dem Engagement von Einzelpersonen überlassen werden. Um die Berücksichtigung von Forschungsergebnissen voranzutreiben, braucht man daher eine systematische Planung sowie Strategien.

5.3.1 Forschungsanwendung als Prozess

Das Anwenden von Forschungsergebnissen wird auch als Forschungsanwendung („Research Utilisation") bezeichnet; dies darf nicht verwechselt werden mit dem Anwenden von Forschungsmethoden, dem Durchführen von Forschung.

Nancy Burns und Susan Grove bezeichnen Forschungsanwendung als Prozess der Verbreitung und des Gebrauchs von Wissen, das durch Forschung gewonnen wurde, um eine Neuerung oder Veränderung in der Praxis zu bewirken (vgl. Burns/Grove 2005, S. 506). Dieser Prozess beinhaltet, vereinfacht gesehen, drei Schwerpunkte, nämlich das Lesen, das kritische Bewerten des Gelesenen und das Umsetzen des neuen Wissens in die Pflegepraxis.

In der Praxis gestaltet sich dieser Prozess aber weitaus komplizierter. Er kann anhand der folgenden fünf Phasen dargestellt werden (siehe Abb. 18).

Abbildung 18
Der Prozess der Forschungsanwendung

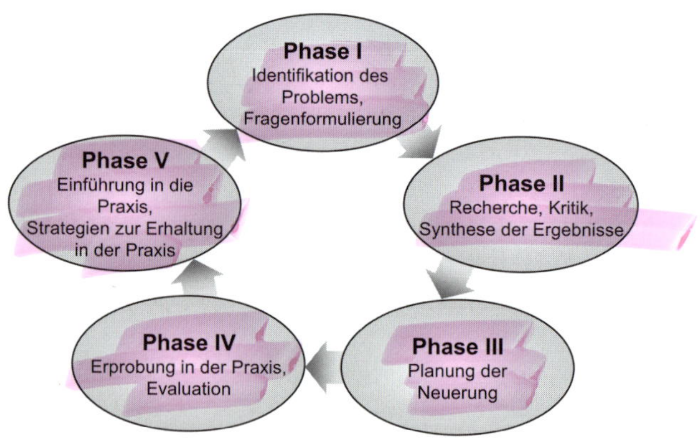

Diese Frage wird auch als „klinische Frage" bezeichnet.

Ausgangspunkt (**Phase 1**) kann ein **Problem** sein, das sich in der Praxis stellt und für das man eine Lösung sucht. Um bei der Suche nach geeigneten Forschungsarbeiten gezielt vorgehen zu können – bzw. um sich klar zu werden, was genau das Problem ist und was man wissen möchte –, muss man hier, genau wie beim Forschungsprozess, eine **Frage** formulieren.

In **Phase 2** erfolgt die **Recherche** der zu dem Problem oder der Frage vorliegenden Forschungsarbeiten (siehe Kap. 5.1). Diese müssen, ehe ihre Ergebnisse in die Praxis umgesetzt werden, einer kritischen Analyse unterzogen werden (siehe Kap. 5.2). Die Analyse bezieht sich in erster Linie auf die wissenschaftliche Qualität der Forschungsarbeiten. Neben der wissenschaftlichen Qualität einer Studie ist jedoch auch ihre klinische Relevanz von Bedeutung. Diese kann man anhand folgender Fragen beurteilen:

- Welches Problem wird untersucht? Ist es ein Problem, das Sie aus der Praxis kennen?
- Kann Ihnen die Forschungsarbeit bei einer der folgenden Entscheidungen helfen:
  - Bestimmung geeigneter Beobachtungen, um gewisse Patientenprobleme zu erkennen oder zu entkräften;
  - Bestimmung des Ausmaßes, in dem die Patientin gefährdet ist, gewisse Probleme oder Komplikationen zu bekommen;
  - Bestimmung der Maßnahmen, die mit der größten Wahrscheinlichkeit das gewünschte Resultat bringen oder die Möglichkeit von Komplikationen reduzieren.
- Wurde bei der Untersuchung eine bestimmte Intervention erprobt? Kann diese eventuell in der Praxis genutzt werden?
- Kamen im Rahmen der Forschung bestimmte Instrumente zum Einsatz? Können diese im klinischen Alltag von Nutzen sein?
- Untermauert die Untersuchung eine Theorie, die sich für die Anleitung in der Praxis eignet?

vgl. Tanner 1987, zit. nach Kirkevold 2002, S. 123 ff.

Findet man mehrere Forschungsarbeiten zu dem interessierenden Thema, so müssen die Ergebnisse zusammengefasst (synthetisiert) werden.

Phase 3 ist die **Planungsphase**. Sie beginnt mit der Ermittlung des *Implementationspotenzials* der Studienergebnisse. Dieses bezieht sich u. a. auf:

- die Übertragbarkeit der Ergebnisse (auf die eigene Situation in der Praxis);
  - Ähnlichkeit der Stichprobenmerkmale mit der eigenen Patientengruppe;
  - Ähnlichkeit der Studienumgebung mit der eigenen Arbeitsumgebung;
- die Machbarkeit der Implementierung;
  - potenzielle Risiken für Patientinnen, Personal und Organisation;
  - Bereitschaft zur Veränderung unter denjenigen, die in der Praxis daran beteiligt wären;
  - spezifische Gegebenheiten der Praxis;
  - Anforderung an und Verfügbarkeit von Ressourcen;
- das Kosten-Nutzen-Verhältnis.

implementieren

(lat.) = einführen, einsetzen, einbauen

Potenzial

(lat.) = Leistungsfähigkeit, Möglichkeit

Implementationspotenzial

= die Möglichkeit, eine Maßnahme (in die Praxis) einzubauen

Entscheidet man sich für eine Implementierung, so wird ihre Durchführung festgelegt.

Daran schließt sich **Phase 4**, die Phase der **Erprobung der Neuerung im Praxisfeld**, an. Neben der Überprüfung, ob man mit der Neuerung die gewünschten Ziele erreichen konnte, sind auch Vor- und Nachteile zu evaluieren (zu bewerten). Dabei muss bedacht werden, dass hier die Sichtweise der Patientin gegebenenfalls von großer Bedeutung ist und bei einer Evaluation berücksichtigt werden sollte.

Innovation
(lat.) = (Er-)Neuerung

Phase 5 setzt ein, wenn man sich für eine **Übernahme der Neuerung in die Praxis** entscheidet. Hier gilt es, Strategien zu entwickeln, um die Neuerung auch auf anderen Stationen oder in anderen Bereichen einzuführen. Da es nicht selbstverständlich ist, dass Neuerungen im Alltag erhalten bleiben, muss man auch Maßnahmen überlegen, die garantieren, dass die *Innovationen* aus dem Arbeitsalltag nicht wieder „verschwinden".

Danach kann man sich dem nächsten Problem, der nächsten Frage zuwenden, und der Prozess beginnt von Neuem.

Kernaussage

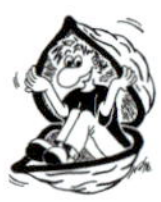

Forschungsanwendung ist der Prozess von Verbreitung und Gebrauch desjenigen Wissens, das durch Forschung gewonnen wurde, um eine Veränderung in der Praxis zu bewirken. Forschungsanwendung geht in fünf Phasen vor sich: 1. Wahrnehmung eines Problems, 2. Recherche der dazu existierenden Forschungsarbeiten, 3. Überprüfung, ob die in der Literatur gefundene Maßnahme implementiert werden kann und Planung der Durchführung, 4. Erprobung der Neuerung und 5. Übernahme in die Praxis.

Evidence
(engl.) = Beweis. Das englische Wort „evidence" kann daher nicht mit dem deutschen Wort Evidenz (= Deutlichkeit, Klarheit, Offensichtlichkeit) gleichgesetzt oder übersetzt werden, obwohl dies sehr häufig geschieht.

5.3.2 Evidence-based Nursing (EBN)

Evidence-based Nursing ist ein heute viel gebrauchter Begriff. EBN hat mit Forschungsanwendung zu tun, bedeutet aber doch nicht ganz dasselbe. Die Wurzeln von EBN liegen in der Medizin, wo Evidence-based Medicine (EBM) heute ein wichtiges Thema geworden ist. EBM bedeutet, dass man vorhandene Beweise prüft und bewusst abwägt, um zu entscheiden, wie man eine bestimmte Patientin behandelt (vgl. Greenhalgh 2000).

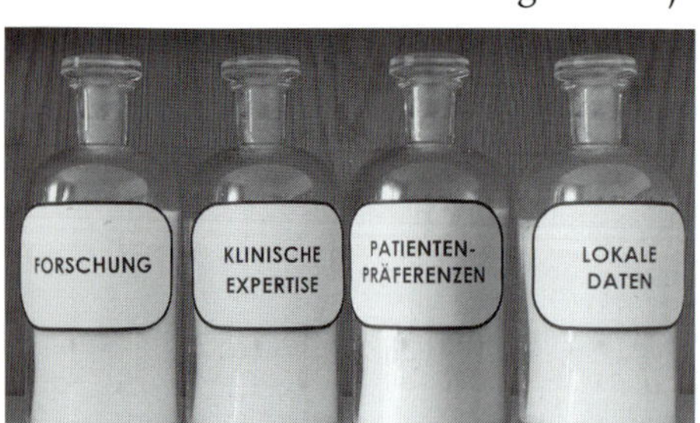

Abbildung 19
Evidence-based Nursing: Ingredienzien
Mit freundlicher Genehmigung des Krankenhauses Rudolfinerhaus, Wien

In der Pflege, die das Konzept des EBM übernommen hat, bedeutet EBN den gewissenhaften Gebrauch der gegenwärtig besten Beweislage aus der Forschung. Darüber hinaus wird EBN (Evidence-based Nursing) oder EBP (Evidence-based Practice; beweisbasierte Praxis) auch als **Problemlösungsprozess** beschrieben. Hier liegt bereits einer der Unterschiede zum Forschungsanwendungsprozess. In jüngster Zeit ist man dazu übergegangen, zusätzlich auch die **klinische Expertise** und die **Patientenperspektive** miteinzubeziehen. Joanne Rycroft-Malone geht sogar einen Schritt weiter und nimmt auch die Umgebung (den **Kontext**) als einen Einflussfaktor auf Evidence-based Nursing hinzu.

In ihrer Konzeption sind die vier Quellen einer beweisbasierten Praxis:

- Forschung (research evidence; wissenschaftliche Beweise)
- professionelles Wissen und klinische Erfahrung
- die Erfahrung der Patientin und ihre Präferenzen
- Kontext und Umgebung

Rycroft-Malone 2004, S. 87

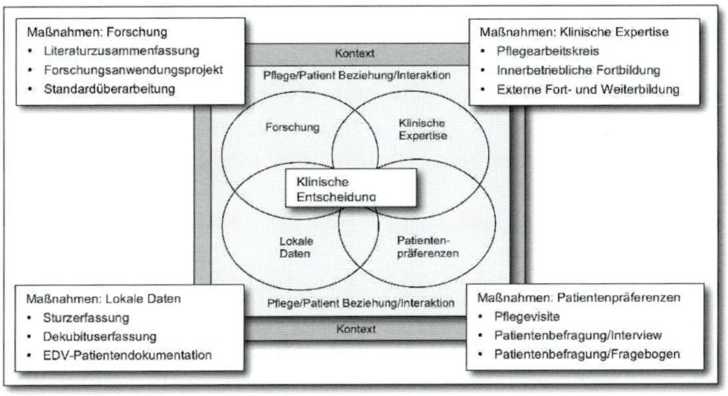

Abbildung 20
EBN – was bedeutet das?
Smoliner 2008, S. 42

Unter Berücksichtigung dieser Quellen kann es zu einer klaren Entscheidungsfindung kommen. Auf diesen Voraussetzungen aufbauend, definieren Behrens und Langer EBN folgendermaßen:

„Evidence-based Nursing and Caring (EBN) ist eine Pflegepraxis, die pflegerische Entscheidungen auf wissenschaftlich geprüfte Erfahrungen Dritter (‚externe Evidence') und die individuellen Bedürfnisse und Erfahrungen der Pflegebedürftigen und Pflegenden (‚interne Evidence') stützt. Sie tut dies aus Respekt vor der Einzigartigkeit des Pflegebedürftigen und schließt die Unterstützung, Förderung und Sorge für pflegebedürftige Menschen (Caring) mit ein."

Behrens/Langer 2006, Umschlag

Beispiel zu EBN

Preiselbeersaft zur Prävention von Infektionen bei Blasenverweilkathetern. Ein Projekt zur Praxisentwicklung im Rahmen von Evidence-based Nursing im Rudolfinerhaus

Ausgangspunkt des Projekts war das über die Medien verbreitete Wissen, dass Preiselbeer-/Cranberrysaft helfe, einer Infektion der Harnwege vorzubeugen. Nach einer Literaturrecherche und -bearbeitung wurde der hausinterne Standard zur Pflege bei Blasenverweilkathetern ergänzt: Basierend auf den aktuellen Forschungsergebnissen wurden Patientinnen mit Blasenverweilkathetern – sie gelten als Hochrisikogruppe für Harnwegsinfektionen – Preiselbeer-/Cranberrysaft angeboten. Dieser Standard wurde im Zeitraum Februar 2006 bis Dezember 2007 konsequent umgesetzt. Die erhobenen Befunde dieser Patientengruppe (Interventionsgruppe) wurden mit Daten aus der Pflegedokumentation früherer Jahre – und zwar von allen Patientinnen im Zeitraum Jänner 2005 bis Dezember 2005, bei denen ein Blasenverweilkatheter dokumentiert war (= Kontrollgruppe) – verglichen. Die Ergebnisse der Evaluation zeigten, dass die positiven Uricultbefunde (≥ 10) der Patientinnen mit Blasenverweilkathetern im Jahr 2006 im Vergleich zu 2005 um 16 % reduziert werden konnten (dieser Unterschied erwies sich auch als statistisch signifikant). Die Patientinnen nahmen diese Maßnahme auch sehr positiv an. Das Ergebnis dieses Projekts zeigt, dass durch gezielte und begründete Wahl von pflegerischen Maßnahmen ein nachweisbarer Nutzen für die Patientinnen bewirkt werden kann.

Smoliner 2009

Kernaussage

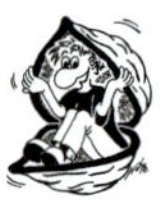

Die Wurzeln von EBN (EBP) liegen in der Medizin (Evidence-based Medicine – EBM). EBN (EBP) ist ein Problemlösungsprozess in der klinischen Pflege. In ihm vereinigt sich der gewissenhafte Gebrauch der gegenwärtig besten Beweislage aus der Forschung mit der klinischen Expertise der Pflegenden und der Patientenperspektive unter Berücksichtigung des Kontextes.

5.3.3 Anwendung von Forschungsergebnissen – Grenzen und Möglichkeiten

Wenn Forschung mittlerweile als wichtiger Teil des Pflegeberufs akzeptiert wird, wenn man die Notwendigkeit einer „forschungsbasierten" Praxis nicht mehr infrage stellt und bereits anerkannte Modelle für Forschungsanwendung oder EBN vorliegen, so bleibt doch die Frage offen, warum Forschung so wenig genutzt wird. Vor diesem Problem stehen aber nicht nur Länder, in denen die Pflege eine junge Forschungstradition hat. Die Gründe, weshalb Forschungsergebnisse nicht angewendet werden, sind sehr vielschichtig.

Hindernisse bei der Anwendung von Forschung können

- **persönlich** und **beruflich** bedingt sein (z. B. Mangel an Vertrauen in die Wissenschaft, Festhalten an tradiertem Wissen oder Widerstand gegen die Theorie und gegen das Lesen);
- **ausbildungsbedingt** sein (z. B. kein Grundlagenwissen über Forschung, keine Kenntnisse über Literaturrecherche und über die

Nutzung von Datenbanken oder keine bzw. mangelhafte Englischkenntnisse);

- ihren Ursprung im **Umfeld der Pflege** haben, also kontextbedingt sein (z. B. kein Zugang zu Literatur und Datenbanken, fehlende Mittel, zu wenig Entscheidungskompetenz der Pflegenden oder fehlende Unterstützung seitens der Vorgesetzten);

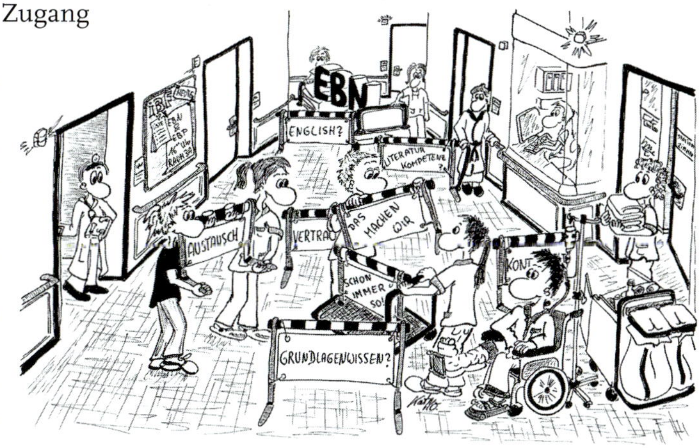

- in der **Forschungsmethodik** liegen (Probleme, die Ergebnisse auf das jeweilige Umfeld der Pflegenden zu übertragen, z. B. aufgrund mangelnder methodischer Qualität oder zu geringer Stichprobengrößen);
- in **kommunikationsbedingten Hemmnissen** zwischen Forscherinnen und Praktikerinnen liegen (wie z. B. in der Tatsache, dass Ergebnisse hauptsächlich in Forscherkreisen ausgetauscht werden, dass zu wenig verständliche Studien in Fachzeitschriften veröffentlicht werden oder dass die Zeitdifferenz zwischen der Durchführung einer Studie und ihrer Veröffentlichung zu groß ist).

Kernaussage

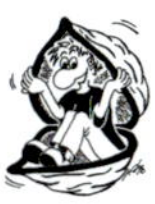

Forschungsergebnisse finden nur zu einem geringen Teil Anwendung in der Pflegepraxis. Hindernisse für die Anwendung von Forschung können 1. persönlich (beruflich) oder 2. ausbildungsbedingt sein, 3. dem Umfeld der Pflege entspringen, 4. in der Forschungsmethodik liegen oder 5. kommunikationsbedingt sein.

Es ist sicher unrealistisch, anzunehmen, dass alle Barrieren, die der Forschungsanwendung entgegenstehen, abgebaut werden können. Dennoch ist es von großer Wichtigkeit, Strategien zu überlegen, wie man diese Barrieren aus dem Weg räumen kann, welche davon schneller und welche langfristiger. Solche Überlegungen sind auch wichtig, um deutlich zu machen, dass alle Gruppen – die einzelnen Pflegenden, die Pflegelehrerinnen, die Managerinnen und die Forscherinnen – den klaren Auftrag haben, für Forschungsanwendung zu sorgen, und dass Verantwortung weder nur individuell zu sehen ist noch ausschließlich institutionell noch einzig aufseiten der Forscherinnen.

5.3.4 Vertiefung des Lernstoffs

Zum Wiederholen

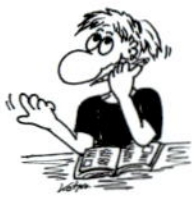

- Forschungsanwendung
- Forschungsanwendungsprozess
- Evidence-based Nursing (EBN)
- Evidence-based Practice (EBP)

Zum Üben

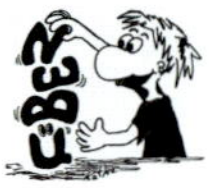

1. Suchen Sie sich eine beliebige Forschungsarbeit aus einer wissenschaftlichen Zeitschrift heraus. Lesen Sie die Forschungsarbeit und erstellen Sie nach dem EMED-Format eine Zusammenfassung. Legen Sie diese dann einer Kollegin vor und diskutieren Sie, welche Informationen ihr fehlen, um die Hauptaussage der Studie zu verstehen.
2. Recherchieren Sie in der Pflegepraxis, welche Gründe es dafür gibt, dass Forschungsergebnisse nicht genutzt werden. Sie können dazu in Absprache mit Ihrer Lehrerin erfahrene Kolleginnen aus der Praxis befragen. Listen Sie alle Hemmnisse auf und versuchen Sie dann in der Gruppe (oder mit einer Kollegin), diese Hindernisse nach „schwer überwindbaren“, „mittelmäßig überwindbaren“ und „leicht überwindbaren“ zu ordnen. Überlegen Sie dann, wie man die Hindernisse abbauen könnte, und beginnen Sie mit jenen, die Sie in die Kategorie „leicht zu überwinden“ eingeordnet haben.

Zum Nachlesen

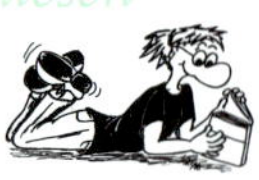

Behrens Johann, Langer Gero: Evidence-Based Nursing and Caring. Methoden und Ethik der Pflegepraxis und Versorgungsforschung. Huber, Bern 2010 (379 Seiten)

Haben Sie Lust bekommen, sich mehr mit dem Thema EBN auseinanderzusetzen? Dann könnten Sie sich in dieses Buch vertiefen. Hier werden Grundlage und Vorgangsweise von EBN geschildert. Von einem einführenden Kapitel über die Literatursuche bis zu verschiedenen Möglichkeiten der Veränderung der Pflegepraxis spannt sich der thematische Bogen der Publikation. Besonders ausführlich wird auf die kritische Beurteilung von Studien eingegangen; verschiedene Designs und statistische Auswertungen werden unter dem Blickwinkel des Lesens und Verstehens dargestellt und erklärt.

Verzeichnis wichtiger Fachbegriffe

Abhängige Variable (dependent variable)

= die in der Forschung (speziell in Experimenten) gemessene Reaktion, von der man annimmt, dass sie durch die unabhängige Variable verändert wurde.

Aktionsforschung (action research)

= eine Methode oder ein Forschungsdesign, bei dem gleichzeitig Forschung und Problemlösung stattfinden. Die Zusammenarbeit zwischen Forscherinnen und Beforschten ist dabei ein zentrales Element.

Angewandte Forschung (applied research)

= Forschung, die die Lösung bestimmter praktischer Anliegen zum Ziel hat.

Arithmetisches Mittel (mean)

siehe Mittelwert.

Beobachtung (observation)

= eine Methode der Datenerhebung, bei der eine oder mehrere Beobachterinnen das Verhalten, das untersucht werden soll, überwachen und aufzeichnen.

Datenauswertungen, interpretativ-explikative

siehe Interpretativ-explikative Datenauswertungen.

Datenauswertungen, interpretativ-reduktive

siehe Interpretativ-reduktive Datenauswertungen.

Datensättigung (saturation)

= ein Leitprinzip, das Orientierung für den Umfang von Stichproben in der qualitativen Forschung gibt. Man spricht von Datensättigung, wenn durch weitere Datenerhebungen keine neuen Informationen mehr gewonnen werden können.

Deduktion, deduktiv (deduction)

= das Ableiten des Besonderen aus dem Allgemeinen; ausgehend von theoretischen Ansätzen werden Prognosen (Hypothesen) abgeleitet, die dann empirisch geprüft werden.

Design (design)

siehe Forschungsdesign.

Deskriptive Forschung (descriptive studies)

= beschreibende Forschung mit dem Ziel, Phänomene, Verhaltensweisen, Ist-Zustände etc. möglichst vollständig zu beschreiben und zu analysieren, um zu neuen Erkenntnissen zu gelangen.

Dokumentenanalyse

= eine Methode der Datenerhebung, um Material, das nicht eigens zu Forschungszwecken geschaffen wurde, wissenschaftlich auszuwerten.

Doppelblindstudien (double blind studies)

= Studien, bei denen sowohl Forscherin als auch Probandinnen verblindet werden (siehe Verblindung).

EBN

siehe Evidence-based Nursing.

EBP

siehe Evidence-based Practice.

Einfache Zufallserhebungen (simple probability sampling)

= eine Form der Zufallsstichprobenbildung. Dabei wird zuerst der Stichprobenrahmen festgelegt (Liste der Populationselemente), dann wird die Liste durchnummeriert, und die Stichprobenelemente werden mittels einer Tabelle mit Zufallszahlen oder mittels PC bestimmt.

Empirisch (empiric)

= auf (sinnlicher) Erfahrung beruhend.

Empirische Forschung (empirical research)

= auf Erfahrung beruhende Forschung. Erfahrung bedeutet hier die nach wissenschaftlichen Regeln erfolgende Datenerhebung jeglicher Art (qualitativ, quantitativ, Beobachtung, Befragung, Textanalyse in jedem denkbaren Forschungsdesign) und bildet eine Abgrenzung gegenüber Forschung ohne Datenerhebung, z. B. in der Philosophie.

Erhebung, gezielte

siehe Gezielte Erhebung.

Ethik (ethics)

= ein Teilgebiet der Philosophie. Sie ist die wissenschaftliche Betrachtung moralischer und sittlicher Fragen, wobei Moral sich auf den Handlungsaspekt der Sittlichkeit bezieht.

Ethikkommission (institutional review boards [IRBs])

= Expertengremium, das sich mit Fragen zur Wahrung der Menschenwürde und Menschenrechte in speziellen Fragestellungen (z. B. für Forschungsstudien) beschäftigt.

Ethnografie (ethnography)

= eine spezielle Form der qualitativen Forschung, deren zentrales Anliegen es ist, die Lebenswelt anderer Menschen aus ihrer Sichtweise zu verstehen; es geht dabei um die Beschreibung fremder „Kulturen" oder kultureller Gruppen.

Evaluationsforschung (evaluation research)
= die Anwendung wissenschaftlicher Forschungsmethoden und -verfahren zur Bewertung von Programmen, Arbeitsmethoden, Behandlungen, Dienstanweisungen etc.

Evidenz (evidence)
= Evidenz im Deutschen bedeutet eigentlich Offensichtlichkeit. Im Zusammenhang mit Evidence-based Nursing wird der englische Begriff „evidence" häufig mit „Evidenz" übersetzt und soll dann „wissenschaftlicher Nachweis", „wissenschaftlicher Beleg" bedeuten.

Evidence-based Nursing, EBN
= Konzept zur Nutzung der derzeit besten wissenschaftlich belegten Erfahrungen Dritter als Grundlage für Praxisentscheidungen in der individuellen Pflegesituation.

Evidence-based Practice, EBP
= „beweisbasierte Praxis" (siehe auch EBN).

Experimentelle Forschung (experimental research)
= eine bestimmte Untersuchungsanordnung zur Erforschung von Ursache- und Wirkungszusammenhängen. Es wird dabei untersucht, inwieweit eine Variable (ein Faktor) eine Situation, einen Zustand oder ein Verhalten beeinflusst, indem man zwei (oder mehrere) Gruppen aus einer Population miteinander vergleicht. Dabei wird eine Gruppe (Versuchsgruppe) einer Veränderung unterzogen; die andere Gruppe, bei der nichts verändert wird, dient zum Vergleich (Kontrollgruppe).

Feldbeobachtung (fieldwork)
= Beobachtung in der natürlichen Umgebung der Beobachteten.

Forschung (research)
= die Anwendung wissenschaftlicher Methoden, um zu neuer Erkenntnis zu gelangen.

Forschung, angewandte
siehe Angewandte Forschung.

Forschung, deskriptive
siehe Deskriptive Forschung.

Forschung, empirische
siehe Empirische Forschung.

Forschung, experimentelle
siehe Experimentelle Forschung.

Forschungsanwendung (research utilisation)
= der Prozess der Verbreitung und des Gebrauchs von Wissen, das durch Forschung gewonnen wurde, um eine Neuerung oder Veränderung in der Praxis zu bewirken.

Forschungsdesign (research design)
= die Untersuchungsanordnung, die das Vorgehen bei der Forschungsarbeit bestimmt.

Forschungsfrage (research question)
= die ausdrückliche Frage nach einem bestimmten wissenschaftlichen Problem. Dieses soll infrage gestellt, untersucht und analysiert werden, sodass neue, nützliche Informationen erzielt werden können.

Forschungsprozess (research process)
= die Bezeichnung für den Ablauf einer Forschungsarbeit.

Gelegenheitsstichprobe (convenience sampling)
= die Auswahl derjenigen Personen für eine Studie, die am leichtesten zugänglich sind.

Geschichtete Zufallserhebung (stratified random sample)
= eine Form der Zufallsstichprobe. Die Gesamtpopulation wird zuerst geschichtet – z. B. nach der prozentuellen Verteilung von Männern und Frauen –, dann wird aus jeder Schichtung eine Zufallsstichprobe gezogen.

Gezielte Erhebung, gezielte Stichprobe (purposive sample)
= eine Form der Stichprobenauswahl, die nicht auf dem Zufallsprinzip beruht. Es ist dies eine Auswahl von Versuchspersonen, die typisch für eine bestimmte Population sind oder eine ungewöhnliche Gruppe repräsentieren.

Grounded Theory
= eine Methode der qualitativen Sozialforschung, die von Glaser und Strauss entwickelt wurde. Ihr Ziel ist es, erklärende Theorien für das menschliche Verhalten und für soziale Prozesse zu schaffen. Charakteristisch dabei ist, dass Datensammlung und Datenauswertung nicht nacheinander vor sich gehen, sondern einander abwechseln.

Grundgesamtheit, Population (population)
= die Gesamtheit aller Personen oder Dinge, die ein bestimmtes Merkmal aufweisen; die gesamte Zielgruppe einer Erhebung, aus der eine Stichprobe gezogen wird.

Grundlagenforschung (fundamental research, basic research)
= Forschung, die sich mit der Überprüfung und Vervollkommnung von Erkenntnisgrundlagen und Theorien einer Wissenschaft befasst.

Gütekriterien (scientific rigor)
= Maßstäbe, an denen die wissenschaftliche Qualität von Forschungsergebnissen gemessen werden kann.

Halb standardisiertes Interview (semi structured interview)
= eine mündliche Befragung, der ein Interviewleitfaden zugrunde liegt.

Hypothese (hypothesis)

= begründetet Annahme, Vermutung über die Beziehung von zwei oder mehreren Variablen. Mittels wissenschaftlicher Untersuchung überprüft man diese Vermutung auf ihre Gültigkeit.

Induktion, induktiv (induction)

= das Schließen vom Besonderen (Einzelfall) auf das Allgemeine. Mit induktiven Methoden werden Tatsachen durch Beobachtung ermittelt und daraus theoretische Überlegungen oder Theorien abgeleitet.

Informierte Zustimmung (informed consent)

= ein ethisches Prinzip, das von der Forscherin verlangt, die freiwillige Teilnahme der Versuchsperson zu erwirken, nachdem diese über die Studie und die damit verbundenen eventuellen Risiken informiert wurde.

Inhaltsanalyse (content analysis)

= eine Methode, um fixierte, reproduzierbare Kommunikation auszuwerten.

Interpretativ-explikative Datenauswertungen (context analysis)

= deutende Verfahren zur Auswertung qualitativer Daten, bei denen man in die Tiefe geht und sich auf die Suche nach Strukturen und Bedeutungen begibt, die zwar vorhanden, aber auf den ersten Blick nicht sichtbar sind.

Interpretativ-reduktive Datenauswertungen (content analysis)

= deskriptive Verfahren zur Auswertung qualitativer Daten, bei denen man beim Offensichtlichen bleibt, bei dem, was gesagt bzw. niedergeschrieben wurde. Der Text wird reduziert und in Kategorien zusammengefasst, die dann miteinander verknüpft und interpretiert werden.

Intervallskala (interval scale)

= das Messniveau, auf dem die Einstufung von Objekten oder Ereignissen auf einer Skala dargestellt werden kann. Die Intervalle auf der Skala sind gleich groß, es existiert aber kein absoluter Nullpunkt bzw. ist der Nullpunkt willkürlich festgelegt.

Interventionsstudie (interventional study)

= ein Spezialfall einer Längsschnittuntersuchung, bei der zu zwei verschiedenen Zeitpunkten mit möglichst unveränderten Instrumenten Daten erhoben werden. Zwischen den Erhebungen werden bestimmte Maßnahmen (Interventionen) gesetzt.

Interview (interview)

= eine mündliche Befragung mit einem bestimmten (Forschungs-)Ziel.

Interview, halb standardisiertes

siehe Halb standardisiertes Interview.

Interview, narratives
siehe Narratives Interview.

Interview, problemzentriertes
siehe Problemzentriertes Interview.

Item
= der kleinste Bestandteil eines Untersuchungsinstruments (z. B. eine Frage in einem Fragebogen).

Kodieren (coding)
= der Prozess der Umwandlung von Rohdaten in eine standardisierte Form, um das Material zu analysieren und zu interpretieren. In der quantitativen Forschung werden den Kategorien (z. B. den angekreuzten Antworten auf einem Fragebogen) dabei Zahlen zugeordnet. In der qualitativen Forschung ist das Kodieren der Prozess des Zuordnens bestimmter Aussagen, Beobachtungen etc. zu Kategorien oder Konzepten.

Kontrolle (control)
= Maßnahme, die die Bedingungen, unter denen eine Untersuchung durchgeführt wird, konstant halten soll.

Kontrollvariablen (extraneus variable)
= diejenigen Variablen, die mit den abhängigen Variablen in Zusammenhang stehen und der Forscherin bereits im Vorfeld bekannt, aber im konkreten Fall nicht Gegenstand der Forschung sind. Sie müssen kontrolliert werden, damit sie das Experiment nicht beeinflussen.

Korrelationsberechnung (correlation)
= eine Rechenoperation, mit der man überprüft, ob und wie zwei oder mehrere Variablen miteinander zusammenhängen. Dieser Zusammenhang wird mit einem Wert, dem sogenannten Korrelationskoeffizienten, ausgedrückt.

Korrelationskoeffizient (correlation coefficient)
= das Maß für den Zusammenhang zwischen zwei Faktoren oder Variablen. Der Korrelationskoeffizient kann eine Größe zwischen +1 und –1 haben.

Korrelationsstudie (correlational research)
= eine nichtexperimentelle Studie, bei der man die Beziehung zwischen zwei Variablen untersucht, ohne dabei der Frage nach der Kausalität nachzugehen.

Längsschnittstudie (longitudinal study)
= ein bestimmtes Untersuchungsdesign, wo zu mindestens zwei verschiedenen Zeitpunkten dieselben Methoden zur Datenerhebung eingesetzt werden.

Manipulation (manipulation)
= die bewusste Veränderung der unabhängigen Variablen in einer experimentellen Studie.

Median (median)
= ein Maß der zentralen Tendenz. Es handelt sich dabei um jenen Wert, der die der Größe nach geordneten Werte habliert.

Messniveau, Skalenniveau (level of measurement)
= diejenige Messeigenschaft einer Skala, durch die der Einsatz bestimmter statistischer Verfahren festgelegt wird. Man unterscheidet vier Skalenniveaus: Nominalskalen, Ordinalskalen, Intervallskalen und Ratioskalen. Je höher das Skalenniveau ist, desto mehr Freiheiten hat man bei der Auswahl statistischer Verfahren.

Messung (measurement)
= die an Regeln gebundene Zuweisung von Zahlen zu Objekten oder Ereignissen.

Methodeninterne Triangulation (within method trinangulation)
= die Kombination verschiedener Methoden innerhalb eines Forschungsansatzes, um eine Forschungsfrage zu beantworten.

Methodenexterne Triangulation (across method triangulation)
= die Kombination qualitativer und quantitativer Methoden, um eine Forschungsfrage zu beantworten.

Mittel, arithmetisches
siehe Mittelwert.

Mittelwert, arithmetisches Mittel (mean)
= ein Maß der zentralen Tendenz. Es handelt sich dabei um die Summe der Merkmalswerte, geteilt durch die Zahl der Merkmalswerte.

Mixed Method Design
= die Kombination quantitativer und qualitativer Erhebungsmethoden und Daten.

Modus, Modalwert (mode)
= ein Maß der zentralen Tendenz. Es handelt sich dabei um den Wert, der am häufigsten vorkommt.

Narratives Interview (narrative interview)
= die offenste Interviewform qualitativer Forschung. Im Vordergrund steht die freie Erzählung, die ein rückblickendes (retrospektives) Erzählen und Interpretieren darstellt. Berichtet wird vom eigenen Leben und Erleben, von Einstellungen und Absichten aus heutiger und damaliger Sicht.

Nominalskala (nominal scale)

= das Messniveau, auf dem Objekte oder Ereignisse in Kategorien eingeteilt werden. Diese schließen einander zwar aus, haben aber keine bestimmte Rangfolge.

Nur-Posttest-Design (posttest-only design)

= experimentelles Design, bei dem die abhängige Variable bei jeder Gruppe nur einmal (bei der Versuchsgruppe nach der Manipulation der unabhängigen Variablen) gemessen wird.

Objektivität (objectivity)

= ein Gütekriterium der quantitativen Forschung, welches das Ausmaß der Unabhängigkeit der Testergebnisse von der Forscherin beschreibt.

Operationalisierung (operationalisation)

= Definition aller zu untersuchenden Variablen, damit sie in konkrete Forschungsoperationen umgesetzt werden können, um Phänomene messbar zu machen.

Ordinalskala

siehe Rangskala.

Phänomenologischer Ansatz, Phänomenologie (phenomenology)

= eine Methode der qualitativen Forschung, bei der es um die Untersuchung von Phänomenen und ihrer Erscheinungsweisen sowie um die Aufdeckung und das Verstehen ihres Wesens geht.

Population (population)

siehe Grundgesamtheit.

p-Wert (p-value)

= der Wert, der die Wahrscheinlichkeit ausdrückt, dass die gewonnenen Daten nicht auf Zufall beruhen. Er bezeichnet die Signifikanz von Ergebnissen.

Prätest

siehe Vortest.

Prätest-Posttest-Design (pretest and posttest design)

= experimentelles Design, bei dem die abhängige Variable bei jeder Gruppe zweimal (bei der Versuchsgruppe vor und nach der Manipulation der unabhängigen Variablen) gemessen wird; es stellt das „klassische“ Experiment dar.

Problemzentriertes Interview

= qualitatives Leitfadeninterview mit dem Ziel, die persönliche Sichtweise der Befragten zu gewissen Problembereichen innerhalb der Gesellschaft zu erfassen. Es ist gekennzeichnet durch Problemzentrierung sowie Gegenstands- und Prozessorientierung.

Quasi-Experiment (quasi-experiment)

= eine Forschungsanordnung (ein Vorgehen) mit experimentellem Aufbau, dem jedoch ein oder mehrere für ein klassisches Experiment charakteristische Merkmale, wie z. B. die Kontrollgruppe, fehlen.

Qualitative Forschung (qualitative research)

= ein Forschungsansatz, mit dem man Phänomene des menschlichen Erlebens möglichst ganzheitlich und von innen heraus („subjektiv") erfahren und verstehen möchte. Man bedient sich dabei offener, nicht standardisierter Erhebungsverfahren und interpretativer Auswertungsmethoden. Ziel ist es, theoretische Konstrukte über diese Phänomene zu entwickeln, nicht aber, allgemeingültige Aussagen zu machen.

Quantitative Forschung (quantitative research)

= ein Forschungsansatz, der theoriegeleitet ist und der sich standardisierter Erhebungsmethoden und statistischer Auswertungsverfahren bedient. Man möchte dabei möglichst objektive nummerische Daten produzieren und daraus allgemeingültige Aussagen ableiten.

Querschnittstudie (cross-sectional study)

= ein spezielles Untersuchungsdesign, bei dem die Daten zu einem bestimmten Zeitpunkt anhand einer Stichprobe gesammelt werden.

Randomisierung (randomisation, random assignment)

= eine spezielle Art der Stichprobenbildung nach dem Zufallsprinzip. Hier erfolgt die Stichprobenbildung (Auswahl von Probandinnen) nach einem bestimmten Muster in vorher definierten Intervallen (z. B. jede 10. Schülerin).

Randomisiert-kontrollierte Studie, RCT (randomised controlled trial)

= die klassische Form des Experiments mit der höchsten Beweiskraft klinischer Studien.

Rangskala, Ordinalskala (ordinal scale)

= dasjenige Messniveau, das die Rangfolge von Objekten oder Ereignissen anzeigt. Diese Reihenfolge ist aber eine relative, die Messabstände zwischen den einzelnen Objekten oder Ereignissen sind nicht zwangsläufig gleich groß.

Ratioskala, Verhältnisskala (ratio scale)

= dasjenige Messniveau, bei dem die Einstufung von Objekten oder Ereignissen auf einer Skala dargestellt werden kann. Diese hat gleich große Intervalle und einen absoluten Nullpunkt.

Reliabilität, Zuverlässigkeit (reliability)

= ein Gütekriterium quantitativer Forschung, welches das Ausmaß beschreibt, in dem wiederholte Messungen eines Objekts mit einem Messinstrument dieselben Werte liefern.

Reliabilitätskoeffizient (reliability coefficient)
= ein Wert, der die Zuverlässigkeit (Reliabilität) eines Messinstruments ausdrückt. Er liegt zwischen 0 und 1.

Repräsentativität (representativity)
= eine Eigenschaft von Zufallsstichproben. Ist sie vorhanden, so spiegelt die Stichprobe die Struktur der Grundgesamtheit wider, aus der sie entnommen wurde.

Sampling, theoretical
siehe Theoretical sampling.

Signifikanz (significance)
= eine Aussage darüber, mit welcher Wahrscheinlichkeit Unterschiede bzw. Zusammenhänge zwischen verschiedenen Faktoren auf Zufall beruhen oder nicht.

Skala (scale)
= ein nummerisches Messsystem, auf dem die Ausprägung eines bestimmten Merkmals gemessen wird.

Skalenniveau
siehe Messniveau.

Spannweite (range)
= ein Streuungsmaß, das den Unterschied zwischen dem höchsten und dem niedrigsten Wert angibt.

Stabilität (stability)
siehe Beständigkeit.

Standardabweichung (standard deviation)
= ein Streuungsmaß. Die Standardabweichung zeigt an, wo die meisten Werte zu finden sind und wie weit sie vom Mittelwert abweichen (sie gibt das Quadrat der durchschnittlichen Abweichung der Werte vom Mittelwert an).

Standardisierung (standardization)
= das genaue Festlegen der Mess-(Erhebungs-) und Auswertungsverfahren, um die Daten besser vergleichen zu können oder überhaupt erst vergleichbar zu machen.

Stichprobe (sample)
= eine Gruppe von Elementen, aus denen sich die Grundgesamtheit zusammensetzt.

Stichprobe, gezielte
siehe gezielte Erhebung.

Stichwort (headword)
= eine Zeichenfolge (Wort), die in einem Text (Titel, Untertitel, Abstract usw.) vorkommt.

Störvariablen (confounding variables)
= äußere Einflüsse, die sich auf das Ergebnis eines Experiments auswirken und nicht von der Forscherin kontrolliert werden können.

Studie, randomisiert-kontrollierte
siehe Randomisiert-kontrollierte Studie.

Theoretical sampling
= eine Möglichkeit zur Stichprobenbildung in der qualitativen Forschung, speziell der Grounded Theory. Es ist dies eine gezielte Auswahl von Probandinnen nach bestimmten Kriterien, die aus der Auswertung der ersten Interviews (der ersten theoretischen Überlegungen) stammen.

Transkription (transkription)
= der Vorgang der Verschriftlichung von gesprochem Material (z. B. Interviewaufnahmen).

Triangulation (triangulation)
= die gleichzeitige oder nacheinander erfolgende Verwendung von Methoden des qualitativen und quantitativen Ansatzes oder die Verwendung verschiedener Erhebungsmethoden, um das gleiche Phänomen zu beschreiben.

Triangulation, methodeninterne
siehe Methodeninterne Triangulation.

Triangulation, methodenexterne
siehe Methodenexterne Triangulation.

Trunkierung (trunkation)
= die Verwendung eines Symbols direkt im Anschluss an einen abgekürzten Suchbegriff bei der Literatursuche. Damit wird das Wortende bei einer Suchanfrage offen gelassen und im Ergebnis der Suchbegriff mit verschiedenen Wortenden zugelassen.

Unabhängige Variable (independent variable)
= diejenige Variable, die in einer experimentellen Untersuchung bewusst verändert wird, um die Auswirkungen auf die abhängige Variable beobachten zu können.

Validität (validity)
= ein Gütekriterium der quantitativen Forschung, welches das Ausmaß anzeigt, in dem ein Messinstrument das misst, was es messen soll.

Variablen (variable)
= alle zu untersuchenden Faktoren oder Merkmale eines Konzepts, die in einer Untersuchung überprüft werden.

Variable, abhängige
siehe Abhängige Variable.

Variable, unabhängige
siehe Unabhängige Variable.

Verhältnisskala
siehe Ratioskala.

Vortest, Prätest (pretest)
= eine Überprüfung der Verständlichkeit und Handhabbarkeit eines Instruments oder die Überprüfung der Durchführbarkeit eines Vorgehens, bevor dieses bei einer Untersuchung eingesetzt wird.

Vulnerabilität (vulnerability)
= Verletzlichkeit; Personengruppen, die als Forschungsteilnehmerinnen mit besonderer Vorsicht behandelt werden müssen und eines besonderen Schutzes bedürfen, werden als vulnerabel bezeichnet (z. B. Probandinnen, die nicht imstande sind, eine aufgeklärte Einwilligung zu geben, die sich in großer Abhängigkeit befinden oder die aufgrund besonderer Umstände in höherem Maße gefährdet sind, durch eine Studie „Nebenwirkungen" zu erleiden.)

Wahrscheinlichkeitsstichprobe
siehe Zufallsstichprobe.

Zufallserhebungen, einfache
siehe Einfache Zufallserhebungen.

Zufallserhebung, geschichtete
siehe Geschichtete Zufallserhebung.

Zufallsstichprobe, Wahrscheinlichkeitsstichprobe (probability sample)
= eine Gruppe von Untersuchungsteilnehmerinnen aus einer bestimmten Grundgesamtheit, die nach dem Zufallsprinzip ausgewählt wurden; alle Teilnehmerinnen haben die gleiche Chance, in die Stichprobe aufgenommen zu werden.

Zustimmung, informierte
siehe Informierte Zustimmung.

Zuverlässigkeit
siehe Reliabilität.

Literaturverzeichnis

Allert Tilmann: Objektive Hermeneutik und fallrekonstruktive Forschung – Potenziale der soziologischen Perspektive klinischer Forschung. In: Schaeffer Doris, Müller-Mundt Gabriele (Hg.): Qualitative Gesundheits- und Pflegeforschung. Huber, Bern 2002, S. 103 – 118.

Arbeitskreis qualitative Sozialforschung (Hg.): Verführung zum qualitativen Forschen. WUV, Wien 1994.

Arndt Marianne: Die Entwicklung der Pflegewissenschaft und Pflegeforschung in Großbritannien. In: PflegeOrientierung 1/1994, S. 2 – 8.

Arndt Marianne: Ethik denken – Maßstäbe zum Handeln in der Pflege. Thieme, Stuttgart 1996.

Arndt Marianne: Theoretische Argumentationslinien in der Ethik. Eine Einführung. In: Dibelius Olivia, Arndt Marianne (Hg.): Pflegemanagement zwischen Ethik und Ökonomie. Eine europäische Perspektive. Schlütersche, Hannover 2003, S. 13 – 22.

Atteslander Peter: Methoden der empirischen Sozialforschung, 9. Auflage. De Gruyter, Berlin 2000.

Bartholomeyczik Sabine: Zur Konzeption praxisbezogener Pflegeforschung. In: Pflege 2/1991, S. 86 – 96.

Bartholomeyczik Sabine: Die Bedeutung der Pflegeforschung für die Krankenpflege. In: Deutsche Krankenpflegezeitschrift 1992, S. 322 – 327.

Bartholomeyczik Sabine: Theoretischer Rahmen. In: Zentrale Arbeitsgruppe Pflegeforschung, 1996, S. 23 – 27.

Bartholomeyczik Sabine, Müller Elke (Hg.): Pflegeforschung verstehen. Urban & Schwarzenberg, München 1997 (= Bartholomeyczik 1997a).

Bartholomeyczik Sabine: Zur Forschungsphilosophie und Wissenschaftstheorie. In: Bartholomeyczik Sabine, Müller Elke (Hg.): Pflegeforschung verstehen. Urban & Schwarzenberg, München 1997, S. 107 – 119 (= Bartholomeyczik 1997b).

Bartholomeyczik Sabine: Gegenstand, Entwicklung und Fragestellungen pflegewissenschaftlicher Forschung. In: Rennen-Allhoff Beate, Schaeffer Doris (Hg.): Handbuch Pflegewissenschaft. Juventa, Weinheim 2000, S. 67 – 106.

Bartholomeyczik Sabine: Qualitätsdimensionen in der Pflegedokumentation – eine standardisierte Analyse von Dokumenten in Altenpflegeheimen. In: Pflege 17/2004, S. 187 – 195.

Beck Cheryl Tatano: Qualitative Research: the evaluation of its credibility, fittingness and auditability. In: Western Journal of Nursing Research 15/1993, S. 263 – 266.

Begley Cecily M.: Using triangulation in nursing research. In: Journal of Advanced Nursing 24/1996, S. 122 – 128.

Behrens Johann/Langer Gero: Evidence-Based Nursing and Caring. Methoden und Ethik der Pflegepraxis und Versorgungsforschung. Huber, Bern 2006.

Bello Ann: Die deskriptive Datenanalyse. In: LoBiondo-Wood Geri, Haber Judith: Pflegeforschung. Urban & Fischer, München 2005, S. 529 – 553.

Beneker Hanna: „Liebe Erfahrungen" – Erlebte und erzählte Lebensgeschichte von Migrantinnen in der Pflege. In: Schaeffer Doris, Müller-Mundt Gabriele (Hg.): Qualitative Gesundheits- und Pflegeforschung. Huber, Bern 2002, S. 133 – 147.

Benner Patricia: Stufen zur Pflegekompetenz. Huber, Bern 1997.

Berner Peter, Zapotoczky Klaus (Hg.): Gesundheit im Brennpunkt. Zwischen Professionalisierung, Laiensystem und Bürokratie, Band 3. Veritas, Linz 1992.

Bisaz Jutta: Wirre Welten. Ein Einblick in die wirre Welt der Kommunikation mit verwirrten alten Menschen. In: Mayer Hanna (Hg.): Pflegeforschung. Aus der Praxis für die Praxis, Band 1: Qualitative Forschungsarbeiten aus dem Berufsfeld Pflege. Facultas, Wien 2000, S. 234 – 259.

Bischoff Claudia, Botschafter Petra (Hg.): Neue Wege in der Lehrerausbildung für Pflegeberufe. Bibliomed, Melsungen 1993.

Bischoff Claudia, Wanner Bernd: Wer gut pflegt, der gut lehrt? Zur Geschichte einer unbekannten Lehrergruppe. In: Bischoff Claudia, Botschafter Petra (Hg.): Neue Wege in der Lehrerausbildung für Pflegeberufe. Bibliomed, Melsungen 1993, S. 13–31.

Bohnsack Ralf, Marotzki Winfried, Meuser Michael (Hg.): Hauptbegriffe qualitativer Sozialforschung. UTB, Stuttgart 2003.

Bortz Jürgen, Döring Nicola: Forschungsmethoden und Evaluation für Human- und Sozialwissenschaftler, 3. Auflage. Springer, Berlin 2002.

Brandenburg Hermann, Dorschner Stephan (Hg.): Pflegewissenschaft 1. Lehr- und Arbeitsbuch zur Einführung in die Pflegewissenschaft. Huber, Bern 2007.

Brandenburg Hermann/Panfil Eva-Maria/Mayer Herbert (Hg.): Pflegwissenschaft 2. Lehr- und Arbeitsbuch zur Einführung in die Pflegeforschung. Huber, Bern 2007.

Breuer Johanna: „Das Leben mit einem ständigen Begleiter ..." Eine qualitative Untersuchung zur Selbst und Lebensgestaltung von Breast Cancer Survivors. Diplomarbeit an der Universität Wien, Fakultät für Sozialwissenschaften, 2010.

Burns Nancy, Grove Susan K.: Understanding Nursing Research. Saunders, Philadelphia, 1999.

Burns Nancy, Grove Susan K.: Pflegeforschung verstehen und anwenden. Urban & Fischer, München 2005.

Carr Linda T.: The strengths and weakness of quantitative and qualitative research: what method for nursing? In: Journal of Advanced Nursing 20/1994, S. 716–721.

Chinn Peggy L., Kramer Maeona: Pflegetheorie. Konzepte – Kontext – Kritik. Ullstein Mosby, Wiesbaden 1997.

Christen Lisanne et al.: Erfahrungen und Resultate von standardisierten Beobachtungen konventioneller und kinästhetischer Pflege auf einer radio-onkologischen Abteilung. In: Pflege 18/2006, S. 25–37.

Corbin Juliet, Hildenbrand Bruno: Qualitative Sozialforschung. In: Rennen-Althoff Beate, Schaeffer Doris (Hg.): Handbuch Pflegewissenschaft. Juventa, Weinheim 2000, S. 159–184.

Creswell John W./Plano Clark Vicki L.: Designing and Conducting Mixed Methods Research. Sage Publications, London 2007.

Dibelius Olivia, Arndt Marianne (Hg.): Pflegemanagement zwischen Ethik und Ökonomie. Eine europäische Perspektive. Schlütersche, Hannover 2003.

Dickson Rumona: Systematic Reviews. In: Hamer Susan, Collinson Gill (Hg): Achieving Evidence-Based Practice. A Handbook for Practitioners. Baillière Tindall, Edinburgh 1999, S. 41–60.

Drerup Elisabeth, Bartholomeyczik Sabine: Die Analyse von Forschungsberichten. In: Bartholomeyczik Sabine, Müller Elke (Hg.): Pflegeforschung verstehen. Urban & Schwarzenberg, München 1997, S. 71–105.

Eberl Inge, Bartholomeyczik Sabine, Donath Elke: Die Erfassung des Pflegeaufwandes bei Patienten mit der medizinischen Diagnose Myokardinfarkt. In: Pflege 18/2005, S. 364–372.

Evers Georges: Die Entwicklung der Pflegewissenschaft in Europa. In: Pflege 17/2004, S. 9–14.

Fassbinder Susanne, Lust Alexandra: Gesundheits- und Krankenpflegegesetz (GuKG) samt ausführlicher Erläuterung. Manz, Wien 1997.

Flick Uwe, von Kardorff Ernst, Steinke Ines (Hg.): Qualitative Forschung. Ein Handbuch, 3. Auflage. Rowohlt, Reinbek b. Hamburg 2004.

Flick Uwe: Interviews in der Gesundheits- und Pflegeforschung: Wege zur Herstellung und Verwendung verbaler Daten. In: Schaeffer Doris, Müller-Mundt Gabriele (Hg.): Qualitative Gesundheits- und Pflegeforschung. Huber, Bern 2002, S. 203–220.

Gesundheits- und Krankenpflegegesetz, GuKG, Jahrgang 1997, Bundesgesetzblatt für die republik Österreich.

Glaus Agnes, Fäh Barbara, Hornung Rainer, Senn Hansjörg, Stiefel Fritz: Das Brustkrebs-Präventionsverhalten in der Schweiz: aus der Perspektive von Frauen aus drei Sprachregionen in der Schweiz. In: Pflege 17/2004, S. 385–394.

Gläser Jochen, Laudel Grit: Experteninterviews und qualitative Inhaltsanalyse. VS Verlag, Wiesbaden 2004.

Görres Stefan (Hg.): Pflegewissenschaft in der Bundesrepublik Deutschland. Altera, Bremen 1996 (= Görres 1996a).

Görres Stefan: Pflegewissenschaft: Herausforderung für die Forschung – Innovation für die Praxis. In: Görrres Stefan (Hg.): Pflegewissenschaft in der Bundesrepublik Deutschland. Altera, Bremen 1996, S. 62–76 (= Görres 1996b).

Görres Stefan: Evaluationsforschung – dargestellt am Beispiel der Einrichtung von Qualitätszirkeln in der Pflege. In: Wittneben Karin (Hg.): Forschungsansätze für das Berufsfeld Pflege. Thieme, Stuttgart 1998, S. 199–215.

Görres Stefan, Hinz Ingo Markus, Reif Karl et al.: Pflegevisite: Möglichkeiten und Grenzen. In: Pflege 1/2002, S. 25–32.

Greenhalgh Trisha: Einführung in die Evidence-based Medicine. Huber, Bern 2000.

Greve Werner, Wentura Dirk: Wissenschaftliche Beobachtung, Eine Einführung. Beltz, Weinheim 1997.

Groß Dorothea: Pflegewissenschaft. Jetzt fangen die Schwestern auch noch zu forschen an! In: Lazarus Nr. 5–6/1997, S. 13–14.

Gschwindner-Tomlinovic Heike: Pflege – ein Beruf mit Kopf, Herz und Hand. In: Seidl Elisabeth, Walter Ilsemarie (Hg.): Rückblick für die Zukunft – Beiträge zur historischen Pflegeforschung. Maudrich, Wien 1998.

Haasenritter Jörg/Eisenschink Anna Maria/Kirchner Elisabeth/Buder-Mißbach Heidi/Brach Michael/Veith Jessica/Sander Silvia/Panfil Eva-Maria: Auswirkungen eines präoperativen Bewegungsschulungsprogramms nach dem für kinästhetische Mobilisation aufgebauten Viv-Arte-Lernmodell auf Mobilität, Schmerzen und postoperativer Verweildauer bei Patienten mit elektiver medianer Laparotomie – eine prospektive, randomisierte und kontrollierte Pilotstudie. Pflege 22 (2009), S. 19–28.

Haber Judith: Die Stichprobenauswahl. In: LoBiondo-Wood Geri, Haber Judith: Pflegeforschung. Methoden, Bewertung, Anwendung. Urban & Fischer, München 2005, S. 377–418 (= Haber 2005a).

Haber Judith: Rechtliche und ethische Probleme. In: Lo-Biondo-Wood Geri, Haber Judith: Pflegeforschung. Methoden, Bewertung, Anwendung, 2. Auflage. Urban & Fischer, München 2005, S. 419–464 (= Haber 2005b).

Hall George M. (Hg.): Publish or Perish. Wie man einen wissenschaftlichen Beitrag schreibt, ohne die Leser zu langweilen oder die Daten zu verfälschen. Huber, Bern 1998.

Haller Dieter (Hg.): Grounded Theory in der Pflegeforschung. Professionelles Handeln unter der Lupe. Huber, Bern 2000.

Hamer Susan, Collinson Gill (Hg.): Achieving Evidence-Based-Practice. A Handbook for Practitioners. Baillière Tindall, Edinburgh 1999.

Hart Elisabeth, Bond Meg: Aktionsforschung. Huber, Bern 2001.

Hausmann Clemens (2009): Burn-out-Symptome bei österreichischen PflegeschülerInnen im dritten Ausbildungsjahr. Pflege 22/4 (2009), S. 397–307.

Hayder Daniela/Schnepp Wilfried: Umgang mit Harninkontinenz – Ergebnisse einer qualitativen Studie mit Betroffenen und pflegenden Angehörigen. Pflege 23/3 (2010), S. 154–162.

Heering Christian: Pflegevisite und das Gefühl von Kontrolle über die Situation. In: Die Schwester/Der Pfleger 6/2004, S. 448–453.

Heermann Judith A., Craft Betty: Die Bewertung quantitativer Forschungsstudien. In: Lo-Biondo-Wood Geri, Haber Judith: Pflegeforschung. Ullstein Mosby, Wiesbaden 1996, S. 495–541.

Heller Andreas: Universitäre Pflegeforschung in Österreich. In: Seidl Elisabeth (Hg.): Betrifft: Pflegewissenschaft. Maudrich, Wien 1993, S. 61–74.

Hiemetzberger Martina: Zwischen Leben und Tod. Pflegende als Grenzgänger. Facultas, Wien 2006.

Hierdeis Helmwart, Hug Theo: Pädagogische Alltagstheorien und erziehungswissenschaftliche Theorien. Klinkhardt, Bad Heilbrunn 1997.

Hockey Lisbeth: Krankenpflegeforschung: Auftrag und Möglichkeiten. In: Österreichische Krankenhauszeitung 24/1983, S. 753–757.

Hockey Lisbeth: Nursing Research: Mistakes and Misconceptions: A Light-hearted personal account of things that did or could go wrong. Churchill Livingstone, Edinburgh 1988.

Holloway Immy, Wheeler Stephanie: Qualitative Pflegeforschung – Grundlagen qualitativer Ansätze in der Pflege. Ullstein Medical, Wiesbaden 1997.

Hulskers Harry: Die Qualität der pflegerischen Beziehung. Entwicklung eines Messinstruments. Unveröffentlichte Masterarbeit. Fakultät der Gesundheitswissenschaften der Universität Maastricht/Weiterbildungszentrum für Gesundheitsberufe SRK. Aarau, Schweiz 1999.

ICN. Ethical Guidelines for Nursing Research, Eigenverlag ICN, 2003.

Jaeggi Eva, Faas Angelika, Mruck Katja: Denkverbote gibt es nicht. Vorschlag zur Auswertung kommunikativ gewonnener Daten, 2., überarbeitete Fassung. Forschungsbericht aus der Abteilung Psychologie im Institut für Sozialwissenschaften der Technischen Universität Berlin Nr. 2/1998.

Kaplan Barry Jay: Öffentlich sprechen. Ein Leitfaden für Pflegende. Huber, Bern 2000.

Käppeli Silvia: Die Krankenschwester – Forscherin als teilnehmende Beo-bachterin: Ethische Probleme. In: Deutsche Krankenpflegezeitschrift 5/1984, S. 252–254.

Käppeli Silvia: Arbeitspapier LE Forschung in der Krankenpflege. Unveröffentlichtes Unterrichtsmaterial, Zürich 1985.

Käppeli Silvia: Zur Entwicklung von Forschungskompetenz in der Weiterbildung und der Pflegepraxis. In: Pflege 2/1991, S. 105–111.

Käppeli Silvia: Pflegeforschung zwischen Anspruch und Wirklichkeit. In: Österreichische Krankenpflegezeitschrift 3/1994, S. 14–18.

Käppeli Silvia: Die Verwendung qualitativer Forschungsmethoden in der Pflegewissenschaft und ihr Nutzen für die Pflegepraxis. Referat an der Fachhochschule Fulda 1996, Internet: http://www.fh-fulda.de/fb/pg/beitrag/pgakt/kaepeli.htm, 1999.

Karmasin Matthias, Ribing Rainer: Die Gestaltung wissenschaftlicher Arbeiten. Ein Leitfaden für Haus-, Seminar- und Diplomarbeiten sowie Dissertationen. UTB, Stuttgart 2006.

Kelle Udo/Erzberger Christian: Qualitative und quantitative Forschung – kein Gegensatz. In: Flick Uwe/Kardorff Ernst/Steinke Ines (Hg.): Handbuch qualitative Sozialforschung. Rowohlt: Hamburg 2004.

Kirkevold Marit: Pflegewissenschaft als Praxisdiziplin. Huber, Bern 2002.

Koch-Straube Ursula: Fremde Welt Pflegeheim. Eine ethnologische Studie. Huber, Bern 2003.

Korff Marlind: Die Umsetzung von Forschungsergebnissen. In: Bartholomeyczik Sabine, Müller Elke (Hg.): Pflegeforschung verstehen. Urban & Schwarzenberg, München 1997, S. 137–150.

Körtner Ulrich: Grundkurs Pflegeethik. UTB, Stuttgart 2004.

Kozar Gerhard: Hochschulevaluierung. Aspekte der Qualitätssicherung im tertiären Bildungsbereich, Schriftenreihe des Fachhochschulrates 3. WUV, Wien 1999.

Krämer Walter: So lügt man mit Statistik, 5. Auflage. Campus, Frankfurt a. M. 1994.

Krüger Helga et al. (Hg.): Innovation der Pflege durch Wissenschaft. Perspektiven und Positionen. Altera, Bremen 1996 (= Krüger 1996a).

Krüger Helga: Pflegewissenschaft – Ausbildung an der Universität. In: Görres Stefan (Hg.): Pflegewissenschaft in der Bundesrepublik Deutschland. Altera, Bremen 1996b, S. 37–61 (= Krüger 1996b).

Lamnek Siegfried: Qualitative Sozialforschung. Lehrbuch. Psychologie Verlags Union, München 2005.

Liehr Patricia R., Taft Marcus Marianne: Qualitative Forschungsansätze. In: LoBiondo-Wood Geri, Haber Judith: Pflegeforschung. Urban & Fischer, München 2005, S. 221–259.

Lilgenau Anneliese: Hörbeeinträchtigung im Krankenhaus. Die Perspektive Betroffener. VDM, Saarbrücken 2010.

Lincoln Yvonna S., Guba Egon G.: Naturalistic Inquiry. Beverly Hills, London, New Dehli 1985.

LoBiondo-Wood Geri, Haber Judith: Pflegeforschung. Methoden, Bewertung, Anwendung. Elsevier, Urban & Fischer, München 2005.

LoBiondo-Wood Geri: Einführung in die quantitative Forschung. In: LoBiondo-Wood Geri, Haber Judith: Pflegeforschung. Methoden, Bewertung, Anwendung. Urban & Fischer, München 2005.

Lüders Christian: Gütekritierien. In: Bohnsack Ralf, Marotzki Winfried, Meuser Michael (Hg.): Hauptbegriffe qualitativer Sozialforschung. UTB, Stuttgart 2003, S. 80–82.

van Maanen Hanneke: Pflegewissenschaft in den USA. In: Krüger Helga et al. (Hg.): Innovation der Pflege durch Wissenschaft. Perspektiven und Positionen. Altera, Bremen 1996a, S. 148–158.

Mahler Cornelia, Schmidt Alexandra, Verveur Doris: Einsatz der Hydrokolloidplatte bei Wundsein im Genitalbereich bei Frühgeborenen. Pflege 17/2004, S. 395–401.

Majoros Maria, Hagn Marion, Knipfer Eva: Pflegeforschung ist in Deutschland den Kinderschuhen entwachsen. In: Pflegezeitschrift 9/1995, S. 555–558.

Martin Jacqueline S./Frei Irena Anna/Suter-Hofmann Franziska/Fierz Katharina/Schubert Maria/Spirig Rebecca: Evaluation der Pflege- und Führungskompetenz – eine Ausgangslage für die weitere Praxisentwicklung. 2010.

Matherny Modly Doris: Ein Überblick über die Entwicklung der Pflegeforschung und der Pflegewissenschaft. In: PflegeOrientierung 1/1994, S. 8–11.

Mayer Hanna (Hg.): Pflegeforschung. Aus der Praxis für die Praxis, Band 1: Qualitative Forschungsarbeiten aus dem Berufsfeld Pflege. Facultas, Wien 2000.

Mayer Hanna: Die Ausbildung von Lehrkräften in der Gesundheits- und Krankenpflege. Evaluation und Neukonzipierung des Universitätslehrgangs für Lehrer und Lehrerinnen für Gesundheits- und Krankenpflege in Wien. Unveröffentlichte Dissertation, Grund- und Integrativwissenschaftliche Fakultät der Universität Wien, 2000.

Morse Janice M., Field Peggy Anne: Qualitative Pflegeforschung – Anwendung qualitativer Ansätze in der Pflege. Ullstein Medical, Wiesbaden 1998.

Müller Elke: Die geschichtliche Entwicklung der Pflegeforschung. In: Bartholomeyczik Sabine, Müller Elke (Hg.): Pflegeforschung verstehen. Urban & Schwarzenberg, München 1997.

Müller Rita/Halfens Ruud/Schwendiman René/Müller Marianne/Imoberdorf Reinhard/Ballmer Peter E.: Risikofaktoren für Stürze und sturzbedingte Verletzungen im Akutspital – eine retrospektive Fall-Kontroll-Studie. Pflege 22/6 (2009), S. 431–441.

Müller-Mundt Gabriele: Experteninterviews oder die Kunst der Entlockung „funktionaler Erzählungen". In: Schaeffer Doris, Müller-Mundt Gabriele (Hg.): Qualitative Gesundheits- und Pflegeforschung. Huber, Bern 2002, S. 269–283.

Müllner Marcus: Erfolgreich wissenschaftlich arbeiten in der Klinik. Evidence-based Medicine. Springer, Wien 2002.

Nagl Cupal Martin: „Den eigenen Beitrag leisten". Eine Studie zur Krankheitsbewältigung von Angehörigen auf der Intensivstation. Inaugural-Dissertation zur Erlangung des Grades eines Doktor rerum medicinalium der Universität Witten-Herdecke im Bereich Medizin, 2010.

Needham Ian: Pflegewissenschaft – noch zu wenig sichtbar? In: Pflege 19/2006, S. 3.

Nightingale Florence: Bemerkungen zur Krankenpflege. Mabuse, Frankfurt 2005.

Notter Lucille Elizabeth, Hott Jacqueline Rose: Grundlagen der Pflegeforschung. Huber, Bern 1994.

Panfil Eva-Maria: Die bewegungsbezogene Selbstpflege bei Menschen mit einem ulcus cruris venosum. In: Panfil Eva-Maria: Focus: Klinische Pflegeforschung. Beispiele quantitativer Studien. Schlütersche, Hannover 2004, S. 39–51.

Panfil Eva-Maria: Focus: Klinische Pflegeforschung. Beispiele quantitativer Studien. Schlütersche, Hannover 2004.

Panfil Eva Maria: Forschung und Forschungsprozess. In: Brandenburg Hermann/Panfil Eva-Maria/Mayer Herbert (Hg.): Pflegwissenschaft 2. Lehr- und Arbeitsbuch zur Einführung in die Pflegeforschung. Huber, Bern 2007, S. 30–42.

Parahoo Kader: Nursing Research. Principles, Prozess and Issues. Macmillan, Houndmills 1997.

Poletti Rosette: Obstacles and Hopes for Nursing Research in Southern Europe. In: Proceedings of the 7th Workgroup Meeting and 2nd open Conference. London 1984, S. 115–124.

Polit Denise, Beck Tantoo Cheryl, Hungler Bernadette: Lehrbuch Pflegeforschung. Methodik, Beurteilung und Anwendung. Huber, Bern 2004.

Popper Karl: Logik der Forschung, 10. Auflage. Mohr-Siebeck, Tübingen 1994.

Porst Rolf: Fragebogen. Ein Arbeitsbuch. VS Verlag für Sozialwissenschaften, Wiesbaden 2009.

Raithel Jürgen: Quantitative Forschung. Ein Praxiskurs. VS Verlag für Sozialwissenschaften, Wiesbaden 2008.

Rennen-Allhoff Beate, Schaeffer Doris (Hg.): Handbuch Pflegewissenschaft. Juventa, Weinheim 2000.

Roper Janice M., Shapira Jill: Ethnographische Pflegeforschung. Huber, Bern 2004.

Rössler Patrik: Inhaltsanalyse. UVK, Konstanz 2005.

Rycroft-Malone Joanne, Seers K., Titchen A., Harvey G., Kitson A., McCormack B.: What counts as evidence in evidence-based practice? In: Journal of Advanced Nursing 47/2004, S. 81–90.

Saxer Susi: Transfer von Forschungsergebnissen in die Pflegepraxis – hemmende und fördernde Faktoren. Unpublizierte Masterarbeit an der Universität Maastricht, Weiterbildungszentrum für Gesundheitsberufe. Aarau, Schweiz 1999.

SBK-ASI (Hg.): Pflegende und Forschung: Ethische Grundsätze. Bern 1998.

Schaeffer Doris et al. (Hg.): Public Health und Pflege. Zwei neue gesundheitswissenschaftliche Disziplinen. Edition Sigma, Berlin 1994.

Schaeffer Doris: Entwicklungsstand und Herausforderung der Pflegewissenschaft. In: Pflege 3/1999, S. 158–162.

Schaeffer Doris, Müller-Mundt Gabriele (Hg.): Qualitative Gesundheits- und Pflegeforschung. Huber, Bern 2002.

Schlömer Gabriele: Evidence-based Nursing. Eine Methode für die Pflege? In: Pflege 1/2000, S. 47–52.

Schnell Martin W., Heinritz Charlotte: Forschungsethik. Ein Grundlagen- und Arbeitsbuch für die Gesundheits- und Pflegewissenschaft. Huber, Bern 2006.

Schnell Rainer, Hill Paul B., Esser Elke: Methoden der empirischen Sozialforschung, 4. Auflage. Oldenbourg, München 1993.

Schrems Berta: Perspektiven der Pflegeforschung in Österreich. Zwischen Grenzziehung und Grenzüberschreitung. In: Seidl Elisabeth, Walter Ilsemarie (Hg.): Pflegeforschung aktuell. Studien – Kommentare – Berichte. Maudrich, Wien 2002, S. 151–175.

Seidl Elisabeth (Hg.): Betrifft: Pflegewissenschaft. Maudrich, Wien 1993.

Seidl Elisabeth: Pflegewissenschaft – Eine Annäherung an Begriff und Bedeutung. In: Seidl Elisabeth (Hg.): Betrifft: Pflegewissenschaft. Maudrich, Wien 1993, S. 99–177.

Seidl Elisabeth, Walter Ilsemarie: Pflege im Gesundheitssystem der Zukunft: Pflegeforschung und Pflegewissenschaft. In: Berner Peter, Zapotoczky Klaus (Hg.): Gesundheit im Brennpunkt. Zwischen Professionalisierung, Laiensystem und Bürokratie, Band 3. Veritas, Linz 1992.

Seidl Elisabeth, Walter Ilsemarie (Hg.): Pflegeforschung aktuell. Studien – Kommentare – Berichte. Maudrich, Wien 2002.

Shaha Maya (2003): Leben mit Darmkrebs. Eine ontisch-empirische Studie. Pflege 16, S. 323–330.

Shaha Maya/Schmid-Büchi Silvia/Abt Judith/Mathis-Jäggi Franziska/Holdener Eveline/Riederer Evelyn/Stoll Hans Ruedi/Fliedner Monica/Imhof Lorenz: Der Beitrag der Onkologiepflege zur Swiss Research Agenda for Nursing – SRAN. Pflege 21 (2008b), S. 385–403.

Smoliner Andrea/Hantikainen Virpi/Mayer Hanna/Pocorny-Seliger Elisabeth/Them Christa: Präferenzen und Erleben von Patienten zur Beteiligung an pflegerischen Entscheidungen im Akutspital – eine Analyse der Übereinstimmung von Präferenz und Erleben sowie der Einflussfaktoren bezogen auf verschiedene Entscheidungstypen. Pflege 22/6 (2009), S. 411–419.

Smoliner Andrea: Preiselbeersaft zur Prävention von Infektionen bei Blasenverweilkathetern. Ein Projekt zur Praxisentwicklung im Rahmen von Evidence-based Nursing im Rudolfinerhaus. Pflegenetz 4 (2009), S. 32 f.

Steppe Hilde: Pflege als Wissenschaft – Am Beispiel der Entwicklung in den USA. In: Seidl Elisabeth (Hg.): Betrifft: Pflegewissenschaft. Beiträge zum Selbstverständnis einer neuen Wissenschaftsdisziplin. Maudrich, Wien 1993.

Steppe Hilde: Pflegewissenschaft und Innovationen in der Pflegepraxis. In: Görres Stefan (Hg.): Pflegewissenschaft in der Bundesrepublik Deutschland. Altera, Bremen 1996, S. 21–34.

Stewart Fahs Pamela S., Kinney Marguerite R.: Bauchregion, Oberschenkel und Arm als Orte für die subkutane Injektion von Heparin-Natrium. In: LoBiondo-Wood Geri, Haber Judith: Pflegeforschung. Ullstein Mosby, Wiesbaden 1996, S. 583–591.

Strauss Anselm, Corbin Juliet: Grounded Theory: Grundlagen qualitativer Sozialforschung. Beltz, Weinheim 1996.

Sullivan-Bolyai Susan, Margaret Grey: Experimentelle und quasi-experimentelle Forschungsdesigns. In: LoBiondo-Wood Geri, Haber Judith: Pflegeforschung. Urban & Fischer, München 2005, S. 321–347.

Walter Ilsemarie: Krankenpflege als Beruf. Maudrich, Wien 1991.

Walter Ilsemarie: Zur beruflichen Pflege in Österreich 1784 bis 1914. Wärterinnen und Wärter in öffentlichen Krankenhäusern. In: Walter Ilsemarie et al.: Wider der Geschichtslosigkeit der Pflege. ÖGVP, Wien 2004, S. 25–44.

Walter Ilsemarie, Seidl Elisabeth, Kozon Vlastimil (Hg.): Wider der Geschichtslosigkeit der Pflege. ÖGVP, Wien 2004.

Zegelin Angelika: „Festgenagelt sein". Der Prozess des Bettlägerigwerdens durch allmähliche Ortsfixierung. In: Pflege 18/2005, S. 281–288.

Zentrale Arbeitsgruppe Pflegeforschung (Hg.): Leitfaden Pflegeforschung. DBfK, 1996.

Verzeichnis der Worterklärungen

Sachregister